口腔种植 的 精准

戴牙技巧和并发症防治

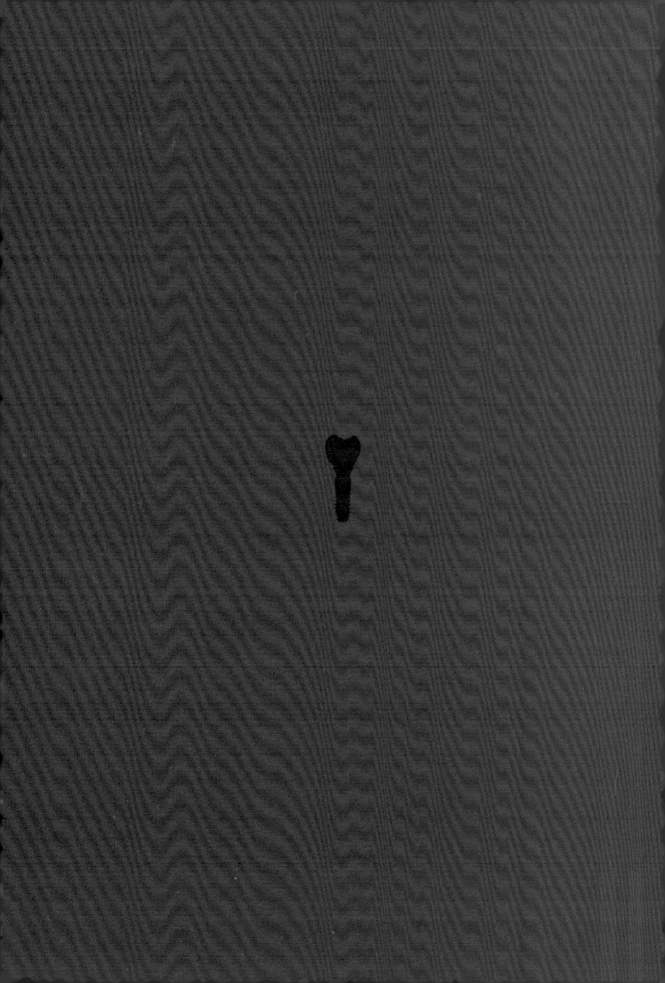

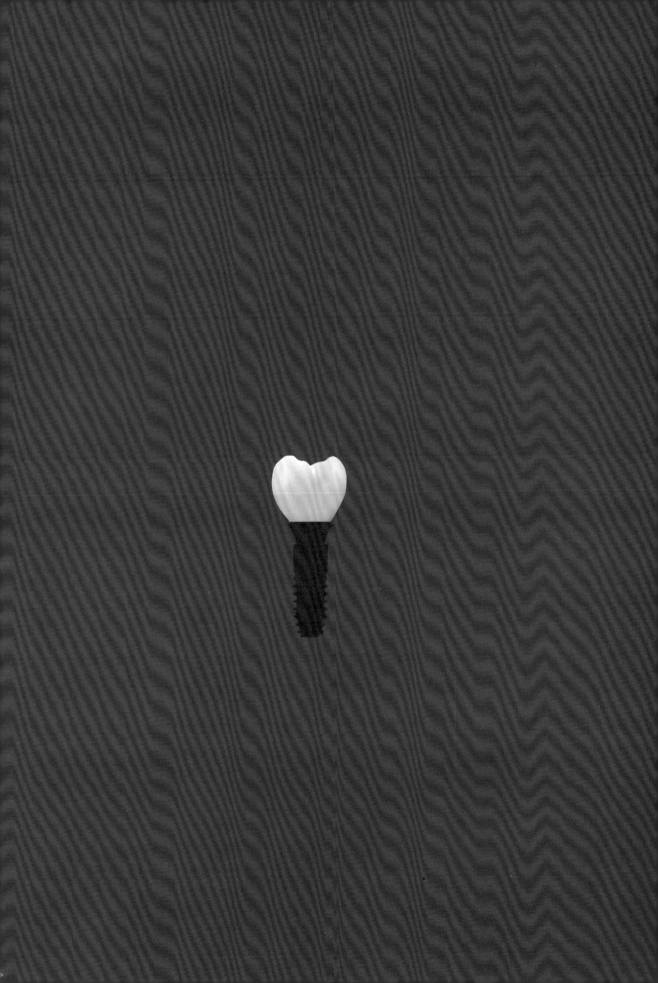

中国医药学术原创精品图书出版工程

口腔种植的精准戴牙技巧和并发症防治

口腔种植<small>的</small>
精准戴牙技巧
和并发症防治

——如何避免戴牙的毫米级误差

主 编　满毅　向琳

Implant prosthesis
delivery and protocols
for complication management
and prevention

副 主 编　屈依丽　王　斌　林志辉　郭雪琪

编　者（以姓氏音序为序）

曹　聪　陈丽娅　邓　晨　杜奥博

郭雪琪　胡　琛　李晗卿　林志辉

柳叶语　满　毅　屈依丽　荣圣安

王　斌　王　婧　王园园　伍颖颖

夏溦瑶　向　琳　肖闻澜　徐灵巧

杨醒眉　于　晖

主编助理　柳叶语

人民卫生出版社
·北京·

主编简介

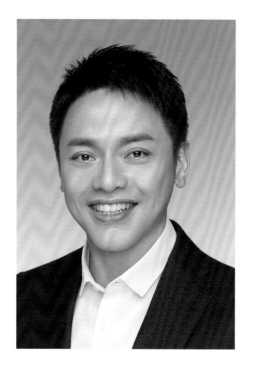

满 毅

教授，博士研究生导师

四川大学华西口腔医院种植科主任、
种植教研室主任

中华口腔医学会第七届口腔种植专业委员会　副主任委员

全国卫生产业企业管理协会数字化口腔产业分会　副会长

四川省口腔医学会口腔种植学专业委员会　主任委员

国际骨再生基金会（Osteology Foundation）中国区执行委员会（NOG China）
会长

国际口腔种植学会（International Team for Implantology，ITI）中国分会　候任
主席

国际牙医师学院专家组成员（ICD fellow）

国际口腔种植学会专家组成员（ITI fellow）

国际种植牙专科医师学会专家组成员（ICOI diplomate）

2010—2012 年美国塔夫茨大学牙学院临床讲师，2011—2012 年美国哈佛大学访问学者。2016 年入选"寻找成都的世界高度·打造城市医学名片"名医榜，2018 年获"妙手仁心·金口碑好医生"四川十强，2020 年获第四届人民日报"国之名医·青年新锐"。

担任 *Clinical Implant Dentistry and Related Research* 中文版副主编，*Implant Dentistry* 编辑审查委员会委员。发表临床论文和科研论文 60 余篇，主持多项国际、国家、省部级课题。

参与多部临床专著的编写：

1. 2010 年，参编《实用口腔免疫学与技术》(人民卫生出版社)。

2. 2011 年，参编《陈安玉口腔种植学》(科学技术文献出版社)。

3. 2014 年，参编《口腔修复临床实用新技术》(人民卫生出版社)。

4. 2014 年，副主编《口腔种植关键技术实战图解》(人民卫生出版社)。

5. 2016 年，参编《口腔医学　口腔全科分册》(人民卫生出版社)。

6. 2018 年，主编《口腔种植的精准植入技巧——如何避免种植手术的毫米级误差》(人民卫生出版社)。

7. 2020 年，参编《口腔种植学》(第 8 轮口腔本科规划教材)(人民卫生出版社)。

8. 2020 年，主编《口腔种植的精准二期手术和取模技巧——如何避免模型的毫米级误差》(人民卫生出版社)。

9. 2022 年，主编《口腔种植规范化治疗清单——单颗牙和多颗牙的种植治疗》(人民卫生出版社)。

10. 2022 年，主编《精准缝合——种植及相关术式中的应用》(辽宁科学技术出版社)。

11. 2023 年，主编《口腔种植医护一体化指引清单　第 1 辑》(人民卫生出版社)。

主编简介

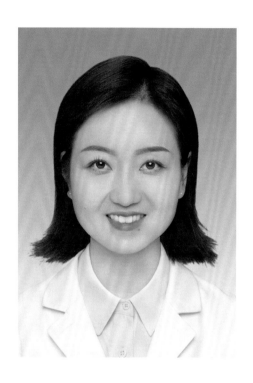

向 琳

副教授，硕士研究生导师

全国卫生产业企业管理协会数字化口腔产业分会　委员

四川省口腔医学会口腔种植学专业委员会　青年委员

国际牙科研究协会（International Association for Dental Research，IADR）中国分会　杰出青年学者

国际牙科研究协会（International Association for Dental Research，IADR）会员

国际口腔种植学会（International Team for Implantology，ITI）会员

　　2014—2015 年国家公派哈佛大学 - 四川大学华西口腔医学院博士联合培养。2018 年获全国口腔种植修复辩论大赛第一名，同年获得四川省口腔医学会口腔种植学专业委员会病例大赛一等奖，2019 年获教育部科学技术进步奖

一等奖，同年获得中华口腔医学会青年科学家论坛最具风采奖。2021 年获中华口腔医学会全国青年教师授课比赛一等奖第一名。

担任《口腔医学》期刊青年编委，*Bone*、*Clinical Implant Dentistry and Related Research*、*Expert Reviews in Molecular Medicine*、*Cell Cycle* 和《口腔疾病防治》等期刊审稿人。以一作或通讯发表临床论文和科研论文 40 余篇。作为负责人，主持国家自然科学基金、省部级基金在内的 10 余项课题。

参与多部学术专著的编写：

1. 2017 年，参译《口腔种植修复学上卷：科学原理、咬合设计与治疗计划》（第 2 版）（江苏凤凰科学技术出版社）。

2. 2018 年，参编《口腔种植的精准植入技巧——如何避免种植手术的毫米级误差》（人民卫生出版社）。

3. 2018 年，参编《口腔种植科诊疗与操作常规》（人民卫生出版社）。

4. 2019 年，参编 *Dental Implant Treatment in Medically Compromised Patients*（Springer）。

5. 2020 年，参编《中国医学教育题库——口腔医学题库》（人民卫生出版社）。

6. 2020 年，副主编《口腔种植的精准二期手术和取模技巧——如何避免模型的毫米级误差》（人民卫生出版社）。

7. 2022 年，参编《口腔种植规范化治疗清单——单颗牙和多颗牙的种植治疗》（人民卫生出版社）。

8. 2022 年，参编《精准缝合——种植及相关术式中的应用》（辽宁科学技术出版社）。

9. 2023 年，副主编《口腔种植医护一体化指引清单 第 1 辑》（人民卫生出版社）。

序

欣闻满毅教授及其研究团队的新书《口腔种植的精准戴牙技巧和并发症防治——如何避免戴牙的毫米级误差》即将出版。该书是继精准系列《口腔种植的精准植入技巧——如何避免种植手术的毫米级误差》《口腔种植的精准二期手术和取模技巧——如何避免模型的毫米级误差》之后，又一部专为临床一线工作者编写的科学、标准、流程化、简明扼要且易查阅的参考书。

精准植入种植体只是成功的第一个必要条件，而口腔外科及口腔修复是支持种植牙稳定、完美行使功能的两块基石，两者缺一不可，相得益彰。因此，继前述出版的两本精准系列书籍探讨的种植手术、二期手术和取模要领后，本书重点定位在种植牙上部结构的修复及并发症的防范，希望通过对口腔种植全流程的关注，向读者传达出"从口腔外科、口腔修复直至后期维护，必须注重细节，才能保证种植义齿的长期稳定"这一核心理念。

全书由浅入深、层层递进，为读者详细阐述了种植戴牙的基本流程，并结合完善的病例，对单颗后牙、连续多颗后牙及美学区种植修复进行了深度剖析。全书通过1 120余幅高清临床照片、14个操作视频及三维动画，对种植戴牙及并发症防治的技巧进行了详细介绍。相信我们通过阅读本专著，定能受益匪浅。

满毅教授团队在临床工作中始终秉承科学严谨的态度，对临床工作进行认真分析和总结，本着严谨治学、开放共享的态度，为推动口腔种植研究和应用的发展做了大量工作。我诚挚地向大家推荐这本专著，希望各位读者能够学有所获，共同促进口腔种植事业的蓬勃发展。

宫苹

2023 年 3 月

前言

近年来，口腔种植学在众多优秀学者的研究和实践下蓬勃发展。随着口腔种植技术的不断进步，选择口腔种植修复的患者日益增多，大量患者已接受种植修复治疗，并取得了明确的远期效果，但是种植修复过程中出现的问题亦随之增多。由于在口腔种植义齿修复中，完善的戴牙流程是完成最终修复至关重要的步骤，在临床工作中往往被认为是按部就班、得心应手的环节，但一些医师在工作中却常常忽略了对戴牙各步骤细节的考虑，以及对其中诸多问题的思考和总结，使得最终完成效果大打折扣，同时也埋下了并发症隐患。

本书是我们团队精准系列书籍的收官篇章，在撰写风格上仍然延续了本系列的写作风格，引入了大量临床中容易出现的问题及相应的解决方案，旨在提醒各类临床操作中可能出现的误差。全书从标准的种植戴牙基本流程入手，随着内容的深入，重点探讨单颗后牙、连续多颗后牙及美学区种植修复戴牙的流程、常见问题及防范方法，最后介绍种植戴牙后可能出现的常见并发症及相应的处理方法。每一部分内容均配有大量临床照片及操作示意图，并针对性录制了简单易懂的操作视频及形象的三维动画，希望帮助读者对种植戴牙流程及并发症处理建立更加深入、细致的认识和理解。

本书是我们团队在长期临床实践工作及大量临床病例总结中，对种植戴牙及并发症的经验总结，其与精准系列书籍的前作均以毫米级视角切入口腔种植完整流程，在这里与各位口腔同仁分享，希望能与大家一同思考、进步。细节决定成败，规范规避风险。期待精准系列三部曲传达的"精准化、规范化"理念能为读者们的学习工作带来一定启发，为口腔种植领域的持续发展注入新的活力。当然，尽管我们已极力完善本书内容，但仍可能存在一些不足之处，诚挚地希望各位同行批评指正，以臻完善，谨致谢意。

最后，由衷感谢团队每一位成员的辛勤付出，还要特别感谢"齿象无形"视觉制作团队对本书中图像和动画的用心打造，同时要感谢窦晓晨医生对资料的前期收集、归纳和部分内容的编写。回想起来，在本书撰写过程中，我们共经历了21轮逐字逐词的撰写讨论，这些难得的交流机会，让我们在一个又一个生动形象的病例中，不断更新着自己的知识储备，同时对"精准种植"有了更深切的体会。

倘若本书能为大家的临床工作带来有益的启发，将是我们莫大的荣幸。

满毅 何琳

2023 年 3 月

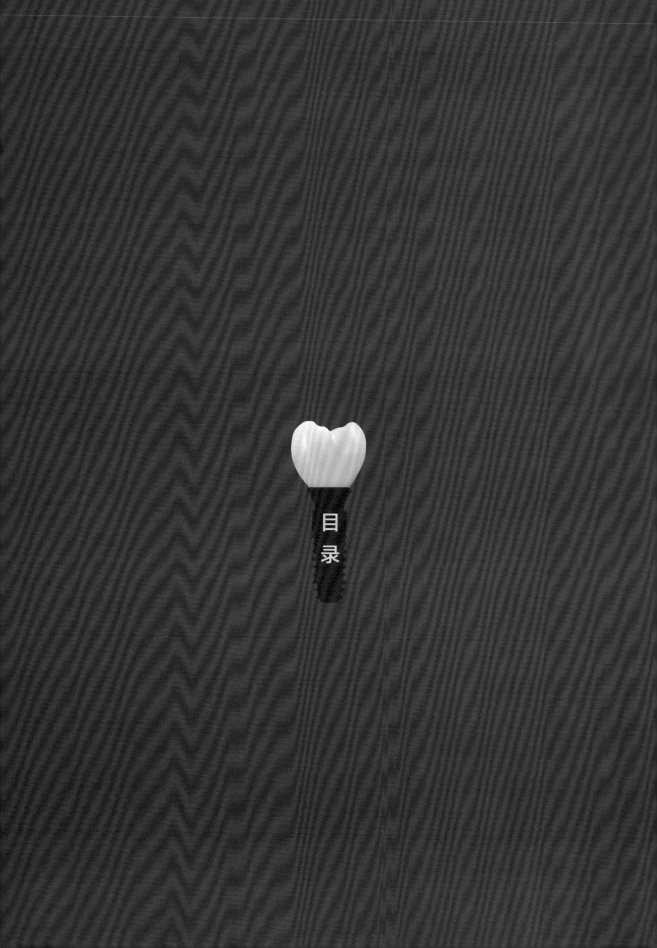

目 录

关注人卫口腔公众号
新书速递　图书推荐

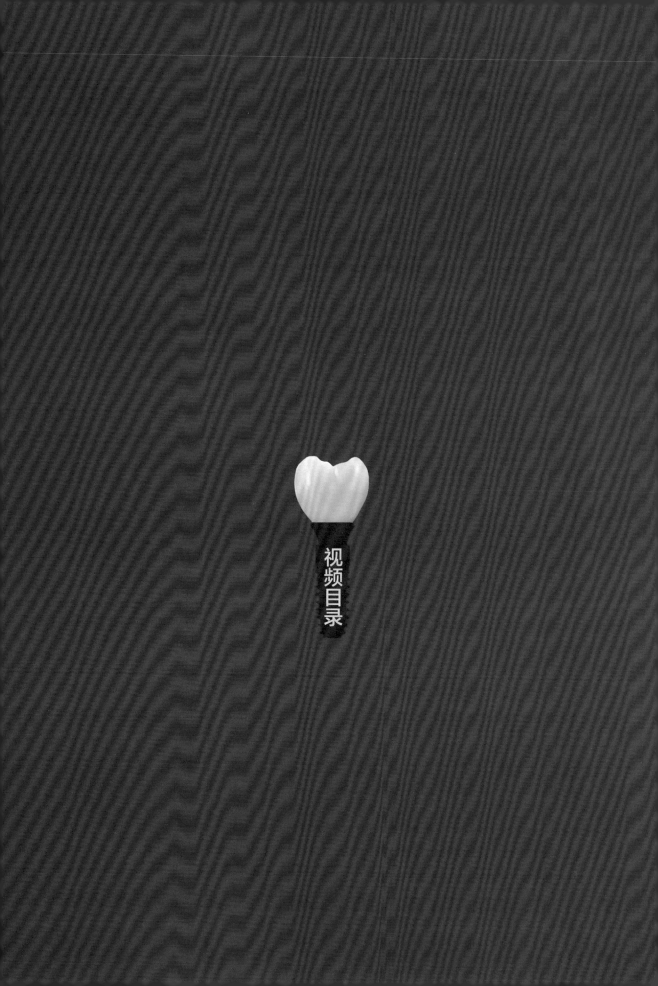

视频目录

扫二维码免费观看视频:

1. 首次观看需要激活,方法如下:①用手机微信扫描封底**蓝标上的二维码**(特别提示:贴标有两层,揭开第一层,扫描第二层二维码),按界面提示输入手机号及验证码登录,或点击"微信用户一键登录";②登录后点击"立即领取",再点击"查看",即可观看配套增值服务。
2. 激活后再次观看的方法有两种:①手机微信扫描书中任一二维码;②关注"人卫助手"微信公众号,选择"知识服务",进入"我的图书",即可查看已激活的配套增值服务。

扫二维码
免费观看视频

第一章
口腔种植戴牙

第一节 ▎口腔种植戴牙常见误差

精准系列书籍的前两册分别介绍了如何精准地实施种植一期手术、二期手术和取模。当完成取模后，下一个环节是戴牙及戴牙后的长期随访。戴牙与维护步骤一般不涉及外科操作，那么这些环节是否比较简单，不容易出现误差呢？实际上，在这些看似简单的操作步骤里，常常暗藏着许多需要注意的问题。临床医师如果忽视了这些细节，则往往无法获得满意的治疗效果。

我们都曾在临床工作中遇到过基台难以就位、修复体反复脱粘接、患者咬合不适、食物嵌塞等情况，那么应该如何解决和规避这些问题呢？下面将通过病例展示在戴牙和长期维护中可能出现的几种误差。本节旨在举例说明种植修复过程中可能出现的误差，对一期手术、二期手术和取模不再赘述。

一、组件未就位相关误差

（一）基台未就位

患者 A_1，女，71 岁，35—37 缺失，拟行种植体支持的固定桥修复。医师 A_1 戴牙时，取下愈合基台后，观察到牙龈袖口形态良好（图 1-1-1）。随后置入

1

基台，临时粘接修复体后拍摄根尖片辅助检查修复体与基台是否就位。此时，医师 A_1 发现基台与种植体连接处存在缝隙，修复体边缘与基台之间也存在缝隙，即基台与修复体均未就位（图 1-1-2）。该医师阅片后判断，是骨阻力导致基台未就位，从而出现误差。

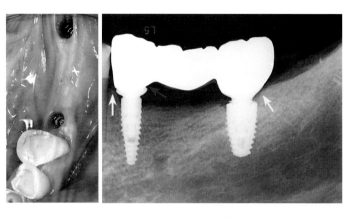

图 1-1-1　取下愈合基台，见牙龈袖口形态良好

图 1-1-2　根尖片（红色箭头示修复体边缘与基台之间的缝隙、基台和种植体连接处的缝隙，黄色箭头示骨阻力）

（二）修复体未就位

患者 B_1，女，22 岁，46 已完成种植。在戴牙时，医师 B_1 为患者拍摄了平行投照根尖片，发现 46 修复体与基台肩台之间存在缝隙，修复体未就位（图 1-1-3）。由于采用分角线投照根尖片，通常难以发现此类微小缝隙，因此笔者建议，在条件允许的情况下，应尽量采用平行投照根尖片判断修复体是否就位。

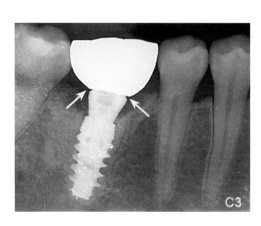

图 1-1-3　46 根尖片（黄色箭头示修复体边缘与基台之间的缝隙）

组件未就位导致出现戴牙误差，难免会增加医师的工作负担，影响患者的就医体验。因此，如何及时发现与得当处理就显得尤为重要。

二、粘接相关误差

（一）粘接剂残留

清除残留粘接剂是戴牙的重要环节，一般情况下医师会利用探针、牙线进行清理，但是这样一定能清理干净吗？最近的一项研究显示，在 109 颗粘接固位的种植单冠中，尽管医师尽力去除了残留的粘接剂，但仍有 72.48% 的修复体有粘接剂残留，且冠边缘在黏膜下越深，粘接剂的残留率越高。龈下边缘残留粘接剂的风险，是龈上或平龈边缘的 3.66 倍。

患者 C_1，男，28 岁，46 种植戴牙。戴牙 7 年后复查，拍摄平行投照根尖片后发现修复体未完全就位，且种植体周存在骨吸收（图 1-1-4）。随后，医师 C_1 取下修复体与基台，在基台肩台的根方发现残留的粘接剂（图 1-1-5）。这有可能是种植体周骨吸收的原因之一。存留在此处的粘接剂很难通过牙线、探针等常规方法去净，进而影响种植体的长期稳定。

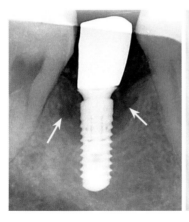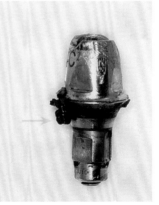

图 1-1-4　46 根尖片（黄色箭头示种植体周骨吸收）

图 1-1-5　46 基台（黄色箭头示残留的粘接剂）

（二）修复体脱粘接

患者 D_1，女，32 岁，11 已完成种植修复（图 1-1-6）。戴牙 3 年后患者复诊，主诉牙冠脱落（图 1-1-7）。口内检查见基台穿出牙龈的长度较短（图 1-1-8）。相较于牙冠的长度，基台粘接高度较短，无法提供足够的侧向固位力，可能是修复体脱粘接的主要原因之一。那么，应该如何增加基台的粘接固位力呢？

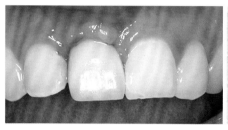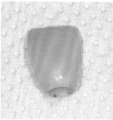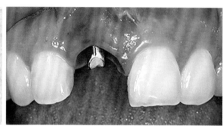

图 1-1-6　11 种植修复体

图 1-1-7　11 种植修复体脱粘接

图 1-1-8　口内唇面观示 11 基台穿出牙龈部分较短

实际上，如果在戴牙时使用一些小技巧，或者在设计修复体时注意一些细节，就可以避免出现上述两类误差，从而促进种植修复的远期稳定。

三、机械相关误差

（一）螺丝折断

患者 E_1，男，39 岁，26 缺失行种植单冠修复（图 1-1-9）。戴牙 17 个月后，患者主诉牙冠脱落。医师 E_1 检查脱落的修复体时，发现基台与中央螺丝折断（图 1-1-10）。经内镜及根尖片检查，种植体无明显裂纹，无明显骨吸收（图 1-1-11）。

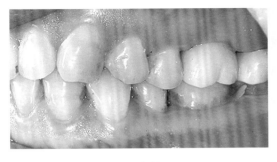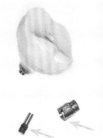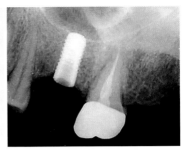

图 1-1-9　26 种植修复后左侧面观

图 1-1-10　脱落的修复体（黄色箭头示基台与中央螺丝折断）

图 1-1-11　根尖片未见明显种植体折裂与骨吸收

（二）种植体折裂

患者 F_1，男，55 岁，16 种植单冠修复。戴牙 4 年后，患者因 16 修复体牙冠松动而就诊（图 1-1-12）。医师 F_1 取下修复体后，在局麻下经内镜探查，发现种植体折裂，随后用环钻取出种植体，可见种植体折裂（图 1-1-13）。

中央螺丝折断与种植体折裂是较为严重的误差，通常需要重新修复，甚至重新种植。严谨的理论知识和丰富的操作经验是妥善处理此类误差的重要条件。

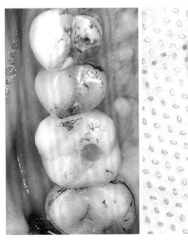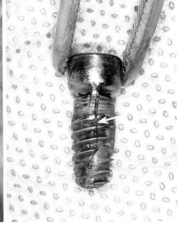

图 1-1-12　16 修复体口内
𬌗面观

图 1-1-13　取出种植体（黄色箭头示种植体折裂）

四、生物学相关误差

（一）美学区"黑三角"

患者 G_1，女，35 岁，22 缺失，完成 22 种植术后 6 个月左右复查拍摄 CBCT，确认 22 种植体周骨结合良好后，患者选择直接行最终修复。最终修复体戴牙后口内观如图 1-1-14 所示，22 修复体的近远中存在"黑三角"。美学区的"黑三角"是否一定会影响美观呢？是否在设计修复体形态时一定要填充龈外展隙呢？

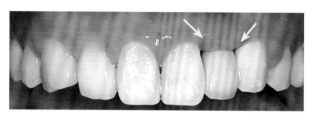

图 1-1-14　黄色箭头示 22 最终修复体颈部近远中存在"黑三角"

（二）种植体周炎

患者 H_1，男，46 岁，14 已完成种植修复。复查时患者自诉牙冠周围牙龈不适，探诊检查显示 14 近中位点探诊深度 4mm，探诊出血。拍摄 CBCT 后发现种植体周有明显骨吸收（图 1-1-15，图 1-1-16）。医师 H_1 诊断 14 种植体周炎。那么应该如何避免发生种植体周炎呢？如果发生种植体周炎，又应该如何处理呢？

前牙区理想的美学效果、种植体周炎的预防和处理等问题，是广大种植医师常常遇到的挑战，本书将在相关章节提供治疗思路，供读者参考。

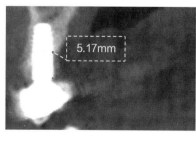

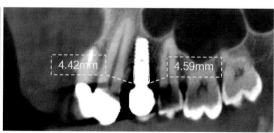

图 1-1-15　CBCT 冠状位示 14 种植体腭侧骨吸收

图 1-1-16　14 种植体周骨吸收

五、其他误差

（一）咬合过高或过低

患者 I_1，女，60岁，12、13缺失，计划行12、13单端桥修复。完成12、13最终修复体戴牙后（图1-1-17），医师 I_1 在回顾咬合印迹记录时，发现12桥体在前伸与侧方咬合时存在轻微引导印迹（图1-1-18），这会增加单端桥悬臂的受力，从而增加折断、崩瓷等风险。

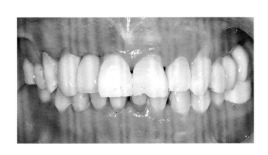

图1-1-17 12、13单端桥最终修复体唇面观

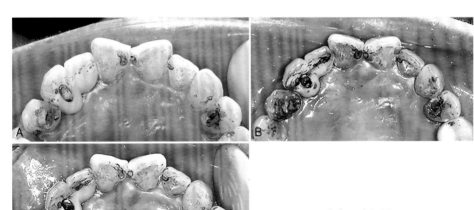

图1-1-18 咬合印迹记录
A.牙尖交错𬌗;B.侧方𬌗,蓝色印迹为引导痕迹;C.前伸𬌗,蓝色印迹为引导痕迹。

患者 J_1，女，45岁，15、16行种植单冠修复。医师 J_1 在戴牙过程中调𬌗过多，导致修复体几乎没有咬合接触（图1-1-19）。患者诉在使用过程中存在"嚼不烂"的现象。

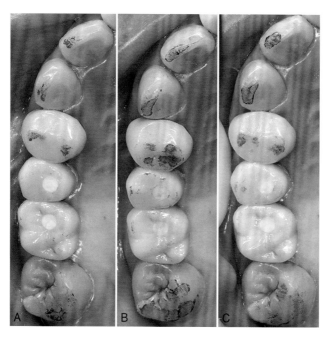

图 1-1-19 咬合印迹𬌗面观示修复体几乎没有咬合印迹 A. 牙尖交错𬌗;B. 侧方𬌗;C. 前伸𬌗。

以上两个病例均在调整咬合环节出现了误差，那么，是否有一套相对标准、可重复性强的调𬌗操作流程呢？

（二）食物嵌塞

患者 K_1，女，22 岁，16 行种植单冠修复。戴牙后患者主诉食物嵌塞。牙线检查邻接触，发现 16 近中邻面接触较松，牙线通过时阻力较小（图 1-1-20）。

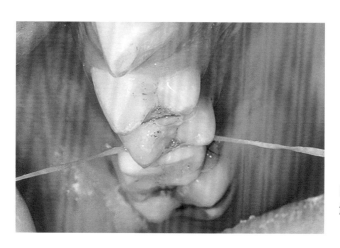

图 1-1-20　16 近中邻面接触较松,牙线通过时阻力较小

本节仅列举了在种植戴牙及后期维护过程中可能出现的部分常见误差，实际工作中还会有更多、更复杂的误差。最近的文献显示，仅仅针对种植单冠修复，在修复后的前 10 年就会有至少 10% 的修复体因发生各种并发症而需要拆除与更换。

假如 2022 年全国修复约 400 万颗种植体，那么在 2032 年之前就有至少 40 万颗种植修复体需要更换。以上数据是针对结构相对简单的种植单冠而言，如果是更复杂的多单位种植修复，那么此数字还会更大。

如果广大种植医师能够学会避免或及时处理这些误差，那么将会极大地节省医师的精力与社会的医疗资源，并且大大提升患者的就医体验。在本书后续章节中，将通过图文、视频，动静结合、深入浅出地进行分析和阐述，希望为读者的临床治疗提供参考。

第二节 口腔种植修复体的基本概念

一、种植体基台

种植体基台，简称基台。基台安装在锚固于骨内的种植体平台上，并向口内延伸，用于连接、支持和固位修复体或其他上部结构。绝大多数基台通过中央螺丝与种植体紧密连接，获得固位、定位和/或抗旋转能力（图1-2-1）。

通俗来讲，基台通常分为三部分，即上部结构、穿龈部分和下部结构。上部结构是肩台上方与修复体连接的部分，穿龈部分为基台肩台与下部结构之间的部分，下部结构为与种植体连接的部分（图1-2-2）。

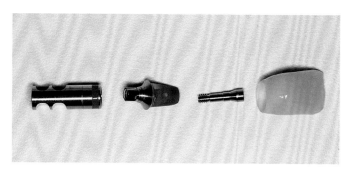

图 1-2-1 种植体替代体-基台-修复体，从左至右依次为种植体替代体、基台、中央螺丝、修复体

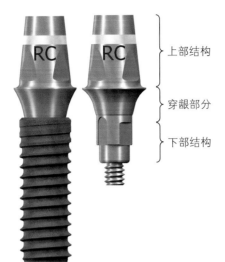

图 1-2-2 基台的基本结构(以常见基台为例),由冠方向根方依次为上部结构、穿龈部分、下部结构

上部结构

穿龈部分

下部结构

二、基台的分类

基台的种类繁多,各个厂家所设计的基台又各有特点,此处按照临床工作中常用的分类方法进行介绍。这里首先展示几个病例,帮助大家更加直观地了解常用基台的分类。

患者 L_1,男,32 岁,11 行种植临时修复。加工厂利用医师所选择的基台制作出基台一体化冠(图 1-2-3~图 1-2-5)。在戴临时牙时,将一体化冠戴入口内就位,然后旋紧中央螺丝,随后用封孔材料填塞螺丝通道(图 1-2-6)。

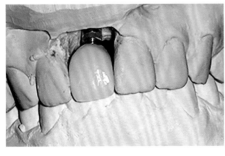
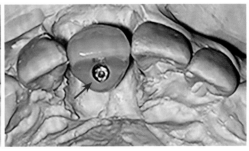

图 1-2-3 11 基台一体化冠模型就位

图 1-2-4 红色箭头示 11 修复体腭侧螺丝通道

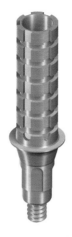
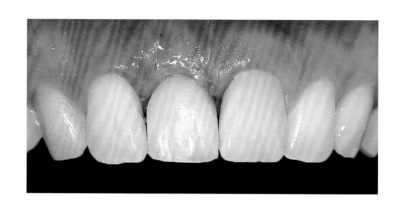

图 1-2-5　该病例使用的基台

图 1-2-6　11 一体化冠口内就位

　　患者 M_1，男，58 岁，26 需要行种植修复。加工厂加工了最终的基台与修复体（图 1-2-7，图 1-2-8）。按照常规戴牙步骤，医师 M_1 先将基台就位于口内（图 1-2-9），经过调整，最终将修复体粘接至基台上（图 1-2-10）。

　　由图 1-2-9 可见，此基台的粘接部分与普通圆柱状的成品基台有所不同，呈圆角矩形，类似天然牙的预备体形态。**此基台是如何加工的呢？属于哪一类呢？**

　　患者 N_1，男，28 岁，46 已经完成种植取模，需要进行种植修复。口外基台如图 1-2-11 所示，此基台的内连接部分没有中央螺丝。

　　此基台具有明显的特点，即内连接部分没有中央螺丝。那么，**此类基台靠什么结构固位于种植体上呢？如何对基台施加扭矩负荷呢？**

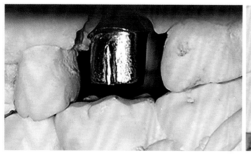
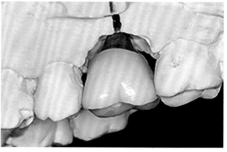

图 1-2-7　26 基台模型就位

图 1-2-8　26 修复体模型就位

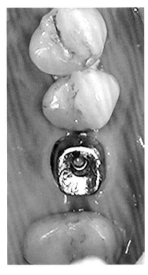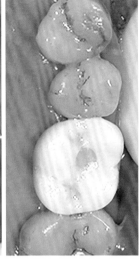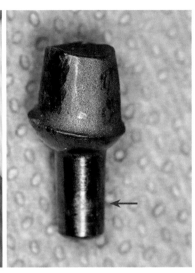

图 1-2-9　26 基台口内就位,可见基台殆面呈圆角矩形

图 1-2-10　26 修复体粘接至基台上口内就位

图 1-2-11　红色箭头示基台内连接部分无螺纹

以上几个病例中所使用的基台的结构形态、使用时机、使用方法、材质等属性都不尽相同,它们分别属于哪一类基台呢?其实,某一特定基台根据分类方式不同,可能分别属于不同的类别。以下将介绍笔者工作中常用的分类方法。

(一)按修复体的固位形式分类

种植牙修复与天然牙修复具有一定的相似性。天然牙修复体都是通过粘接固位在基牙上的,种植修复体也可以通过粘接固位在基台上。**是否所有的种植修复体都是粘接固位呢?**

种植基台通常分为粘接固位基台与螺丝固位基台。顾名思义,粘接固位基台的修复体是通过粘接剂与基台连接。使用粘接固位基台制作的修复体在出厂时是与基台分体的。在戴牙时,可以先将基台用中央螺丝固定于种植体上,旋紧中央螺丝至一定扭矩,填充螺丝通道后,用粘接剂将修复体粘接至基台上(图 1-2-12,图 1-2-13)。

例如,前述病例患者 M_1 的 26 种植修复使用的就是一枚粘接固位基台(图 1-2-14)。

充填材料

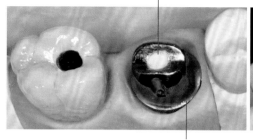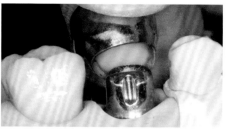

基台

图 1-2-12　基台就位，旋紧中央螺丝至说明书推荐扭矩后，填充螺丝孔道

图 1-2-13　粘接修复体至基台上

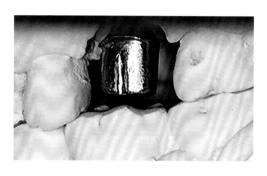

图 1-2-14　26 粘接固位基台模型就位

使用螺丝固位基台制作的修复体在出厂时是与基台一体的。在戴牙时，通过旋紧中央螺丝至推荐扭矩后将修复体戴入，随后充填螺丝通道（图 1-2-15~图 1-2-17）。

前述患者 L_1 所使用的基台就是一枚螺丝固位基台，修复体与基台为一体化冠的形式，腭侧可见明显的螺丝通道。旋松螺丝后即可取下一体化冠，便于后期拆卸维护（图 1-2-18）。

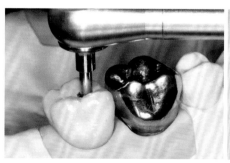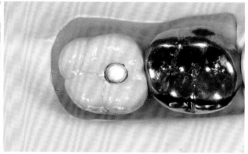

图 1-2-15　修复体-基台一体化冠就位后，施加扭矩负荷

图 1-2-16　填充螺丝通道

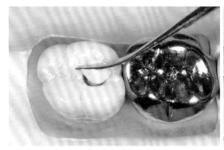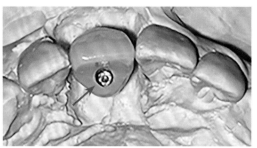

图 1-2-17　光固化复合树脂最终封孔

图 1-2-18　红色箭头示 11 修复体腭侧螺丝通道

（二）按基台的角度分类

按照角度分类，基台分为直基台与角度基台。为什么分为这两种？各自在什么情况下使用呢？

如果种植体轴线几乎正对对颌牙的功能牙尖的功能斜面，那么可以选择使用直基台修复，此类基台的上部结构穿过种植体中心轴线，不成角度（图 1-2-19）。

前述患者 L_1、M_1 等病例所使用的都是直基台，基台上部结构与下部结构成一条直线，穿过种植体中心轴线（图 1-2-20）。

如果种植体的轴向有所偏斜，可以通过使用角度基台来获取就位道（图 1-2-21）。

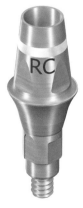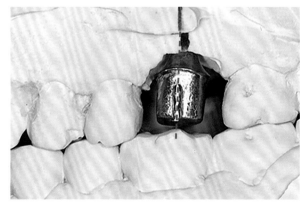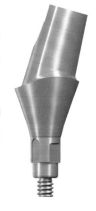

图 1-2-19　直基台

图 1-2-20　以患者 M_1 使用的基台为例，基台上部结构与下部结构成一条直线

图 1-2-21　角度基台，基台上部结构与下部结构部分成一定角度

（三）按修复时机分类

天然牙修复，可以分为临时修复与最终修复。种植修复是否有类似的修复时机分类呢?

按照修复时机，种植基台可以分为临时基台与最终基台。

临时修复体通常不承受或只承受极小的咬合力，此时可以选用临时基台。临时基台同样分为粘接固位基台和螺丝固位基台，但是由于临时修复体通常需要反复拆卸调整，因此多用螺丝固位基台。

前述患者 L_1 所使用的就是一枚临时基台，经过加工形成一体化冠。修复体腭侧设计螺丝通道，方便拆卸（图1-2-22，图1-2-23）。

相比于临时基台，最终基台能够承受更大的咬合力，耐久性更优越，预期使用寿命更长。前述患者 M_1、N_1 等在最终修复时使用的都是最终基台（图1-2-24，图1-2-25）。

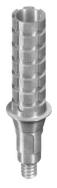
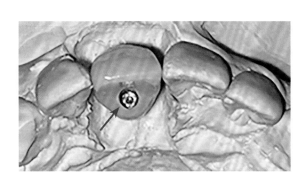

图 1-2-22　患者 L_1 使用的临时基台

图 1-2-23　11 一体化冠（红色箭头示腭侧螺丝通道）

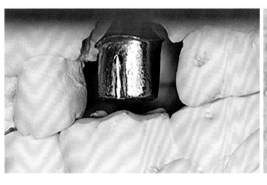
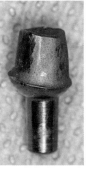

图 1-2-24　患者 M_1 使用的最终基台

图 1-2-25　患者 N_1 使用的最终基台

（四）按抗旋性能分类

种植体内连接通常设计有抗旋结构，基台与种植体连接的部分也具有抗旋结构，能与种植体内连接相嵌合（图1-2-26）。这类基台就位后不能旋转，称为抗旋基台。它们多用于单冠修复体，使修复体获得抗旋能力（图1-2-27）。

例如前述患者L_1、M_1等，在单颗牙位点使用的都是抗旋基台（图1-2-28）。

如果基台下段无抗旋结构，就位于种植体上之后也可以旋转，称为联冠/桥用基台。这类基台一般用于联冠或固定桥修复（图1-2-29）。

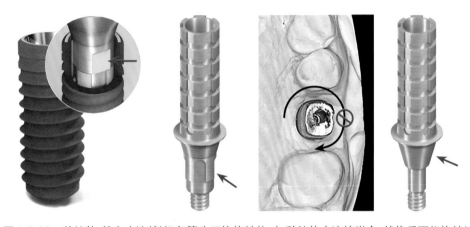

图1-2-26 种植体-基台内连接(红色箭头示抗旋结构，与种植体内连接嵌合，就位后不能旋转)

图1-2-27 冠用临时基台(红色箭头示抗旋结构)

图1-2-28 以患者M_1使用的基台为例，基台就位后不能旋转

图1-2-29 联冠/桥用临时基台(红色箭头示内连接光滑表面，无抗旋结构)

前文展示的病例中所使用的基台都是钛金属材质的，还有其他材质制成的基台吗？

（五）按不同的材料分类

基台按照材料属性可以分为钛基台（图1-2-30）、瓷基台（图1-2-31）、金基台（图1-2-32）等，目前临床最常用的为钛基台。另外，瓷基台因为具有优秀的生物相容性与美学修复效果，越来越受到关注。

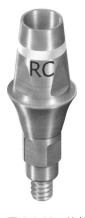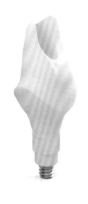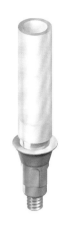

图 1-2-30　钛基台

图 1-2-31　瓷基台

图 1-2-32　可铸造金基台,上部结构白色部分为铸造用可燃塑料

患者 O_1,女,32 岁,11 种植体拟行最终修复,12、21、22 拟行天然牙修复。针对 11 位点,加工厂利用计算机辅助设计与制造（computer-aided design and manufacturing,CAD/CAM）技术为患者制作了 11 氧化锆基台与对应的修复体（图 1-2-33,图 1-2-34）。最终,为患者完成了上颌前牙的修复（图 1-2-35）。

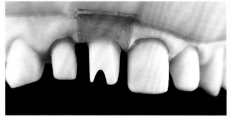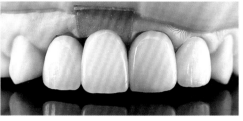

图 1-2-33　11 瓷基台模型就位

图 1-2-34　11 修复体模型就位

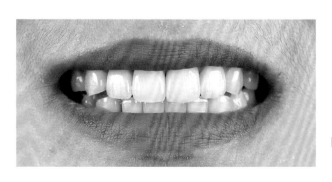

图 1-2-35　口内修复效果

（六）个性化基台

预制成形的基台上部结构通常为圆柱或圆锥状，具有不同的高度与直径等规格可供选择，在技工加工时仅可做少量的调改。当遇到特殊情况需要使用特殊形态的基台时，该怎么处理呢？

医师与技工根据个别种植体三维位置、理想修复体位置与形态等条件，对基台进行个性化加工所形成的基台，统称为个性化基台。例如，将研磨基台调磨成特殊形态、利用可铸造基台制作特殊形态、利用 CAD/CAM 技术制作的基台等。

前述患者 M_1 所使用的是一枚研磨基台（图 1-2-36）。技师将基台研磨成天然牙预备体的形态，不仅增加了粘接面积，也因其圆角矩形的横截面而具备了充足的抗旋能力（图 1-2-37，图 1-2-38）。

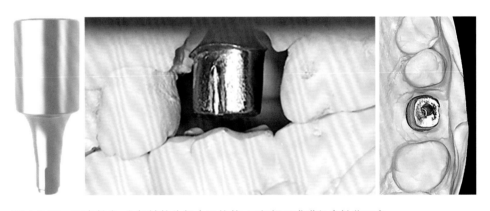

图 1-2-36　研磨基台，上部结构为粗大圆柱体，可根据需求进行个性化研磨

图 1-2-37　研磨后的研磨基台颊面观，与天然牙预备体形态类似

图 1-2-38　研磨后的研磨基台𬌗面观，横截面结构呈圆角矩形

上述病例可以视为在研磨基台的基础上做"减法"，调磨出想要的基台形态。那么，是否可以在普通预成基台上做"加法"呢？

患者 P_1 的 36 需要种植修复。技工在预制基台的基础上加焊金属，使其获得更多粘接面积和良好的固位形态，同样可以制作为天然牙预备体形态（图 1-2-39~图 1-2-41）。

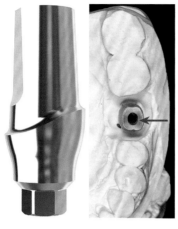
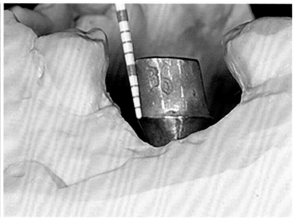

图 1-2-39　患者 P_1 使用的预制基台

图 1-2-40　预制基台加焊后𬌗面观（红色箭头示原预制基台，轴面加焊金属至预备体形态）

图 1-2-41　加焊金属显著增加了预制基台的粘接面积

前述患者 O_1 的 11 就是利用 CAD/CAM 技术制作的个性化基台，基台呈天然牙预备体形态（图 1-2-42，图 1-2-43）。

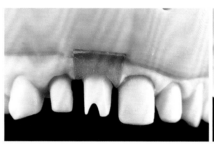
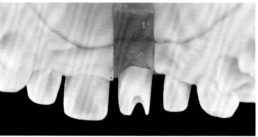

图 1-2-42　11 个性化基台模型就位唇面观

图 1-2-43　11 个性化基台模型就位腭面观

（七）其他特殊设计的基台

1. 靠摩擦力固位基台　单纯靠摩擦力固位的基台比较少见。这类种植体内部没有螺纹，内壁具有一定锥度。基台内部没有螺丝，与种植体内连接部位也呈锥度设计。医师可通过敲击使基台与种植体紧密连接，基台完全依赖锥度形态产生的摩擦力固位于种植体上（图 1-2-44）。

前述患者 N_1 的 25 使用的就是此类基台。口外模型可见此基台的内连接部分**没有中央螺丝**（图 1-2-45，图 1-2-46）。

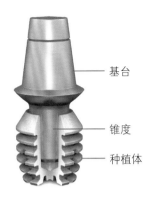
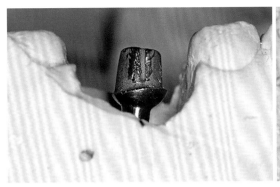
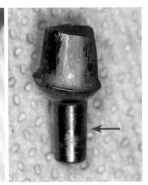

基台

锥度

种植体

图 1-2-44　摩擦力固位基台的结构

图 1-2-45　摩擦力固位基台模型就位

图 1-2-46　摩擦力固位基台（红色箭头示基台内连接部分无中央螺丝）

　　2. 复合基台　在多单元的螺丝固定桥体修复或全牙弓螺丝固定修复时，种植体的角度差异往往导致很难获取共同就位道。**此时如何灵活选用基台来实现种植修复呢？**

　　复合基台是一类适用于上述情况的基台，具有锥形的上部结构（图 1-2-47），同时具有多种角度规格可供选择，可以实现更大的角度灵活性。

　　在使用时，先利用中央螺丝将复合基台与种植体连接。随后利用修复螺丝将修复体固定于复合基台上，完成修复（图 1-2-48）。

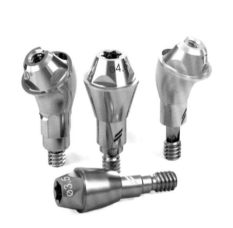
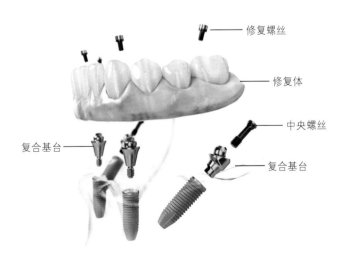

修复螺丝

修复体

中央螺丝

复合基台

复合基台

图 1-2-47　复合基台的上部结构呈锥形

图 1-2-48　复合基台的应用

3. 覆盖义齿基台 传统覆盖义齿由附着体提供一定程度的支持与固位。在种植体支持的覆盖义齿中，也存在类似的覆盖义齿基台。

落扣（locator）基台是常用的种植覆盖义齿基台之一。此类基台具有较低的高度，在义齿表面至种植体肩台高度有限的情况下也适用（最低可到8.5~9.0mm）。同时可以弥补种植体之间高达40°的角度偏差。此基台包括与种植体相连的阳性基台部分，以及在义齿组织面内的阴性部分（图1-2-49）。

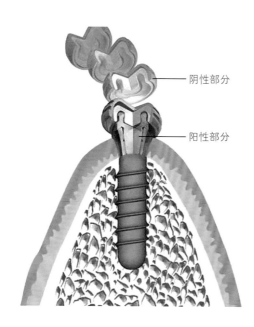

阴性部分

阳性部分

图 1-2-49　落扣基台

4. 角度螺丝通道（angulated screw channel，ASC）基台 在某些情况下，基台的螺丝通道会从修复体的颊侧或殆面穿出，此时如果设计直螺丝通道会影响美观或咬合。当病例需要采用螺丝固位修复体的方案，同时希望不影响美观或咬合时，该怎么办呢？

这类基台是某些品牌所设计的特殊形态基台，采用基台一体冠的螺丝固位修复方案。特点是螺丝通道可以与中央螺丝的轴向呈0°~25°，可以解决前牙螺丝开孔位置不佳带来的美学问题，或者改善后牙螺丝开孔位置不佳带来的咬合功能问题（图1-2-50，图1-2-51）。

患者 Q_1，女，18岁，13拟行种植修复（图1-2-52）。在取模时可见种植体的轴线大致从理想修复体的牙尖或牙尖唇侧穿出，此时如果选择普通的螺丝固位基台，就会影响美观（图1-2-53）。

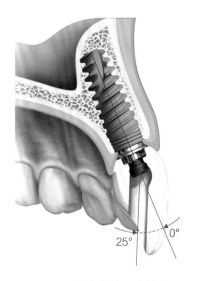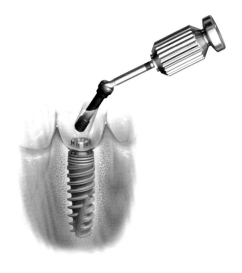

图 1-2-50　角度螺丝通道基台

图 1-2-51　角度螺丝通道基台专用螺丝刀可成角度旋转螺丝

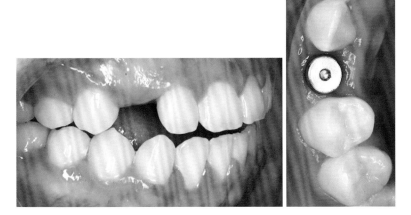

图 1-2-52　13 缺失唇面观

图 1-2-53　从愈合基台位置可预估修复体螺丝通道开孔将位于牙尖或牙尖唇侧

　　为了获得良好的美观效果，该病例使用了 ASC 基台一体化冠的修复方式。可见修复体的螺丝开孔完全位于牙尖的腭侧（图 1-2-54，图 1-2-55）。最终，为患者完成了螺丝固位的种植修复（图 1-2-56）。

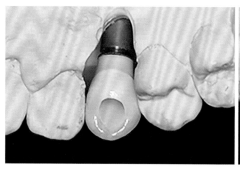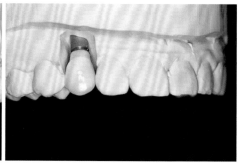

图 1-2-54　13 修复体螺丝开孔位于牙尖腭侧

图 1-2-55　13 修复体唇侧无螺丝开孔,不影响美观

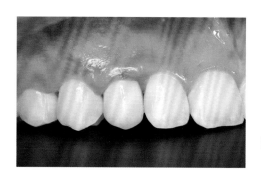

图 1-2-56　13 修复体口内就位唇面观

需要注意的是，ASC 基台所配套的角度螺丝刀在反复使用后易发生工作端磨损，导致中央螺丝难以旋紧达到所需扭矩负荷，从而增加修复体松动的风险。笔者团队多在前牙位点使用，而少用于后牙。

5. ON1 基台　这类基台可以从种植体植入开始形成稳定的软组织封闭。ON1 基台是某品牌的特殊设计基台，设计理念是在骨水平种植体植入的同期安装 ON1 基台，此后不再取下。愈合基台、修复基台等部件都安装在 ON1 基台上（图 1-2-57~图 1-2-60）。

6. 一体式基台　此类基台的螺丝和基台其他结构是一体式的，形成一个整体。使用时，将基台整体旋紧至种植体上，并施加扭矩负荷（图 1-2-61）。

7. 第三方基台　前文所述的各类基台都是种植体制造商出品的原厂基台。除原厂基台外，由第三方制造商所生产的第三方基台获取了中国国家药品监督管理局的医疗器械认证，占据了一定的市场份额。第三方基台相比原厂基台具有价格优势，但据部分文献报道，制造材料、加工工艺、加工误差等导致其力学性能可能与原厂基台存在差异。

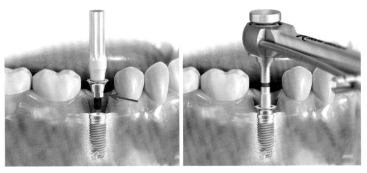

图 1-2-57　在种植体植入同期安装 ON1 基台（红色箭头示 ON1 基台）

图 1-2-58　用扭矩扳手为 ON1 基台施加扭矩负荷

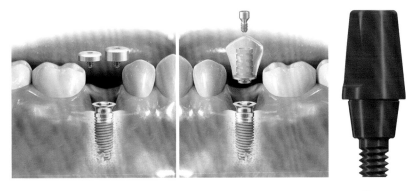

图 1-2-59　根据牙龈厚度选择合适的愈合基台，并在 ON1 基台上手动旋紧

图 1-2-60　后期修复直接在 ON1 基台上进行

图 1-2-61　一体式基台的螺丝部分与基台为一个整体

第三节 ▍口腔种植戴牙的基本流程

在前面的章节中，我们已经了解了戴牙过程中可能出现的一些误差，那么规范的常规戴牙流程是怎样的呢？下面我们就通过一例16缺失的临床病例，向大家展示笔者在临床工作中种植戴牙的一般流程。

患者 R_1，男，40岁，16缺失，前期已完成种植手术、二期手术、取模等流程，现计划进行最终修复。大致可以分为以下八个步骤。

一、模型检查

在预约患者复诊戴牙前，医师 R_1 提前进行了模型检查工作，以避免模型问题导致无法完成修复，增加患者的就诊次数。医师 R_1 按照由根方至冠方的顺序，从以下五个方面进行了患者 R_1 的模型检查工作。

1. 基台各面粘接高度　应≥5mm，且检查正颊侧是否已进行标记（图1-3-1）。

2. 瓷层空间　基台与对颌牙之间至少有0.7mm的空间容纳氧化锆全瓷瓷层（图1-3-2）。目前有文献报道，种植支持的后牙氧化锆冠修复，𬌗面最薄可达0.5mm；也有国内专家提出，至少需要0.7~1.0mm的𬌗面空间。根据笔者团队的经验，基台/桥架与对颌牙之间需要至少 0.7mm 的咬合空间。

3. 牙冠固位力　基台具有一定的抗修复体旋转作用，牙冠不能在基台上出现明显相对旋转。

4. 修复体完整性、外形及边缘密合性　即修复体与基台边缘、基台与替代体连接是否密合（图 1-3-3）。

5. 修复体与对颌牙之间咬合　检查咬合是否紧密，邻接是否良好（图 1-3-4）。

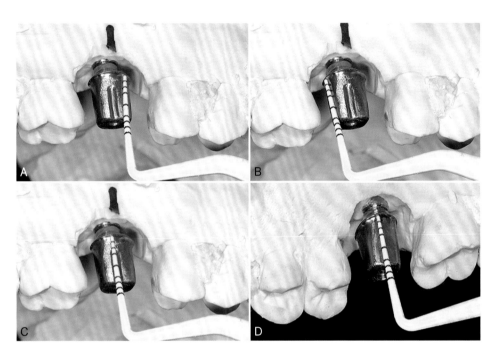

图 1-3-1　基台各面粘接高度检查
A. 基台近中粘接高度为 7.0mm；B. 基台远中粘接高度为 7.0mm；C. 基台颊侧粘接高度为 7.5mm；D. 基台腭侧粘接高度为 7.5mm。

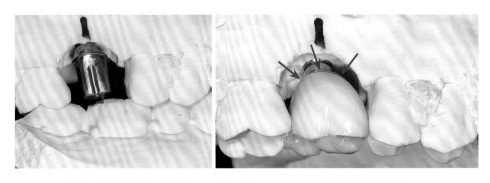

图 1-3-2　修复空间检查（红色方括号示修复空间>0.7mm，可容纳修复体瓷层）

图 1-3-3　修复体密合性检查（红色箭头示修复体边缘与基台边缘密合）

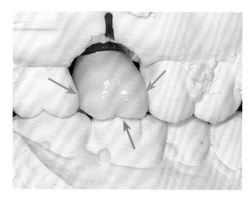

图 1-3-4 修复体密合性检查(蓝色箭头示修复体与对颌牙咬合紧密,绿色箭头示修复体与邻牙邻接良好)

二、口内检查及戴牙物品准备

在确认修复体及模型无误的情况下预约患者复诊,在检查口腔卫生及 16 软组织无明显红肿后(图 1-3-5),进行戴牙物品准备(图 1-3-6),包括抛光及调磨器械、牙科低速涡轮手机、牙科高速涡轮手机、封孔材料、相应种植系统的螺丝刀及扭矩扳手、树脂、咬合纸夹、厚度测量尺、牙线、12μm 红色咬合纸、40μm 咬合纸、100μm 蓝色及红色咬合纸、光固化灯,以及检查后的种植模型、基台和牙冠。

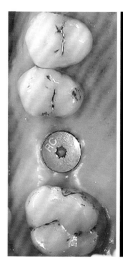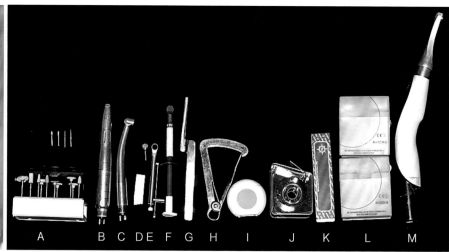

图 1-3-5 口内检查见术区软组织无明显红肿

图 1-3-6 戴牙物品准备
A. 抛光及调磨器械;B. 牙科低速涡轮手机;C. 牙科高速涡轮手机;D. 封孔材料;E. 相应种植系统的螺丝刀及扭矩扳手;F. 树脂;G. 咬合纸夹;H. 厚度测量尺;I. 牙线;J. 12μm 红色咬合纸;K. 40μm 咬合纸;L. 100μm 蓝色及红色咬合纸;M. 光固化灯。

至此，最终修复的前期准备工作已完成，下面可以开始正式戴牙流程了，那么首先应该进行什么操作呢？

三、基台就位

利用相应种植系统的螺丝刀取下愈合基台，可在螺丝刀上拴牙线，避免滑脱引起器械误吞误吸。

（一）冲洗牙龈袖口

取下愈合基台后利用生理盐水反复冲洗，充分清洁牙龈袖口（图 1-3-7）。

（二）口内就位基台

在口外对基台进行消毒后，在口内就位基台，根据基台正颊侧标记就位基台（图 1-3-8）。基台-种植体连接处存在抗旋结构，轻轻旋转基台就位。若标记正对颊侧，则说明水平向关系转移准确无误。若基台完全就位后发现标记未正对颊侧，则说明种植体在模型中的位置与实际位置不一致，水平向关系转移出现误差，应重新取模。

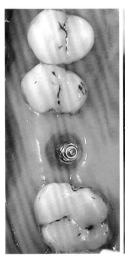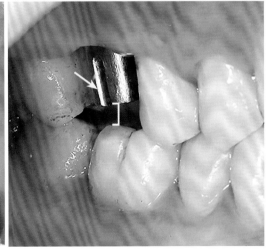

图 1-3-7　取下愈合基台，检查并充分清洁牙龈袖口

图 1-3-8　根据正颊侧标记就位基台（黄色箭头示基台标记正对颊侧，黄色方括号示基台与对颌牙修复间距与模型上基本一致，可容纳修复体瓷层，初步证明基台口内就位情况与模型一致）

四、试戴牙冠

在确认基台已准确就位后，下一步应进行什么操作呢？医师 R_1 按照规范流程消毒好牙冠后，开始在口内进行牙冠的试戴。口内试戴情况与模型上基本一致。

（一）去除邻牙阻力

在牙冠试戴过程中，有时会受到来自邻牙的阻力，此时可借助 40μm 咬合纸判断出阻挡牙冠就位的邻面高点，并通过调磨修复体的高点来解除阻力。

去除阻力的目标是通过牙线检查邻接时，牙线可有阻力地通过且不拉丝（图 1-3-9）。

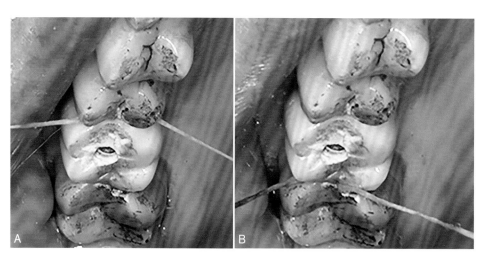

图 1-3-9　修复体就位，调整邻接点，使单股牙线有阻力地通过且不拉丝
A. 近中邻接；B. 远中邻接。

（二）检查牙冠就位情况

在去除邻牙阻力后可用探针检查牙冠-基台密合性，此时牙冠与基台之间应无明显台阶，探针可顺利划过牙冠与基台连接处，无卡顿。

五、根尖片辅助检查

在手感牙冠与基台口内就位后，**医师 R_1 认为接下来就可以进行牙冠的咬合调整，这样做是否准确呢？** 笔者建议，此时可先利用临时粘接用水门汀对牙冠进行临时粘接，通过根尖片进一步检查牙冠与基台连接处、基台与种植体连接处是否密合无缝隙，从而确认基台、牙冠是否已准确就位（图 1-3-10）。此外，笔者建议，根尖片应尽量采用平行投照技术，避免由于投照角度问题遮挡连接处的缝隙。

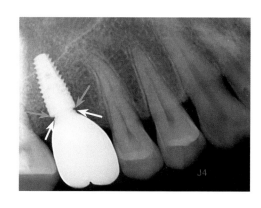

图 1-3-10　临时粘接后，根尖片检查基台、修复体的就位情况（绿色箭头示基台与种植体间密合无缝隙，黄色箭头示修复体与基台间密合无缝隙）

六、调磨咬合

在确认基台及牙冠已准确就位后，应先进行调𬌗，还是先完成最终粘接呢？ 笔者建议首先进行口内调𬌗。若先完成永久粘接再进行调𬌗，可能出现因基台或牙冠未完全就位而无法逆转的咬合调磨不当。此外，在临时粘接的基础上进行调𬌗时，在必要的情况下，也可随时取下牙冠进行口外调整。那么，**单颗后牙种植修复体（对颌为天然牙）的调𬌗要求是怎样的呢？**

笔者建议，在试戴牙冠之前，先预留全牙列的咬合记录，以便在调𬌗时与之对比。基于种植牙对咬合力的敏感度、调节能力、耐受能力比天然牙更低，对种植牙冠的调𬌗应该做到正中咬合时为牙尖交错𬌗（长正中的 1.0~1.5mm内），形成"重咬轻接触，轻咬不接触"的咬合状态，且无工作侧、非工作侧的咬合干扰（图 1-3-11）和前伸𬌗干扰（图 1-3-12），减小种植牙在行使咬合功能的过程中可能受到的侧向力量，保护周围的牙周支持组织。患者在牙尖交错𬌗（图1-3-13）、侧方𬌗（图1-3-14）和前伸𬌗（图1-3-15）时的咬合要求、调𬌗方法及表现各有不同，这里笔者总结见表1-3-1。

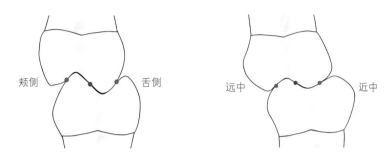

图 1-3-11　冠状面三点接触,平衡点(蓝点)和终止点(红点)均接触
图 1-3-12　矢状面三点接触,平衡点(蓝点)和终止点(红点)均接触

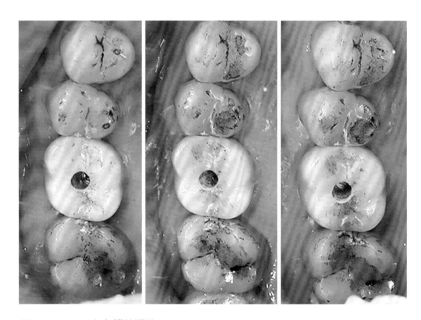

图 1-3-13　牙尖交错𬌗调𬌗
先 100μm 蓝色咬合纸,再 12μm 红色咬合纸,依次嘱患者咬至牙尖交错𬌗,调至种植牙冠上只有均匀分布的蓝色印迹,而天然牙则呈蓝色印迹与红色印迹重叠的重咬合。

图 1-3-14　侧方𬌗调𬌗
先 100μm 蓝色咬合纸侧方咬合,再 100μm 红色咬合纸咬至牙尖交错𬌗,调至种植牙冠上无从红色咬合印迹上延伸出来的蓝色印迹。

图 1-3-15　前伸𬌗调𬌗
先 100μm 蓝色咬合纸前伸咬合,再 100μm 红色咬合纸咬至牙尖交错𬌗,调至种植牙冠上无从红色咬合印迹上延伸出来的蓝色印迹。

表 1-3-1　患者牙尖交错𬌗、侧方𬌗和前伸𬌗时的咬合要求、调𬌗方法及表现

	牙尖交错𬌗	侧方𬌗	前伸𬌗
要求	轻咬合不接触、重咬合轻接触	冠状面实现两个平衡点和一个终止点的三点接触（较难达到），种植牙至少达到一个平衡点和一个终止点的两点接触无干扰	矢状面实现平衡点和终止点的三点接触（较难达到），种植牙至少达到一个平衡点和一个终止点的两点接触无干扰
调𬌗方法	双侧同时放咬合纸，先100μm蓝色咬合纸，再12μm红色咬合纸，依次嘱患者咬至牙尖交错𬌗	双侧同时放咬合纸，先100μm蓝色咬合纸侧方咬合，再100μm红色咬合纸咬至牙尖交错𬌗	双侧同时放咬合纸，先100μm蓝色咬合纸前伸咬合，再100μm红色咬合纸咬至牙尖交错𬌗
表现	天然牙上均匀分布的蓝色＋红色咬合印迹，蓝中带红；种植牙上只有均匀分布的蓝色印迹，若有红色印迹应调磨	种植牙上无从红色咬合印迹上延伸出来的蓝色印迹	种植牙上无从红色咬合印迹上延伸出来的蓝色印迹

注：咬合纸的红蓝色仅用于标记不同咬合状态下的咬合痕迹，可根据实际情况调换咬合纸颜色。

七、粘接牙冠及去除粘接剂

完成咬合调整后取下牙冠，在口外对牙冠进行清洁、抛光及消毒，随后对牙冠与基台表面干燥，并进行永久粘接。待粘接剂凝固后松解中央螺丝，口外去除粘接剂（图1-3-16）。

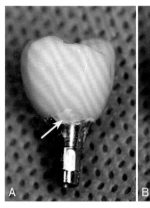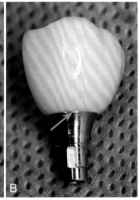

图 1-3-16　口外去除修复体表面残留粘接剂
A. 残留粘接剂清理前,牙冠与基台表面有较多溢出的粘接剂(黄色箭头示溢出的粘接剂);B. 残留粘接剂清理后(绿色箭头示牙冠与基台表面粘接剂清理干净)。

八、基台施加扭矩负荷及封孔

（一）基台施加扭矩负荷

此后，医师 R_1 在基台抗旋结构和牙冠外形的引导下，将牙冠和基台再戴回口内，并对基台施加扭矩负荷（图1-3-17）。不同种植系统施加扭矩负荷方式不同，本病例对应的种植系统，应注意须用扭矩扳手将扭矩负荷一次性施加到位，避免反复施加扭矩负荷，导致基台中央螺丝疲劳。

（二）封闭螺丝孔

用封孔材料覆盖螺丝孔后，通过树脂充填封闭牙冠开孔（图1-3-18）。若牙冠或基台出现远期问题，可用小球钻磨除封孔树脂，取出封孔材料，旋松中央螺丝后取下基台和牙冠。

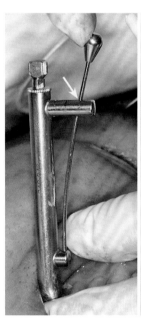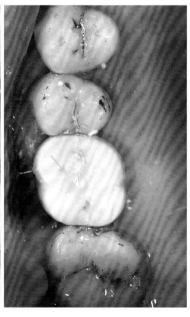

图1-3-17 对基台施加扭矩负荷（黄色箭头示施加扭矩负荷35N•cm）

图1-3-18 黄色箭头示树脂封闭牙冠𬌗面开孔

（三）再次检查口内咬合

需要注意的是，在完成牙冠开孔封闭后，应再次检查口内咬合，避免树脂形成咬合高点。

此外，对于牙冠未开孔的病例，应先施加扭矩负荷，封孔材料覆盖螺丝孔后，采用预留牙线法结合粘接代型法粘接牙冠，去除残留粘接剂。然后，用探针检查粘接剂是否去净，辅以生理盐水冲洗。

最后，应嘱患者戴牙后1个月、3个月、6个月、1年及此后每年进行定期复诊，及时发现并处理可能的并发症。

以上便是常规单颗后牙粘接固位修复体的种植戴牙流程（图1-3-19），在后续章节中，笔者将对螺丝固位修复体和连续多颗牙缺失的种植戴牙流程、常见并发症展开更加详细的阐述。

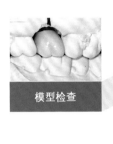
模型检查
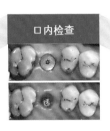
口内检查
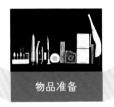
物品准备
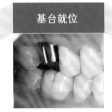
基台就位
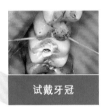
试戴牙冠

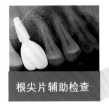
根尖片辅助检查
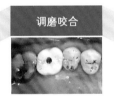
调磨咬合
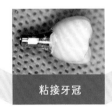
粘接牙冠
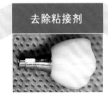
去除粘接剂
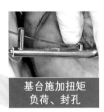
基台施加扭矩负荷、封孔

图 1-3-19　种植戴牙流程

第四节 口腔种植戴牙与天然牙戴牙

一、天然牙戴牙的基本流程

在上一节中，我们了解了种植戴牙的一般流程，接下来，将通过常规单颗后牙的病例 S_1 展示口腔天然牙戴牙的一般流程。

患者 S_1，女，25 岁，36 根管治疗后行单冠修复。医师 S_1 按照以下流程为其进行了天然牙戴牙。

（一）模型检查

与种植戴牙类似，在预约患者复诊戴牙前，医师按照与检查种植牙模型类似的由根方至冠方的顺序，提前完成模型检查工作。

1. 瓷层空间　基牙与对颌牙之间至少有 0.7mm 的空间容纳氧化锆全瓷瓷层，牙冠瓷层厚度足够，无明显透光。

2. 牙冠固位力　牙冠不能在基牙上出现明显相对旋转。

3. 修复体完整性、外形及边缘密合性（图 1-4-1）　即修复体与基牙肩台边缘是否密合。

4. 修复体与对颌牙之间咬合　检查咬合是否紧密，邻接是否良好（图 1-4-2）。

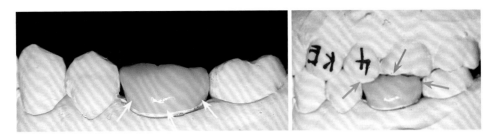

图 1-4-1　修复体密合性检查（黄色箭头示修复体与基牙肩台边缘密合）

图 1-4-2　修复体密合性检查（蓝色箭头示修复体与对颌牙咬合紧密，绿色箭头示修复体与邻牙邻接良好）

（二）口内检查及戴牙物品准备

在确认修复体及模型无误的情况下预约患者复诊，在口内检查口腔卫生及局部软组织无明显异常后（图 1-4-3），进行天然牙戴牙物品准备（图 1-4-4），包括打磨及抛光器械、牙科低速涡轮手机、牙科高速涡轮手机、牙线、40μm红色咬合纸、100μm 蓝色及红色咬合纸、12μm 红色咬合纸、咬合纸夹、厚度测量尺、模型及牙冠。

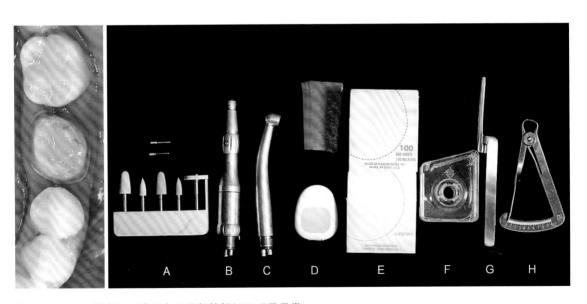

图 1-4-3　口内检查见口腔卫生及局部软组织无明显异常

图 1-4-4　戴牙物品准备

A. 打磨及抛光器械；B. 牙科低速涡轮手机；C. 牙科高速涡轮手机；D. 牙线及 40μm 红色咬合纸；E. 100μm 蓝色及红色咬合纸；F. 12μm 红色咬合纸；G. 咬合纸夹；H. 厚度测量尺。

（三）试戴牙冠

与种植牙冠一致，在天然牙冠试戴过程中也常常需要去除来自邻牙的阻力。同样可借助40μm咬合纸判断出阻挡牙冠就位的近远中邻面高点，并调磨去除这些高点，使通过牙线检查邻接时，牙线可有阻力地通过且不拉丝（图1-4-5）。此外，在去除邻牙阻力后，可用探针检查牙冠-肩台密合性，此时牙冠与肩台之间无明显台阶，探针可顺利划过牙冠与肩台连接处，且无卡顿。

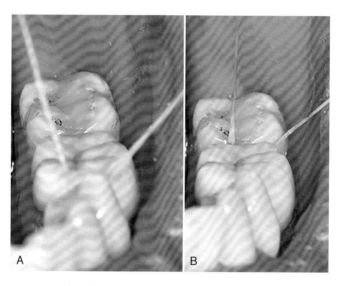

图1-4-5　修复体就位,调整邻接点,使单股牙线有阻力地通过且不拉丝
A.近中邻接;B.远中邻接。

（四）根尖片辅助检查

在手感牙冠口内就位后，可利用临时粘接用水门汀对牙冠进行临时粘接，通过根尖片进一步检查牙冠与肩台间是否密合无缝隙，从而确认牙冠是否已准确就位（图1-4-6）。此外，笔者建议根尖片应尽量采用平行投照技术，避免由于投照角度问题遮挡连接处的缝隙。

（五）调磨咬合

在天然牙冠在戴入前，笔者建议同样可以先留取全牙列的咬合记录（图1-4-7~图1-4-9），以便调𬌗时对比。天然牙冠的咬合调整目标应与天然牙一致，首先进行牙尖交错𬌗的调𬌗（图1-4-10），使所有咬合接触点均匀分布；而在侧方和前伸运动（图 1-4-11，图 1-4-12）时，后牙均应脱离接触，不应出现功能运动过程中的接触印迹。对于调𬌗的方法及调𬌗前后的表现，这里笔者总结见表 1-4-1。

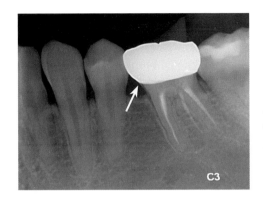

图 1-4-6 临时粘接后，根尖片检查修复体就位情况（黄色箭头示修复体与基牙肩台间密合无缝隙）

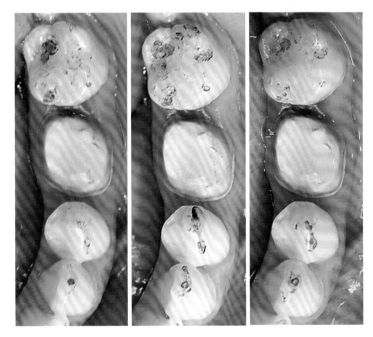

图 1-4-7 调𬌗前的牙尖交错𬌗印迹
依次使用 100μm、40μm、12μm 咬合纸，分别嘱患者反复做牙尖交错𬌗轻咬后，检查并记录对应咬合印迹。

图 1-4-8 调𬌗前的侧方𬌗印迹
先 100μm 蓝色咬合纸嘱患者做牙尖交错𬌗及左右侧方咬合，再 40μm 红色咬合纸咬至牙尖交错𬌗。

图 1-4-9 调𬌗前的前伸𬌗印迹
先 100μm 蓝色咬合纸嘱患者做牙尖交错𬌗及前伸咬合，再 40μm 红色咬合纸咬至牙尖交错𬌗。

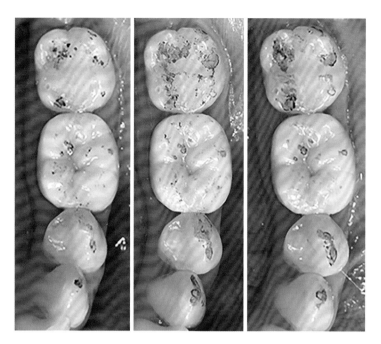

图 1-4-10 牙尖交错𬌗调𬌗
依次使用 100μm、40μm、12μm 咬合纸，嘱患者反复做牙尖交错𬌗轻咬后，检查咬合印迹，去除只有修复体上存在的咬合印迹（即早接触点），直至天然牙上出现和之前记录一致的咬合记录。

图 1-4-11 侧方𬌗调𬌗
先 100μm 蓝色咬合纸嘱患者做牙尖交错𬌗及左右侧方咬合，再 40μm 红色咬合纸咬至牙尖交错𬌗，去除红色印迹以外的蓝色印迹。

图 1-4-12 前伸𬌗调𬌗
先 100μm 蓝色咬合纸嘱患者做牙尖交错𬌗及前伸咬合，再 40μm 红色咬合纸咬至牙尖交错𬌗，去除红色印迹以外的蓝色印迹。

表 1-4-1 调𬌗的方法及调𬌗前后表现

	牙尖交错𬌗	侧方𬌗	前伸𬌗
方法	依次使用 100μm、40μm、12μm 厚的咬合纸，嘱患者反复做牙尖交错𬌗轻咬后，检查咬合印迹。去除只有修复体上存在的咬合印迹（即早接触点）	先 100μm 蓝色咬合纸嘱患者做牙尖交错𬌗及左右侧方咬合，再 40μm 红色咬合纸咬至牙尖交错𬌗，去除红色印迹以外的蓝色印迹	先 100μm 蓝色咬合纸嘱患者做牙尖交错𬌗及前伸咬合，再 40μm 红色咬合纸咬至牙尖交错𬌗，去除红色印迹以外的蓝色印迹
表现	修复体上无早接触点，上下颌牙列咬合印迹均匀分布	修复体上无从红色咬合印迹上延伸出来的蓝色印迹	修复体上无从红色咬合印迹上延伸出来的蓝色印迹

注：咬合纸的红蓝色仅用于标记不同咬合状态下的咬合痕迹，可根据实际情况调换咬合纸颜色。

（六）粘接牙冠、去除粘接剂

在调整好邻接和咬合后，即可对天然牙冠进行口外抛光、消毒，最后在口内最终粘接，注意用牙线尽量去净牙冠与基牙肩台间溢出的残留粘接剂（图 1-4-13）。

以上便是常规单颗后牙粘接固位修复体的天然牙戴牙流程（图 1-4-14，视频 1）。

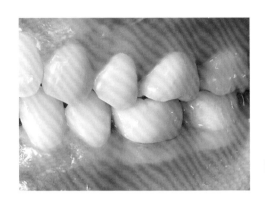

图 1-4-13　粘接牙冠

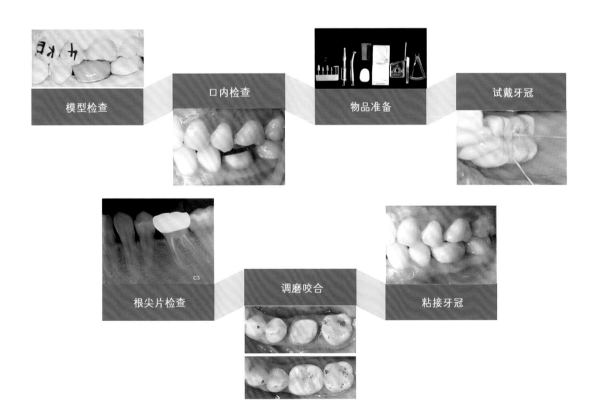

图 1-4-14　天然牙戴牙流程

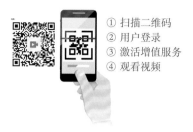

① 扫描二维码
② 用户登录
③ 激活增值服务
④ 观看视频

视频 1　天然牙戴牙流程

二、口腔种植戴牙与天然牙戴牙的对比

（一）流程对比

与种植戴牙相比，天然牙戴牙流程相对简单，省去了基台就位、对基台施加扭矩负荷及封孔等环节（表 1-4-2），但由于其最终粘接过程只能在口内完成，可能导致溢出的粘接剂清理不干净。

表 1-4-2　口腔种植戴牙与天然牙戴牙的流程对比

流程	种植牙冠	天然牙冠
模型检查	1. 基台各面粘接高度	
	2. 瓷层空间	同"种植牙冠"
	3. 牙冠固位力	同"种植牙冠"
	4. 修复体完整性、外形及边缘密合性	同"种植牙冠"
	5. 修复体与对颌牙之间咬合	同"种植牙冠"
口内检查及戴牙物品准备	抛光器械、牙科低速涡轮手机、牙科高速涡轮手机、牙线、咬合纸夹	同"种植牙冠"
	相应种植系统的螺丝刀、扳手	
	封孔材料、树脂	
	12μm 红色咬合纸、40μm 咬合纸、100μm 蓝色及红色咬合纸	12μm 红色咬合纸、40μm 红色咬合纸、100μm 蓝色及红色咬合纸
	种植模型及基台、牙冠	模型及牙冠
基台就位	根据基台正颊侧标记及抗旋结构就位基台	
试戴牙冠	去除来自邻牙的阻力	同"种植牙冠"

流程	种植牙冠	天然牙冠
根尖片辅助检查	检查基台及牙冠就位	检查牙冠就位
调磨咬合	牙尖交错𬌗轻咬合不接触、重咬合轻接触	牙尖交错𬌗均匀接触
	侧方及前伸咬合无咬合干扰	同"种植牙冠"
粘接牙冠、去除粘接剂	口内粘接，口外对牙冠进行清洁、抛光及消毒	口外抛光、消毒，口内最终粘接
基台施加扭矩负荷、封孔	口内基台施加扭矩负荷，封孔材料及树脂封孔	

（二）咬合调整对比

种植牙冠与天然牙冠的调𬌗要求有所差别（表1-4-3）。

表1-4-3　口腔种植牙冠与天然牙冠调𬌗的要求、方法及表现对比

		牙尖交错𬌗	侧方𬌗	前伸𬌗
种植牙冠	要求	轻咬合不接触、重咬合轻接触	三点接触（较难达到），种植牙两点接触无干扰	三点接触（较难达到），种植牙两点接触无干扰
	方法	双侧同时放咬合纸，先100μm蓝色咬合纸，再12μm红色咬合纸，嘱患者咬至牙尖交错𬌗	双侧同时放咬合纸，先100μm蓝色咬合纸左右侧方咬合，再100μm红色咬合纸咬至牙尖交错𬌗	双侧同时放咬合纸，先100μm蓝色咬合纸前伸咬合，再100μm红色咬合纸咬至牙尖交错𬌗
	表现	天然牙上均匀分布的蓝色＋红色咬合印迹，蓝中带红；种植牙上只有均匀分布的蓝色印迹，若有红色印迹应调磨	种植牙上无从红色咬合印迹上延伸出来的蓝色印迹	种植牙上无从红色咬合印迹上延伸出来的蓝色印迹
天然牙冠	要求	修复体上无早接触点，上下颌牙列均匀接触	应脱离接触，无功能运动过程中的接触点	应脱离接触，无功能运动过程中的接触点
	方法	依次使用100μm、40μm、12μm厚的咬合纸，嘱患者反复做牙尖交错𬌗轻咬后，检查咬合印迹。去除只有修复体上存在的咬合印迹（即早接触点）	先100μm蓝色咬合纸嘱患者做牙尖交错𬌗及左右侧方咬合，再40μm红色咬合纸咬至牙尖交错𬌗，去除红色印迹以外的蓝色印迹	先100μm蓝色咬合纸嘱患者做牙尖交错𬌗及前伸咬合，再40μm红色咬合纸咬至牙尖交错𬌗，去除红色印迹以外的蓝色印迹
	表现	天然牙及修复体上均匀分布的蓝色及红色咬合印迹	修复体上无从红色咬合印迹上延伸出来的蓝色印迹	修复体上无从红色咬合印迹上延伸出来的蓝色印迹

注：咬合纸的红蓝色仅用于标记不同咬合状态下的咬合痕迹，可根据实际情况调换咬合纸颜色。

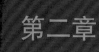

第二章
单颗后牙种植修复体
设计与戴牙及其常见
问题与防范

第一节 ▎单颗后牙修复体的设计原则

　　第一章中整体介绍了种植戴牙的常见误差、种植修复体的相关概念、种植戴牙的基本流程及与天然牙戴牙的区别。那么，单颗后牙的种植修复体设计与戴牙，会有什么特别之处呢?

　　我们知道，冠松动脱落是后牙种植修复戴牙后一个常见的临床误差，为什么会出现这种误差呢?

　　首先，我们来看一个病例。

　　患者 A_2，男，59岁，37行种植修复后2.5年，因修复体脱落就诊。口内检查见37种植体周牙龈无红肿，垂直修复距离充足。回顾模型检查可见，基台粘接高度充足（图2-1-1），但殆面较圆（图2-1-2）。复查根尖片示37种植体周无明显低密度透射影，基台粘接高度充足（图2-1-3）。重新粘接后检查咬合无干扰（图2-1-4）。笔者分析发现，尽管该基台粘接高度>5mm，但是基台轴面形态圆滑，粘接面积及抗旋形态仍相对不足。这可能是修复体脱落的主要原因。

　　另一位患者 B_2，男，58岁，16缺失行种植单冠修复，戴牙后半年也因修复体脱落而就诊。口内检查见修复体周围牙龈无红肿，垂直修复距离尚可，基台为可研磨基台，且形态与天然牙预备体形态基本一致，具有足够的粘接面积及良好的抗旋形态（图 2-1-5）。复查根尖片示 16 种植体周无明显低密度透射影，基台粘接高度充足（图 2-1-6）。**为什么该患者在基台粘接力充足的情况下，仍然出现了牙冠脱粘接呢？**我们在重新粘接后检查咬合时发现，患者同时伴有 17 缺失，因长期未修复，对颌牙 47 伸长（图 2-1-7），在非牙尖交错𬌗时，可明显观察到 16 的远中边缘嵴与对颌牙 47 的近中颊尖存在𬌗干扰（图 2-1-8），致使 16 在行使功能时受到非轴向力，进而引起修复体脱落。

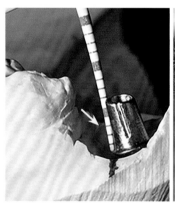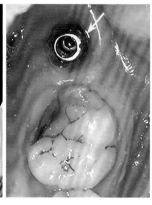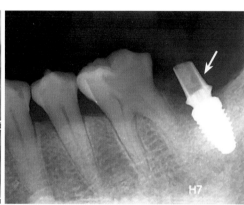

图 2-1-1　模型检查（黄色箭头示基台粘接高度>5mm）

图 2-1-2　口内检查（黄色箭头示基台𬌗面较圆）

图 2-1-3　37 根尖片（黄色箭头示基台粘接高度充足）

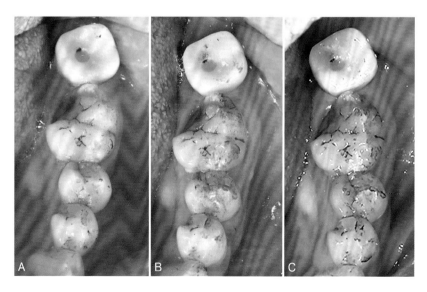

图 2-1-4　重新粘接后口内𬌗面观示咬合无干扰
A. 牙尖交错𬌗；B. 前伸𬌗；C. 侧方𬌗。

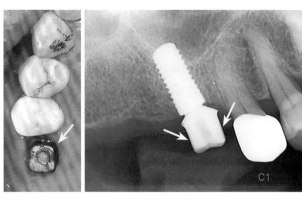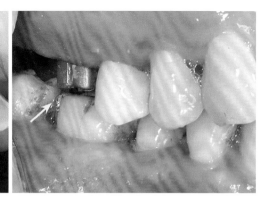

图 2-1-5　口内𬌗面观（黄色箭头示 16 基台形态与天然牙预备体形态基本一致,具有足够的粘接面积及抗旋形态）

图 2-1-6　根尖片示 16 种植体周无明显低密度透射影（黄色箭头示基台粘接高度充足）

图 2-1-7　基台口内就位（黄色箭头示 47 伸长,近中边缘嵴与 46 之间可见明显台阶）

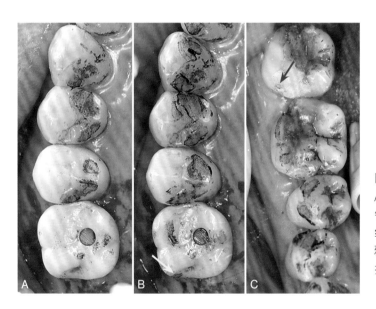

图 2-1-8　重新粘接后口内𬌗面观

A. 牙尖交错𬌗上颌𬌗面观;B. 非牙尖交错𬌗上颌𬌗面观（黄色箭头示 16 远中边缘嵴咬合干扰点）;C. 非牙尖交错𬌗下颌𬌗面观（红色箭头示 47 近中颊尖咬合干扰点）。

　　以上病例只是单颗后牙种植修复戴牙临床误差的冰山一角，其他误差诸如食物嵌塞、基台松动、穿龈形态不佳引起的牙龈退缩等，也会造成许多临床问题，有些甚至会导致种植失败。为了尽量避免这些误差的出现，针对临床最常见的单颗后牙修复体设计，笔者建议应该遵循如下原则。

一、基台的选择

为满足足够的粘接强度，笔者建议基台的粘接高度至少应为 5mm，单颗后牙的垂直修复空间应≥8mm；同时，也介绍了各种修复空间不足时建议采用的应对方法（详见《口腔种植的精准二期手术和取模技巧——如何避免模型的毫米级误差》第三章），那么是不是只要满足了足够的粘接高度，就能获得足够的粘接强度呢？答案是否定的，本节第一个病例 A_2 出现脱粘接，就很好地回答了这个问题，尤其是缺牙处垂直修复距离远大于 8mm 时，采用常规粘接基台，即使粘接高度足够，修复后仍存在较大的脱粘接风险。

患者 C_2，男，67 岁，36 种植修复后牙冠脱落。回顾患者戴牙过程我们发现，患者 36 基台粘接高度>5mm，且表面进行了喷砂处理，但基台冠方距离对颌牙尖超过 6mm（图 2-1-9），戴牙完成时 36 无咬合干扰（图 2-1-10）。该患者的基台粘接高度充足，且基台表面采用了喷砂处理以增加牙冠粘接强度，但为什么仍出现了脱粘接呢？分析修复体脱落原因，可能是垂直修复距离过大，导致修复体过厚过重，咀嚼时食物团块不可避免地会对牙冠产生侧向力，而相对较短的基台抵抗侧向力的能力差，且预制成品基台形状较圆，直径较小，粘接高度足够的情况下，粘接面积仍相对不足，从而大大增加了脱粘接的风险。

那么，遇到这种情况我们应该如何应对呢？

笔者建议增加基台的粘接强度，包括增加基台粘接高度、粘接宽度、表面粗糙度及适当的固位形，可研磨基台不失为一种很好的选择。可研磨基台的粘接部分有较大的直径和高度，以图 2-1-11 的可研磨基台为例，粘接部分直径可达 8mm，高度可达 13.4mm，根据不同的修复空间可研磨出适合的形状，以满足粘接力的需求。那么，是不是使用了可研磨基台就能有效避免修复体脱粘接呢？

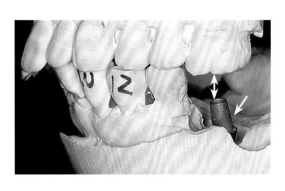

图 2-1-9　模型检查（黄色单箭头示 36 基台粘接高度>5mm，且表面进行了喷砂处理；黄色双箭头示基台顶端距离对颌牙尖>6mm）

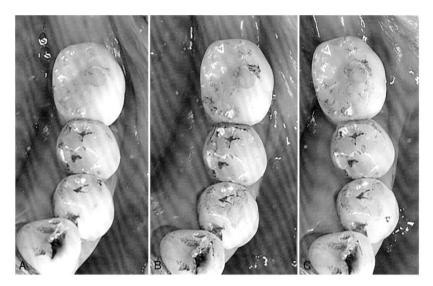

图 2-1-10　戴牙时口内殆面观示无咬合干扰
A. 牙尖交错殆；B. 前伸殆；C. 侧方殆。

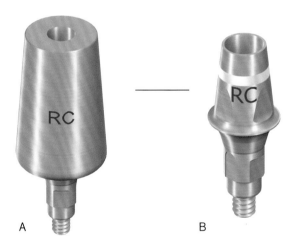

图 2-1-11　可研磨基台与预制成品基台
A. 可研磨基台；B. 预制成品基台。

　　患者 D_2，男，58 岁，36 行种植单冠修复术，修复时为了增加粘接强度使用了可研磨基台，但戴牙后 1.5 年仍出现牙冠脱粘接的情况。在排除咬合干扰等可能引起脱粘接的因素的前提下，我们观察到尽管这位患者使用了可研磨基台，但研磨形状轴面仍然较圆，且直径较小，与成品粘接基台几乎一样（图 2-1-12），粘接面积及抗旋结构不足，并没有起到增加粘接强度的作用，那么可研磨基台应该研磨成什么形态呢？

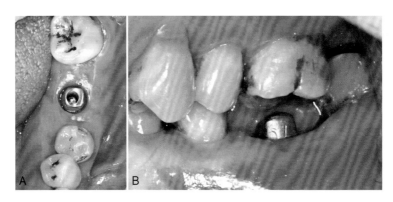

图 2-1-12　基台就位口内照示可研磨基台轴面较圆,直径较小,粘接面积及抗旋结构不足

A. 口内基台就位𬌗面观;B. 口内基台就位颊面观。

　　为了增加可研磨基台的粘接强度,笔者建议基台形态应参照天然牙预备体形态进行研磨:①有明确的近远中、颊舌侧四个轴壁;②轴壁聚合度<5°;③轴面较方,线角圆钝,𬌗方观察呈备牙型;④粘接高度各个面均保证≥5mm;⑤轴面增加固位沟槽;⑥肩台位于龈下 0.5~1.0mm;⑦顶端距离对颌牙 0.7~2.0mm(图 2-1-13)。

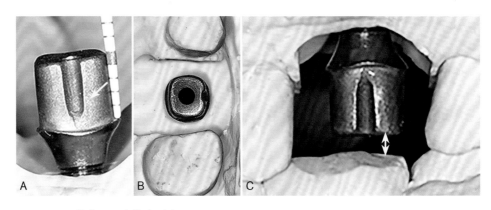

图 2-1-13　推荐可研磨基台形态

A. 有明确的近远中、颊舌侧四个轴壁,轴壁聚合度 <5°,粘接高度各个面均保证至少 5mm,轴面加固位沟槽(黄色单箭头示颊侧固位沟槽);B. 轴面较方,线角圆钝,𬌗面观呈方形;C. 顶端距离对颌牙 0.7~2.0mm(黄色双箭头示)。

二、穿龈轮廓的设计

患者 E_2，女，53岁，36行种植单冠修复。戴牙后口内记录示36近中龈乳头明显发白（图2-1-14）。根尖片示修复体近中穿龈轮廓较凸，距离牙槽骨较近（图2-1-15）。那么，这样的修复体设计是否符合生物学原则呢？存在什么样的风险呢？

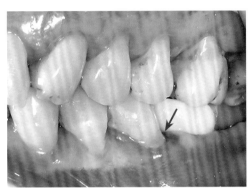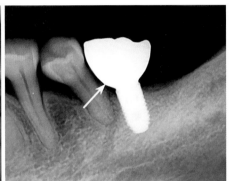

图 2-1-14 36戴牙后口内颊面观（红色箭头示近中龈乳头发白）

图 2-1-15 36戴牙后根尖片（黄色箭头示修复体近中穿龈轮廓较凸，距离牙槽骨较近）

前牙和后牙的修复体穿龈轮廓，从形态上一般都可分为平直型、浅凹型、微凸型（图2-1-16）。相关文献显示，当穿龈轮廓突度增加时，穿龈轮廓与牙槽骨间的距离会随之减小，当该距离不足1~2mm的生理范围时，就会影响种植体龈乳头的血运，导致软硬组织改建，从而可能发生软组织退缩（图2-1-17）。另外，也有种植修复后长时间随访的临床研究指出，当骨水平种植体修复体穿龈角度>30°（图2-1-18）且合并凸型穿龈轮廓（图2-1-19）时，发生种植体周炎的风险相对较高（37.8%）。其中，穿龈角度（emergence angel，EA）是指种植体长轴与修复体切线之间的夹角。

综上所述，由于微凸型穿龈轮廓发生生物学并发症的风险相对较高，且在临床操作中可能造成修复体就位困难，因此在临床中应谨慎使用。通常条件下，笔者建议使用平直型或浅凹型穿龈设计，避免过凸的穿龈轮廓对种植体周龈乳头形成压力（图2-1-20，图2-1-21），减少修复后软组织退缩的可能（图2-1-22，图2-1-23）。

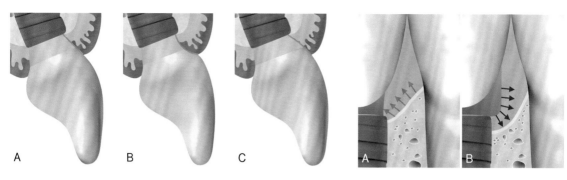

图 2-1-16　修复体穿龈轮廓形态
A. 平直型;B. 浅凹型;C. 微凸型。

图 2-1-17　修复体穿龈轮廓与牙槽骨的距离
A. 绿色箭头示穿龈轮廓突度较小,与牙槽骨有一定距离;B. 红色箭头示穿龈轮廓突度较大,与牙槽骨距离较短,
可能影响血运。

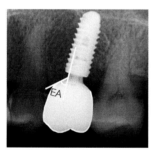
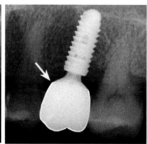

图 2-1-18　修复体穿龈角度>30°
EA. 穿龈角度。

图 2-1-19　修复体穿龈轮廓(黄色箭头示修复
体凸型穿龈轮廓)

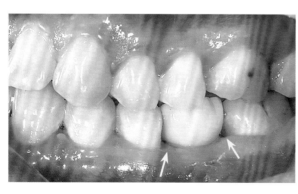
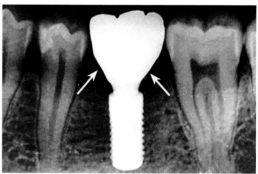

图 2-1-20　戴牙后口内颊面观(黄色箭头示近远中龈乳头未受挤压)

图 2-1-21　戴牙后根尖片(黄色箭头示穿龈轮廓为平直型,与牙槽骨有一定距离)

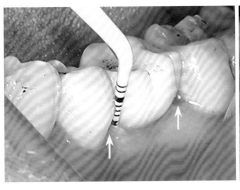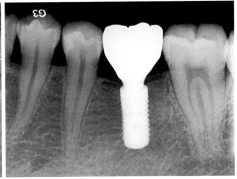

图 2-1-22　戴牙后 1 年复查口内颊面观（黄色箭头示近远中龈乳头重建良好）

图 2-1-23　戴牙后 1 年复查根尖片示上部修复体就位良好，种植体周无明显骨吸收

　　除了需要注意穿龈轮廓的形态设计，还有什么细节是不容忽视的呢？我们再来看这样一个病例。

　　患者 F_2，女，30 岁，45 缺失行种植单冠修复。戴牙后口内记录示修复体未压迫龈乳头（图 2-1-24）。戴牙后根尖片示穿龈轮廓为平直型（图 2-1-25），但是从𬌗面口内记录可以看到，45 颊侧丰满度不佳（图 2-1-26）。

　　医师回顾模型检查，𬌗面观示 45 修复体的颊侧突度与邻牙明显不协调（图 2-1-27），颊面观示基台的穿龈水平较高，牙冠与基台间过渡不协调（图 2-1-28）。那么，如何对这个修复体进行修改呢？是否可以直接加大牙冠的颊侧突度呢？

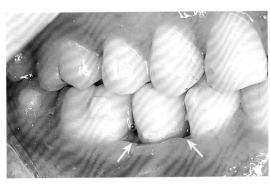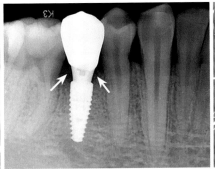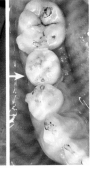

图 2-1-24　45 戴牙后口内颊面观（黄色箭头示近远中龈乳头未受挤压）

图 2-1-25　45 戴牙后根尖片（黄色箭头示穿龈轮廓为平直型，与牙槽骨有一定距离）

图 2-1-26　45 戴牙后口内𬌗面观（黄色箭头示颊侧丰满度不佳）

对种植牙来说，穿龈轮廓的形态由基台和牙冠共同决定，如果仅增加牙冠突度，可能导致基台与牙冠间形成明显倒凹（图2-1-29），造成食物积存，而且整体的穿龈轮廓也无法保持平滑过渡，并不利于远期颊侧丰满度的维持。因此在修复体设计时，建议将基台和牙冠作为整体考虑，选择合理穿龈水平的基台，使基台与牙冠构成的整体穿龈轮廓过渡自然，共同实现对丰满度的调整。

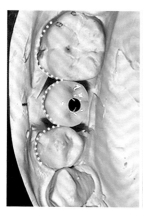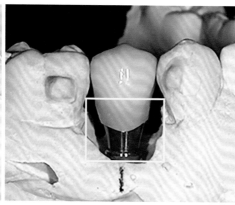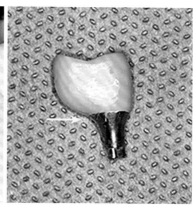

图 2-1-27　模型检查𬌗面观（黄色虚线示 45 修复体的颊侧突度与邻牙明显不协调）

图 2-1-28　模型检查颊面观（黄框示基台穿龈水平较高，牙冠与基台间过渡不协调）

图 2-1-29　仅增大牙冠颊侧突度的修复体（黄色箭头示牙冠与基台间存在明显倒凹，整体穿龈轮廓不自然）

最后，我们对后牙单冠修复体穿龈轮廓的设计要点进行小结，建议：①避免使用过凸的穿龈形态，降低种植体周龈乳头退缩的风险；②基台和牙冠应作为整体考虑，共同构成过渡自然的穿龈轮廓。

三、龈外展隙的设计

患者 G$_2$，男，49 岁，16 缺失行种植单冠修复，戴牙后无明显不适，分别于戴牙后 6 个月、1 年、1.5 年、2 年常规复查。笔者发现，复查口内照示患者 16 近中龈乳头充盈不理想，远中龈乳头充盈尚可；复查根尖片示种植体颈部无明显吸收（图2-1-30）。回顾患者戴牙即刻口内照，16 近远中龈乳头均存在大小类似的"黑三角"（图2-1-31），同一个牙位的近远中龈乳头充盈情况为什么会出现这种显著差异呢？

回顾患者戴牙时的模型检查，我们发现患者 16 牙冠形态过 "方"，即龈外展隙未充分打开，尤其是近中龈乳头，导致龈乳头生长空间不足。后牙的生理解剖邻面接触区在殆 1/3，而该患者 16 牙冠近中邻面接触区位于殆 2/3（图 2-1-32），可能导致食物嵌塞且不利于患者清洁，大大增加日后种植体周疾病的发生率，并且可能进一步导致龈乳头受压萎缩。

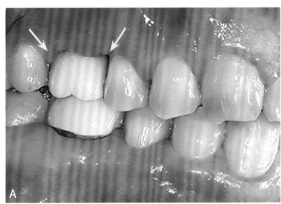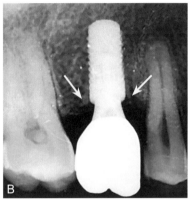

图 2-1-30　16 戴牙后 2 年复查
A. 口内照（黄色箭头示 16 近中龈乳头充盈不理想，远中龈乳头尚可）；B. 根尖片（黄色箭头示种植体颈部无明显吸收）。

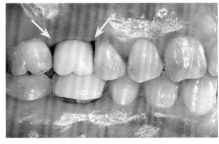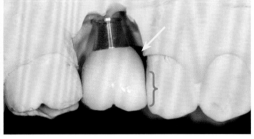

图 2-1-31　16 戴牙即刻口内照（黄色箭头示 16 近远中 "黑三角"）
图 2-1-32　16 模型检查（黄色箭头示 16 近中外展隙过 "方"，蓝色括号示 16 近中邻面接触区位于殆 2/3）

故对于单颗后牙牙冠外展形态的设计，笔者建议打开龈外展隙，恢复与邻牙协调的正常龈外展隙形态，以利于龈乳头的生长及患者清洁。

四、邻接的设计

为了尽量减少戴牙后食物嵌塞的可能，对于缺牙区邻牙有倾斜或邻牙缺隙侧邻面突度过大的情况，应在与患者充分沟通后，对邻牙进行适当调磨，以增加邻面的接触面积，使点接触变为面接触，同时尽量减少三角间隙，从而降低戴牙后出现食物嵌塞的风险（详见《口腔种植的精准二期手术和取模技巧——如何避免模型的毫米级误差》一书的第三章）。

除此之外，还有什么情况可能会导致戴牙后出现食物嵌塞呢？

在第一章第一节中提到的戴牙后出现食物嵌塞的患者 K_1，医师 K_1 在为其行 16 种植修复时，为了减少戴牙后出现食物嵌塞的可能，戴牙时已经将牙冠邻面调整为面接触，但是戴牙后，患者仍抱怨有食物嵌塞。回顾患者戴牙时的口内记录我们发现，患者 15 和 14 之间可见明显间隙，且 15 的咬合接触点位于近中边缘嵴（图 2-1-33），患者咀嚼食物时，15 受到近中向的咬合力（矢量合力），可能导致 15 在咬合接触时出现近中移位，造成 15 与 16 的邻接丧失，进而出现食物嵌塞。

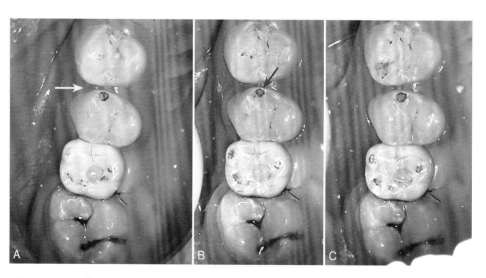

图 2-1-33　16 戴牙时口内𬌗面观

A. 牙尖交错𬌗（黄色箭头示 14 与 15 间可见明显间隙）；B. 前伸𬌗（红色箭头示 15 咬合接触点位于近中边缘嵴）；C. 侧方𬌗。

那么，遇到这种邻牙有明显缝隙的情况，应该怎么处理才能尽量避免食物嵌塞呢？

我们来看另外一个类似的病例。

患者 H$_2$，女，64 岁，24 缺失（图 2-1-34）行种植单冠修复（图 2-1-35）。医师 H$_2$ 注意到患者 22 与 23 之间可见明显间隙，为了避免 23 可能近中移动引起食物嵌塞，在与患者充分沟通后，医师 H$_2$ 在设计 24 牙冠时，近中邻面预留了约 1mm 间隙，以减小修复后出现食物嵌塞的可能，同时加强患者口腔卫生宣教，建议患者使用牙线、牙缝刷、冲牙器等工具清洁牙齿邻面（图 2-1-36）。

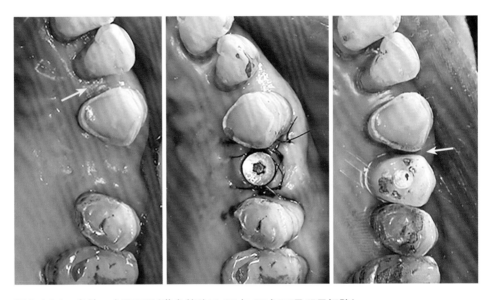

图 2-1-34　术前口内殆面观（黄色箭头示 22 与 23 间可见明显间隙）

图 2-1-35　24 种植体植入后口内殆面观

图 2-1-36　24 戴牙时口内殆面观（黄色箭头示 24 牙冠近中邻面预留了约 1mm 间隙）

正常的邻面接触关系（小面接触，接触区位于殆 1/3 处），不仅可以防止食物嵌塞，有利于患者清洁，还可以维持牙弓的稳定，有利于分散殆力。但当邻牙有明显间隙，所受咬合力有明显侧向分力时，牙在行使咬合功能时可能会出现移位，进而引起食物嵌塞，即戴牙时邻接尚可，但戴牙一段时间后，出现食物嵌塞。

综上所述，笔者针对牙冠邻面的设计，给出如下建议：①邻牙有倾斜、扭转、突度过大的情况时，在与患者充分沟通后，可对邻面进行适当调磨，以增加邻面接触面积；②邻牙有明显间隙时，建议种植修复体也可预留1mm左右缝隙，方便清洁。

五、咬合的设计

患者 I_2，男，50岁，16行种植修复后5年出现牙冠松动脱落，重新粘接5个月后再次出现松动，随后出现基台及中央螺丝折断。**为什么这位患者会反复出现牙冠松动，最后甚至出现基台和中央螺丝折断这么严重的并发症呢？** 通过回顾患者重新粘接后的口内咬合照发现，16重新粘接后为重咬合（图2-1-37），此时基台所受负载过大，可能加速金属疲劳，从而导致基台变形及折裂。医师完整取出折断的基台及中央螺丝（图2-1-38），重新修复16并调整至轻咬合（图2-1-39）。

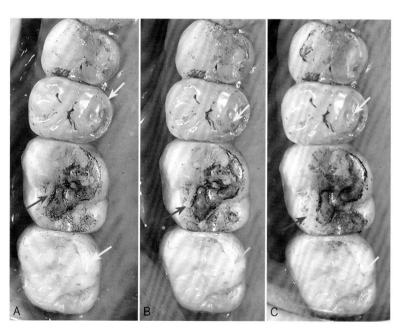

图 2-1-37　16重新粘接后口内𬌗面观
A. 牙尖交错𬌗；B. 前伸𬌗；C. 侧方𬌗（红色箭头示16为重咬合状态，黄色箭头示15、17咬合均较轻）。

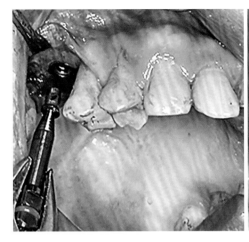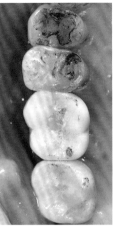

图 2-1-38　完整取出折断的基台及中央螺丝

图 2-1-39　16 重新修复并调整至轻咬合

　　然而，第一章第一节中的患者 J_1，戴牙调𬌗后却出现了相反的现象，戴牙过程中调𬌗过多，导致修复体与对颌牙几乎没有咬合接触，患者诉在使用过程中存在"嚼不烂"的现象。

　　那么，对单颗后牙种植修复来说，咬合调整需要注意些什么呢？

　　在承受咬合力时，由于种植义齿没有牙周膜的缓冲，种植体的动度远小于天然牙。因此，种植修复应当设计为轻咬合，避免咬合力在种植体上的应力集中。有学者建议，首先，在牙尖交错𬌗时，种植修复体应当与对颌牙有 8~30μm 间隙，使轻咬合时咬合力由天然牙承担，重咬时咬合力由种植牙与天然牙共同承担，即种植体"重咬轻接触，轻咬不接触"；其次，种植体与骨的刚性连接界面导致应力分散不均匀，故咬合设计时还应注意合力（矢量合力）方向的控制，尽量减小侧向力。

　　除了咬合力大小及合力（矢量合力）方向的控制，咬合面的形态调整对患者咀嚼功能的恢复也至关重要。

　　患者 J_2，女，56 岁，36 行种植修复，患者戴牙 1 周后同样主诉"嚼不烂"食物。回顾患者戴牙时的口内记录，医师发现患者 36 牙冠𬌗面形态较平，尖窝沟嵴不明显（图 2-1-40）。我们知道，后牙𬌗面牙尖、窝、三角嵴、边缘嵴及斜面等，具有容纳、磨细并限制食物的作用，发育沟则是食物磨细后流向固有口腔或口腔前庭的通道。这些解剖结构对后牙的咀嚼功能至关重要，而本病例中尖窝沟嵴等解剖形态的缺失，可能是患者咀嚼功能恢复不佳、"嚼不烂"食物的主要原因。

故医师 J₂ 对患者的 36 牙冠进行了返厂加工，重新塑形骀面，形成较为清晰的尖窝沟嵴形态（图 2-1-41，图 2-1-42），最终提高了患者的咀嚼效能。

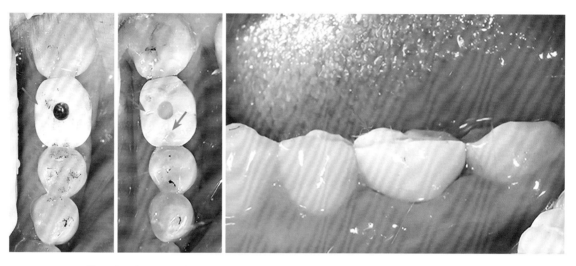

图 2-1-40　36 戴牙时口内骀面观（蓝色箭头示咬合面形态较平, 尖窝点隙沟不明显）

图 2-1-41　36 重新塑形后口内骀面观（蓝色箭头示颊舌沟形态较为清晰）

图 2-1-42　36 重新塑形后口内颊面观（蓝色箭头示尖窝形态较为清晰）

因此，针对单颗后牙修复体的咬合设计，笔者给出如下建议：①咬合力控制原则为重咬轻接触、轻咬不接触，同时注意控制合力（矢量合力）方向，尽量减少侧向力；②在排除咬合干扰的前提下，修复体咬合面应保留适当的尖窝点隙沟形态，以尽量恢复患者的咀嚼功能；③前伸和侧方运动时，后牙应脱离咬合接触（视频 2）。

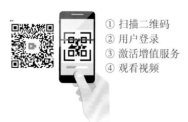

① 扫描二维码
② 用户登录
③ 激活增值服务
④ 观看视频

视频 2　单颗后牙修复体设计原则

第二节 单颗后牙种植修复戴牙的流程

通过第一章第三节的病例，我们已经知道了单颗后牙种植修复的基本戴牙流程，同时，本章第一节也介绍了单颗后牙种植修复的设计原则，那么在临床中进行单颗后牙种植修复戴牙操作时，还需要注意哪些细节呢？下面我们通过一些病例来具体讨论。

一、粘接固位种植修复戴牙

单颗后牙的种植修复通常有粘接固位和螺丝固位两种方式，其中粘接固位操作相对简便，临床应用广泛，我们先来讨论此种方式的戴牙流程。

（一）模型检查

在预约患者戴牙前，应提前完成模型的检查工作。如果检查模型时发现误差，应及时与技师沟通修改，避免患者就诊时无法戴牙。

笔者推荐的模型检查流程如下（按照由根方至冠方的顺序）。

1. 基台各面粘接高度　应≥5mm，且检查正颊侧是否已进行标记。

2. 瓷层空间　基台与对颌牙之间至少有0.7mm空间容纳氧化锆全瓷瓷层。

3. 牙冠固位力 基台具有一定的抗修复体旋转作用，牙冠不能在基台上出现明显相对旋转。

4. 修复体完整性、外形及边缘密合性 即修复体与基台边缘、基台与替代体连接是否密合。

5. 修复体与对颌牙之间咬合 检查咬合是否紧密，邻接是否良好。

模型检查是戴牙流程的第一个关键步骤，若未仔细进行模型检查，会出现什么问题呢？我们来看这样一个病例。

患者 K₂，男，38 岁，16 拟行单颗后牙种植修复。医师 K₂ 在进行戴牙调𬌗时出现了修复体中央窝处崩瓷（图 2-2-1），是什么原因导致这种现象呢？医师按照上述原则回顾模型检查，发现：①基台与对颌牙之间修复间隙较小（图 2-2-2），没有足够容纳修复体瓷层的空间。②医师在戴牙操作时，未在口内就位基台后再次检查基台与对颌牙的间隙大小。③医师在调𬌗较多时没有对反复调磨处的牙冠厚度进行测量，仅一味进行调𬌗，最终导致牙冠崩瓷。随后，医师 K₂ 在高年资医师的指导下，重新在口内试戴基台，在粘接高度≥5mm 的前提下，适当调磨基台高度，增加修复空间（图 2-2-3）。

重新戴牙前，医师按照上述顺序和原则再次仔细进行了模型检查（图 2-2-4~图 2-2-7），最终完成了戴牙（图 2-2-8，图 2-2-9）。

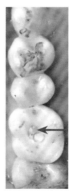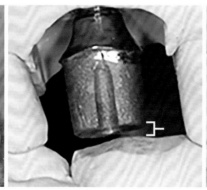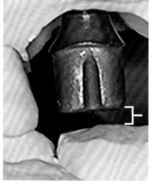

图 2-2-1 16 调𬌗后𬌗面观（红色箭头示 16 修复体中央窝处崩瓷）

图 2-2-2 修复空间检查（黄色方括号示基台与对颌牙间修复空间较小）

图 2-2-3 16 基台调磨后修复空间检查（黄色方括号示 16 基台与对颌牙间修复空间明显增加）

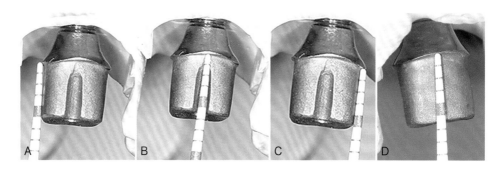

图 2-2-4　16 基台各面粘接高度检查

A. 基台近中粘接高度为 5.5mm；B. 基台颊侧粘接高度为 5.5mm；C. 基台远中粘接高度为 5.0mm；D. 基台腭侧粘接高度为 5.5mm。

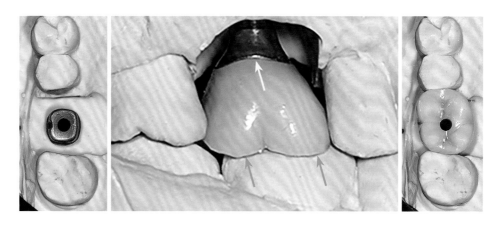

图 2-2-5　16 基台形态检查见基台呈天然牙预备体形态

图 2-2-6　修复体密合性检查（黄色箭头示修复体边缘与基台边缘密合，绿色箭头示修复体与对颌牙咬合紧密）

图 2-2-7　修复体形态检查见修复体外形完整，殆面窝沟点隙清晰

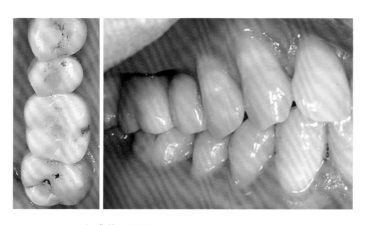

图 2-2-8　16 完成戴牙殆面观

图 2-2-9　16 完成戴牙颊面观

（二）口内检查及戴牙物品准备

在确认模型检查没有误差的情况下，我们可以预约患者复诊戴牙，检查口腔卫生及术区软组织愈合良好后（图2-2-10），进行戴牙的物品准备，包括抛光及调磨器械、牙科低速涡轮手机、牙科高速涡轮手机、封孔材料、相应种植系统的螺丝刀及扭矩扳手、树脂、咬合纸夹、厚度测量尺、牙线、12μm红色咬合纸、40μm咬合纸、100μm蓝色及红色咬合纸、光固化灯（图2-2-11），以及检查后的种植模型、基台、牙冠等。

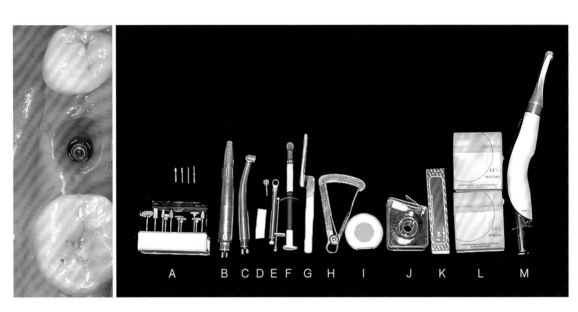

图 2-2-10 口内检查见术区软组织无红肿，牙龈袖口健康

图 2-2-11 戴牙物品准备
A. 抛光及调磨器械；B. 牙科低速涡轮手机；C. 牙科高速涡轮手机；D. 封孔材料；E. 相应种植系统的螺丝刀及扭矩扳手；F. 树脂；G. 咬合纸夹；H. 厚度测量尺；I. 牙线；J. 12μm红色咬合纸；K. 40μm咬合纸；L. 100μm蓝色及红色咬合纸；M. 光固化灯。

至此戴牙前的准备工作已经完成，下面可以开始正式戴牙临床操作，我们将按步骤进行介绍和讨论。

（三）基台就位

首先进行的是基台就位，使用相应种植系统的螺丝刀取下愈合基台，用生理盐水冲洗牙龈袖口（图2-2-12）。

基台在口外消毒后，于口内就位，根据基台正颊侧标记就位基台（图2-2-13）。基台-种植体连接处存在抗旋结构，轻轻旋转基台就位，若标记正对颊侧，说明水平向关系转移准确无误。若基台完全就位后发现标记未正对颊侧，则说明种植体在模型中的位置与实际位置不一致，水平向关系转移出现误差，应重新取模。

此外，也可以利用树脂key辅助检查。在种植模型上，当基台完全就位，树脂key与基台边缘密合时，树脂key与邻牙牙尖也会完全密合（图2-2-14）。因此，当我们在口内就位基台时，可通过检查树脂key与邻牙牙尖是否密合，辅助判断基台是否完全就位（图2-2-15）。

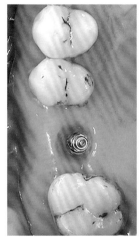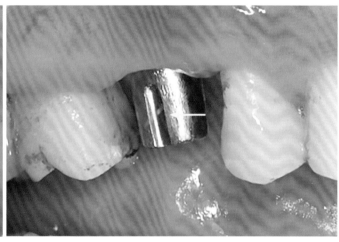

图 2-2-12　取下愈合基台，检查并充分清洁牙龈袖口

图 2-2-13　根据正颊侧标记就位基台（黄色箭头示基台标记正对颊侧）

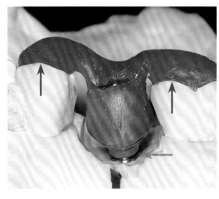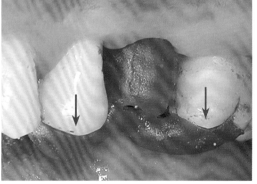

图 2-2-14　模型检查（蓝色箭头示基台完全就位，与替代体间密合无缝隙；绿色箭头示树脂key与基台边缘密合；红色箭头示树脂key与邻牙牙尖密合）

图 2-2-15　基台口内就位，利用树脂key验证基台是否完全就位（红色箭头示树脂key与邻牙牙尖密合）

那么，在基台就位，旋紧中央螺丝的过程中，可能出现哪些误差呢？又该如何判断和处理呢？我们来看这样一个病例。

患者 L_2，男，28 岁，37 种植体植入后 4 个月余进行了二期手术。二期手术前 CBCT 显示种植体骨结合良好，冠方有多余骨覆盖（图 2-2-16），术中医师 L_2 翻瓣去骨暴露覆盖螺丝（图 2-2-17，图 2-2-18），更换为愈合基台。

戴牙时，在就位基台旋紧中央螺丝的过程中，医师 L_2 感觉阻力逐渐增大，等待片刻后，阻力仍无法消除，结合二期手术时的 CBCT（图 2-2-16），医师初步判断可能仍存在骨阻力，于是再次进行翻瓣去骨（图 2-2-19）。去骨后，牙冠及基台顺利就位，根尖片显示基台和牙冠完全就位（图 2-2-20）。

对比图 2-2-18 和图 2-2-19，不难发现，医师 L_2 二期手术去骨时仅暴露了覆盖螺丝，而种植体颈部仍有多余的骨未完全去除。因此，笔者建议，为了不影响戴牙时上部修复体的就位，在二期手术时，应注意去除种植体颈部多余的骨，直至种植体平台完全暴露。

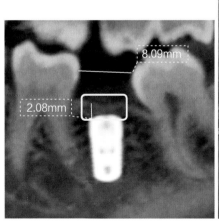
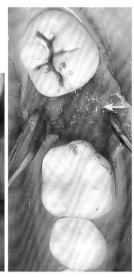
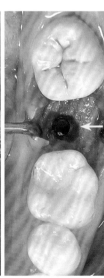
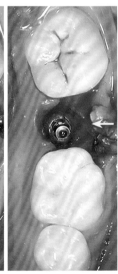

图 2-2-16　二期术前 CBCT 示 37 种植体骨结合良好（黄框示种植体冠方有多余骨覆盖）

图 2-2-17　二期术中翻瓣（黄色箭头示覆盖螺丝完全被骨覆盖）

图 2-2-18　二期术中去骨（黄色箭头示种植体平台周围仍有骨阻力）

图 2-2-19　戴牙时再次翻瓣去骨（黄色箭头示扩大去骨范围,种植体平台完全暴露）

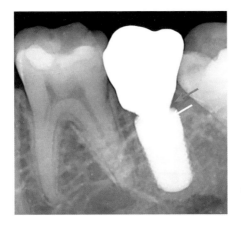

图 2-2-20　根尖片示基台及牙冠完全就位（黄色箭头示基台与种植体间密合无缝隙，蓝色箭头示修复体与基台间密合无缝隙）

　　此处，有部分种植系统配备了专门的种植体周骨阻力去除工具：骨磨及引导杆（图 2-2-21）。将引导杆与种植体连接以保护种植体内连接，再将骨磨套至引导杆上方（图 2-2-22），即可磨除种植体平台周围多余的骨组织（图 2-2-23）。去骨后，我们可以尝试就位对应系统最低穿龈的愈合基台，以确保种植体平台周围的骨阻力被完全去除。

　　在基台就位旋紧中央螺丝的过程中，除了上述病例中出现的骨阻力，还有可能受到软组织的阻挡而无法完全就位，那么如何检查并解除相应的阻力呢？笔者对检查及去除骨组织/软组织阻力的方式进行了总结，具体见表 2-2-1。

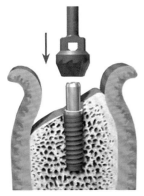
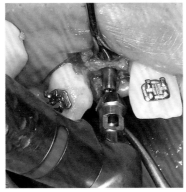
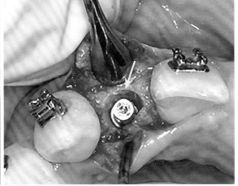

图 2-2-21　骨磨及引导杆

图 2-2-22　连接种植体与引导杆，再将骨磨套至引导杆冠方

图 2-2-23　骨磨去骨后𬌗面观（黄色箭头示种植体平台周围多余骨组织被完全去除）

表 2-2-1　检查及去除骨组织/软组织阻力的方式

	骨组织阻力	软组织阻力
检查方法	1. 分析二期手术根尖片或 CBCT，检查愈合基台是否就位，种植体颈部是否存在多余的骨组织 2. 旋紧过程中患者疼痛感明显，说明存在来自软硬组织的阻力 3. 在基台就位后等待片刻（通常 30s 以上），若还能再次用手拧紧，中央螺丝可以进一步轻微旋入，说明存在软硬组织阻力	同"骨组织阻力"
去除方法	通过根尖片或 CBCT 检查确定骨阻力存在的位置后，局麻下翻瓣暴露多余的骨组织，使用专用骨磨、刮匙或球钻去除	1. 若软组织阻力较小，可等待片刻后重新旋紧，直到软组织阻力消除 2. 若软组织阻力较大，可在局部浸润麻醉下行"十"字或"米"字切口松解软组织，解除软组织阻力，注意切口长度不应到达非角化黏膜，并保证牙冠周围至少有 2mm 的角化黏膜，此外，还应注意使切口具有一定的深度（到达骨膜），便于牙冠推开黏膜

（四）试戴牙冠

　　尽管在基台试戴时已去除了阻挡基台就位的骨组织/软组织阻力，但是在取下愈合基台后，牙龈袖口可能发生塌陷，并且为了获得牙龈袖口软组织与牙冠的紧密贴合，修复体颈部直径通常大于牙龈袖口，可能导致在牙冠就位时仍会受到来自软组织的阻力。

　　此外，为避免戴牙后出现邻接丧失，修复体在最初制作完成时邻接可能相对较紧，牙冠就位时可能会受到邻牙阻力。综上所述，在试戴牙冠过程中，牙冠可能受到来自软组织和/或邻牙的阻力，那么我们该如何判断并去除对应的阻力呢？

　　对于牙冠就位时来自邻牙的阻力，笔者建议可使用牙线检查，在助手辅助固定牙冠后，如果发现牙线拉丝，说明邻接较紧，可以使用 40μm 咬合纸判断阻挡牙冠就位的近远中邻面高点，通过调磨修复体的这些高点来解除阻力，期间应注意少量多次调磨，反复使用牙线检查，直至达到理想邻接状态。理想邻接状态下，牙线应有阻力且不拉丝地通过（图 2-2-24，图 2-2-25）。

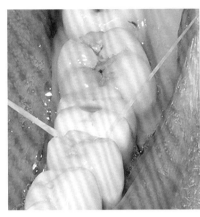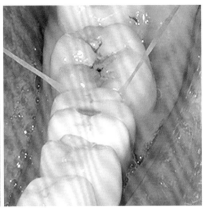

图 2-2-24　近中邻接良好,单股牙线有阻力通过且不拉丝

图 2-2-25　远中邻接良好,单股牙线有阻力通过且不拉丝

那么,对于牙冠就位时遇到的软组织阻力,又该如何判断和解除呢?我们来看这样一个病例。

患者 M_2,女,45 岁,47 行牙种植术后 4 个月余。医师 M_2 在取模时发现部分愈合基台被周围软组织覆盖(图 2-2-26),该医师在取模后更换了更高的穿龈愈合基台进行矫正,但在远中仍有部分龈瓣覆盖(图 2-2-27)。

戴牙时,医师 M_2 先顺利就位了基台,但在就位牙冠时,47 远中软组织明显发白,患者自觉较疼痛,牙冠无法被动就位,用力按压牙冠,牙冠可出现下沉。结合远中软组织覆盖情况,医师 M_2 判断 47 远中有软组织阻力,遂在局部浸润麻醉下行 47 远中单侧“米”字切口(图 2-2-28)。那么“米”字切口的具体操作要点是什么呢?

“米”字切口的长度应在角化黏膜范围内,保证牙冠周围至少有 2mm 的角化黏膜。此外,还应注意切口应具有一定深度,可结合刮匙或骨膜剥离子进行小范围翻瓣,便于牙冠就位后可以完全推开软组织。

完成远中“米”字切口后,再次就位牙冠,从𬌗方可观察到连续光滑的肩台,肩台上方无软组织(图 2-2-28)。最后医师 M_2 顺利完成了戴牙(图 2-2-29),根尖片显示基台与牙冠完全就位(图 2-2-30)。

综上所述,在牙冠就位过程中可能遇到软组织和/或邻牙阻力。笔者对检查及去除软组织/邻牙阻力的方式进行了总结,具体见表 2-2-2。

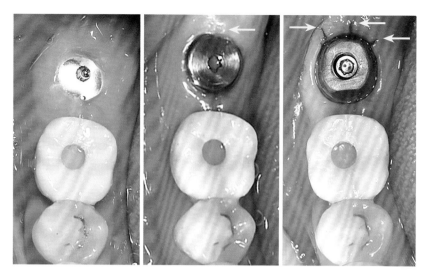

图 2-2-26　取模时软组织覆盖部分愈合基台

图 2-2-27　更换高穿龈愈合基台（黄色箭头示愈合基台远中仍有部分软组织覆盖）

图 2-2-28　"米"字切口𬌗面观可见连续光滑的肩台边缘（黄色箭头示远中单侧"米"字切口）

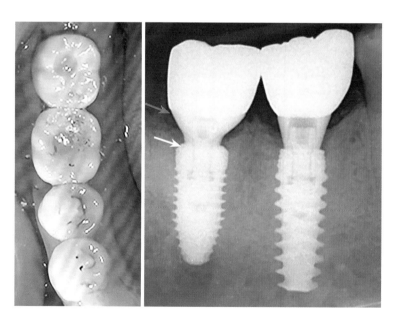

图 2-2-29　完成戴牙

图 2-2-30　根尖片示基台及修复体完全就位（黄色箭头示基台与种植体间密合无缝隙，蓝色箭头示修复体与基台间密合无缝隙）

表 2-2-2　检查及去除软组织/邻牙阻力的方式

	软组织阻力	邻牙阻力
检查方法	1. 患者出现明显的挤压不适，甚至疼痛 2. 口内见软组织受挤压明显发白 3. 用力按压修复体，修复体可出现下沉 4. 按压并取下修复体后，通过口镜或反光板立即从殆方观察，可在基台肩台处见到部分软组织，而非光滑的肩台	1. 患者可明显感到近远中邻牙受到较大的推力 2. 口内咬合纸检查修复体邻接面，可见明显的邻接高点 3. 牙线无法自邻间隙顺利通过，出现拉丝
去除方法	1. 口内观察软组织受挤压处所对应的修复体颈部，用记号笔标记后，口外调磨修复体颈部，减少对软组织的挤压 2. 局部浸润麻醉下，行"十"字或"米"字切口松解软组织	使用 40μm 咬合纸指示，然后调磨修复体近远中邻面高点

（五）根尖片辅助检查

当去除所有阻力，口内检查确定基台和牙冠完全就位后，笔者建议利用临时粘接水门汀对牙冠进行临时粘接，通过根尖片辅助确定基台和牙冠是否完全就位。

那么，对于根尖片辅助检查，需要观察哪些方面呢？我们需要观察牙冠与基台之间、基台与种植体之间有无间隙，确认各部分之间紧密连接，以保证基台及牙冠完全就位（图 2-2-31）。如果根尖片显示基台及牙冠未完全就位（图2-2-32），医师需要重新检查分析阻力来源，进行对应处理，直至根尖片显示牙冠与基台、基台与种植体之间密合无间隙。

（六）调磨咬合

在确认基台及牙冠已准确就位后，即可进行调殆操作。正如本章第一节中提到的，如咬合过重，基台所受负载过大，会加速金属疲劳，可能造成基台变形折裂等机械并发症；如咬合过轻，则患者可能会出现"嚼不烂"食物的现象。

那么种植单颗后牙的咬合应调整到什么状态呢？笔者建议，种植修复体在牙尖交错殆时形成"重咬轻接触，轻咬不接触"，在前伸殆和侧方殆时形成"两点接触无干扰"（图 2-2-33~图 2-2-35）。具体标准及操作总结见表 2-2-3。

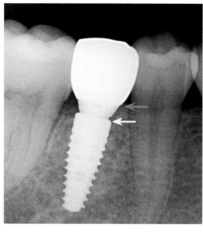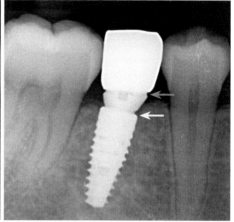

图 2-2-31　临时粘接后根尖片示基台与修复体完全就位（黄色箭头示基台与种植体间密合无缝隙，蓝色箭头示修复体与基台间密合无缝隙）

图 2-2-32　临时粘接后根尖片示基台与修复体未完全就位（黄色箭头示基台与种植体间密合无缝隙，蓝色箭头示修复体与基台间有缝隙）

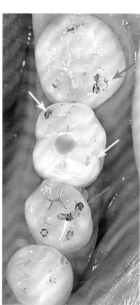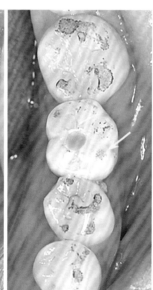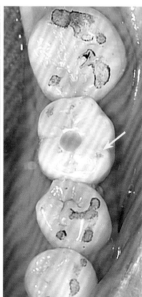

图 2-2-33　牙尖交错𬌗（蓝色箭头示天然牙上均匀分布的蓝色 + 红色咬合印迹，蓝中带红；黄色箭头示种植牙只有均匀分布的蓝色印迹）

图 2-2-34　侧方𬌗（黄色箭头示种植牙上无从红色咬合印迹上延伸出来的蓝色印迹）

图 2-2-35　前伸𬌗（黄色箭头示种植牙上无从红色咬合印迹上延伸出来的蓝色印迹）

表 2-2-3　患者不同咬合运动的咬合要求、调殆方法及表现

	牙尖交错殆	侧方殆	前伸殆
要求	重咬轻接触，轻咬不接触	三点接触（较难达到），种植牙两点接触无干扰	三点接触（较难达到），种植牙两点接触无干扰
调殆方法	双侧同时放咬合纸，先用 100μm 蓝色咬合纸，再用 12μm 红色咬合纸，嘱患者做牙尖交错位咬合	双侧同时放咬合纸，先用 100μm 蓝色咬合纸做侧方咬合，再用 100μm 红色咬合纸做牙尖交错位咬合	双侧同时放咬合纸，先用 100μm 蓝色咬合纸做前伸咬合，再用 100μm 红色咬合纸做牙尖交错位咬合
表现	天然牙上均匀分布的蓝色＋红色咬合印迹，蓝中带红；种植牙上只有均匀分布的蓝色印迹，若有红色印迹应调磨	种植牙上无从红色咬合印迹上延伸出来的蓝色印迹	种植牙上无从红色咬合印迹上延伸出来的蓝色印迹

（七）粘接牙冠、去除粘接剂

完成咬合调整后取下牙冠，对牙冠进行抛光。在调殆及抛光过程中，难免会对基台及牙冠造成二次污染。研究表明，污染的螺纹会导致预负荷减少，反向扭矩降低，增加种植体机械及生物并发症的发生率。有学者建议，依次使用无醛消毒剂、80% 乙醇、蒸馏水，分别超声荡洗 5 分钟，对基台及牙冠进行消毒。

消毒后对牙冠与基台表面进行干燥，进行永久粘接。粘接剂凝固后通过假螺丝固位的螺丝孔松解中央螺丝，在口外彻底去除残留粘接剂（图 2-2-36，图 2-2-37）。

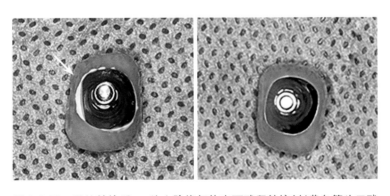

图 2-2-36　最终粘接后，口外去除修复体表面残留粘接剂（黄色箭头示残留粘接剂）

图 2-2-37　残留粘接剂清理后

（八）基台施加扭矩负荷及封孔

彻底清除残留粘接剂后，将基台和牙冠戴回口内，按照对应系统的要求施加相应的扭矩负荷。不同种植系统修复基台的施加扭矩负荷大小、次数、是否敲击固位等要求不同，应严格按照种植体厂家说明进行操作。需要注意的是，有的系统建议一次性施加扭矩负荷到位，因为反复施加扭矩负荷容易造成中央螺丝疲劳，增加机械并发症风险。

随后，用封孔材料覆盖螺丝孔，通过树脂充填封闭牙冠开孔（图 2-2-38）。需要注意的是，封孔后应再次检查口内咬合，避免树脂充填处形成咬合高点。

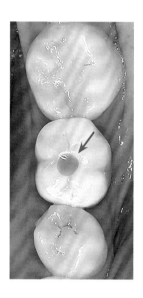

图 2-2-38　红色箭头示树脂封闭牙冠𬌗面开孔

（九）定期复查

建议患者戴牙后 1 个月、3 个月、6 个月、1 年及此后每年进行定期复查，及时发现并处理可能的并发症。笔者建议定期复查的主要内容包括五点。

1. 探诊检查　使用牙周探针，15g 的力量，在颊侧近中、颊侧正中、颊侧远中及舌侧四个位点探诊，注意观察和记录探诊深度及是否有探诊出血（图 2-2-39）。

2. 角化黏膜宽度　使用牙周探针测量种植体牙冠正颊侧龈边缘中点至膜龈联合处的距离。

3. 邻接检查　使用牙线检查，观察牙线是否能有阻力且不拉丝地通过修复体与邻牙间（图 2-2-40，图 2-2-41）。

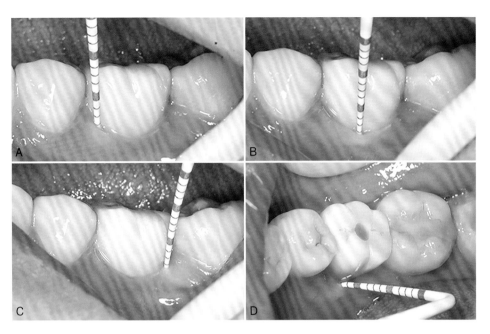

图 2-2-39　探诊检查示无探诊出血,种植体周探诊深度 1~2mm
A. 颊侧近中探诊;B. 颊侧正中探诊;C. 颊侧远中探诊;D. 舌侧探诊。

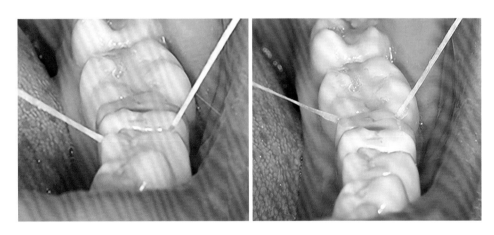

图 2-2-40　近中邻接良好,单股牙线有阻力通过且不拉丝

图 2-2-41　远中邻接良好,单股牙线有阻力通过且不拉丝

　　4. 咬合检查　检查方法同调𬌗,使用咬合纸分别检查种植牙牙尖交错𬌗、侧方𬌗和前伸𬌗时的咬合状态(图 2-2-42~图 2-2-44)。

　　5. 影像学检查　笔者建议拍摄平行投照根尖片,以确定种植体边缘骨改建、上部修复体就位情况等(图 2-2-45)。

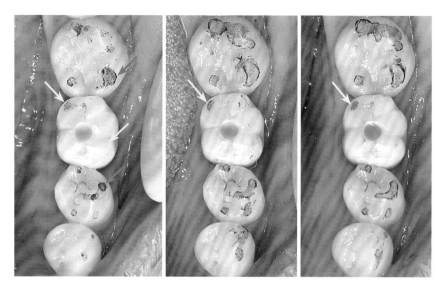

图 2-2-42 牙尖交错𬌗(蓝色箭头示天然牙上均匀分布的蓝色 + 红色咬合印迹,蓝中带红;黄色箭头示种植牙上只有均匀分布的蓝色印迹)

图 2-2-43 侧方𬌗(黄色箭头示种植牙上无从红色咬合印迹上延伸出来的蓝色印迹)

图 2-2-44 前伸𬌗(黄色箭头示种植牙上无从红色咬合印迹上延伸出来的蓝色印迹)

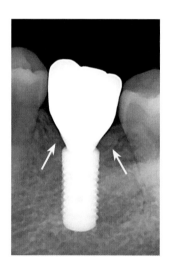

图 2-2-45 复查时根尖片(黄色箭头示种植体周无明显骨吸收)

二、螺丝固位种植修复戴牙

了解单颗后牙粘接固位种植修复戴牙的流程后，下面我们来介绍单颗后牙螺丝固位种植修复的戴牙程序。单颗后牙螺丝固位修复体通常为种植基台一体化冠（图 2-2-46），由于前期准备步骤与粘接固位修复体戴牙基本相同，因此本部分将从修复体就位开始介绍。

患者 N_2，女，50 岁，46 缺失。医师 N_2 选择采用螺丝固位基台的方式进行最终修复，具体流程如下。

1. 将种植基台一体化冠在口内就位，使用牙线检查，观察牙线是否能有阻力且不拉丝地通过修复体与邻牙间（图 2-2-47，图 2-2-48）。若存在软硬组织阻力或邻接过紧，会出现修复体螺丝无法旋紧或仅旋转 1~2 圈就无法继续旋紧的情况，其判断方法与粘接固位修复体类似。此时应分析阻力来源，去除对应的软硬组织阻力，方法同粘接固位修复体。需要注意的是，在完全就位之前，不可以最大扭矩拧紧修复体螺丝。

2. 利用根尖片辅助检查一体化冠完全就位后（图 2-2-49），根据粘接固位修复所阐述的原则进行调𬌗（图 2-2-50~图 2-2-52）。

3. 调𬌗完成后，严格根据不同种植体系统的要求对修复体的中央螺丝施加扭矩负荷（图 2-2-53），用封孔材料封闭中央螺丝孔后，再用树脂封闭牙冠开孔。

4. 同样嘱患者戴牙后 1 个月、3 个月、6 个月、1 年及此后每年进行定期复诊（视频 3）。

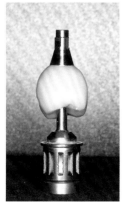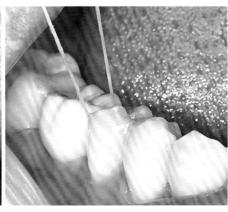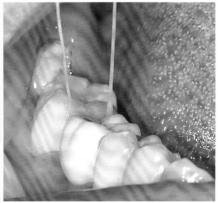

图 2-2-46　修复体-基台一体化冠

图 2-2-47　近中邻接良好,单股牙线有阻力通过且不拉丝

图 2-2-48　远中邻接良好,单股牙线有阻力通过且不拉丝

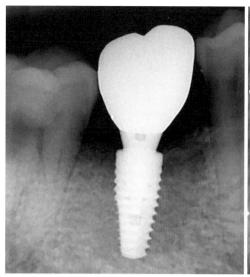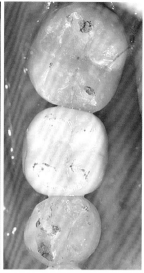

图 2-2-49 　根尖片示修复体-基台一体化冠完全就位

图 2-2-50 　牙尖交错𬌗
天然牙上均匀分布的蓝色＋红色咬合印迹,蓝中带红;种植牙上只有均匀分布的蓝色印迹。

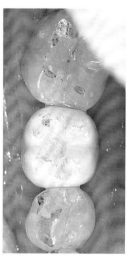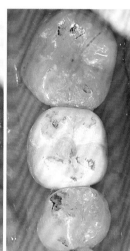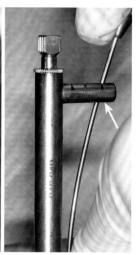

图 2-2-51 　侧方𬌗
种植牙冠上无从红色咬合印迹上延伸出来的蓝色印迹。

图 2-2-52 　前伸𬌗
种植牙冠上无从红色咬合印迹上延伸出来的蓝色印迹。

图 2-2-53 　基台施加扭矩负荷(黄色箭头示施加扭矩负荷 35N·cm)

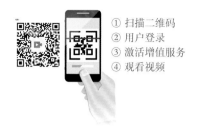

① 扫描二维码
② 用户登录
③ 激活增值服务
④ 观看视频

视频 3　单颗后牙戴牙流程

附表:单颗后牙种植修复戴牙准备确认表

检查要求	落实标准	检查结果
模型检查 （从根方到冠方顺序）	1. 基台各面粘接高度　应≥5mm，且正颊侧已进行标记	☐
	2. 瓷层空间　基台与对颌牙之间至少有 0.7mm 空间容纳氧化锆全瓷瓷层	☐
	3. 牙冠固位力　基台具有一定的抗修复体旋转作用，牙冠不能在基台上出现明显相对旋转	☐
	4. 修复体完整性、外形及边缘密合性　即修复体与基台边缘、基台与替代体连接密合	☐
	5. 修复体与对颌牙之间咬合　咬合紧密，邻接良好	☐
口内检查及戴牙物品准备	1. 取下愈合基台后生理盐水冲洗	☐
	2. 检查口腔卫生状况、邻牙及牙周情况	☐
	3. 戴牙物品准备齐全	☐
戴牙步骤	1. 基台就位试戴牙冠	
	（1）基台就位，利用就位树脂 key 辅助检查	☐
	（2）检查、去除戴牙阻力	☐
	（3）修复体就位后，用探针检查牙冠-基台密合性	☐
	（4）牙线检查邻接是否合适：有阻力地通过且不拉丝	☐
	2. 根尖片辅助检查	
	（1）临时粘接牙冠	☐
	（2）根尖片辅助检查基台、牙冠就位	☐
	3. 调磨咬合	
	（1）牙尖交错𬌗时形成"重咬轻接触，轻咬不接触"	☐
	（2）侧方𬌗、前伸𬌗时无干扰	☐
	4. 粘接牙冠	
	（1）粘接前抛光、清洁、消毒、干燥	☐
	（2）粘接剂硬固后，松解中央螺丝，口外去除粘接剂后，口内复位基台施加扭矩负荷	☐
	（3）封孔材料封闭螺丝孔	☐
	（4）再次检查咬合	☐

第三章

连续多颗后牙种植
修复体设计与戴牙
及其常见问题
与防范

在前面的章节中，我们详细介绍了单颗后牙缺失的种植修复体设计与戴牙流程，相较单颗后牙修复而言，连续多颗后牙的戴牙操作相对更复杂，面临的问题更多样化。**那么在实际的临床操作中，初学者会遇到什么样的问题，又该如何解决这些问题呢？**

第一节 连续多颗后牙修复体的设计原则

一、共同就位道的获取和确认

由于连续多颗后牙缺失常常需要进行联冠或桥体修复，因此各种植体上部修复结构之间的共同就位道显得尤为重要，共同就位道误差也是连续多颗后牙缺失戴牙过程中常见的误差之一。

下面我们来看一个病例。

患者 A_3，男，51岁，46、47缺失半年。医师 A_3 于46、47牙位分别植入1颗种植体，拟行46、47种植体支持的联冠修复。种植术后4个月余，CBCT及口内检查显示2颗种植体均达到修复要求，医师 A_3 随即为该患者进行二期手术，并按照标准流程进行开窗式取模（图3-1-1，图3-1-2）。

2周后，医师 A_3 直接为患者试戴最终基台及联冠修复体。那么，**医师 A_3 在试戴过程中可能会出现什么问题呢？**

医师 A_3 将基台在口内完全就位，调整邻接后临时粘接牙冠拍摄根尖片，可见46、47基台完全就位，46牙冠近中存在缝隙。医师 A_3 追溯模型检查，可见牙冠在模型上就位良好，边缘密合（图3-1-3，图3-1-4）。因此，医师 A_3 初步推断误差为46、47种植体位置转移不准确，导致上部牙冠共同就位道不良。

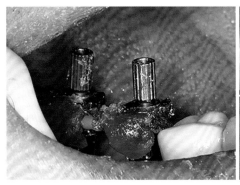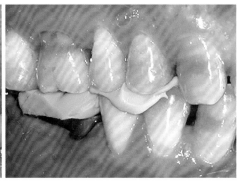

图 3-1-1　开窗式转移体刚性连接

图 3-1-2　制取咬合记录

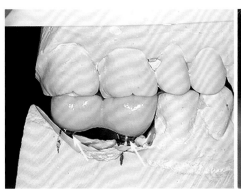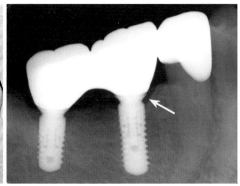

图 3-1-3　模型检查（黄色箭头示修复体与基台间密合无缝隙）

图 3-1-4　戴牙时根尖片示牙冠未就位（黄色箭头示修复体与基台间存在间隙）

　　那么造成这种误差的原因是什么？临床中应该如何操作，以尽可能减少这类问题的发生呢？

　　多颗种植体支持的联冠/固定桥修复相较单冠修复而言，对模型精准度要求更高，临床上常常采用开窗式印模的方式提高印模精确性。然而，开窗式印模操作流程较非开窗式印模更复杂，在就位托盘、取出托盘等过程均可能出现误差，从而导致修复体无法实现被动就位。因此，笔者建议在制作最终牙冠前，应先进行基台校正，在基台试戴过程中进一步验证模型精确度，提高最终修复体制作的精确性。

　　那么，基台校正的具体操作是怎样的呢？

患者 B$_3$，男，45 岁，16、17 缺失。已完成种植体植入、二期手术和取模操作，口内检查见软组织状况良好，无明显红肿（图 3-1-5）。

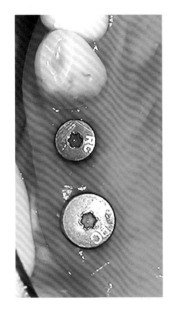

图 3-1-5　口内检查见术区软组织无红肿

现行基台校正，具体操作如下。

1. 模型检查　医师 B$_3$ 先从根方至冠方对模型进行检查。

（1）基台各面粘接高度应≥5mm，且在正颊侧进行标记（图 3-1-6，图 3-1-7）。

（2）基台与对颌牙之间至少有 0.7mm 空间容纳氧化锆全瓷瓷层。

（3）基台具有一定的抗修复体旋转作用。

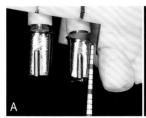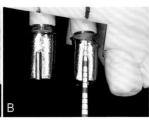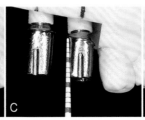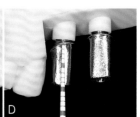

图 3-1-6　16 基台各面粘接高度检查
A. 基台近中粘接高度为 6.5mm；B. 基台颊侧粘接高度为 7.5mm；C. 基台远中粘接高度为 8.0mm；D. 基台腭侧粘接高度为 8.5mm。

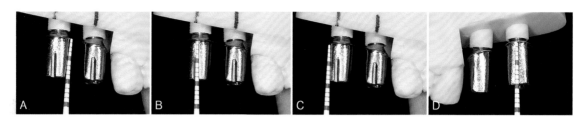

图 3-1-7　17基台各面粘接高度检查

A. 基台近中粘接高度为 8.5mm；B. 基台颊侧粘接高度为 8.5mm；C. 基台远中粘接高度为 8.0mm；D. 基台腭侧粘接高度为 9.0mm。

（4）树脂key与基台边缘及邻牙接触密合无缝隙（图 3-1-8）。一般要求树脂key向邻近天然牙延伸1~3个牙位，以便于在口内判断树脂key的就位情况。

2. 基台就位　取下愈合基台，生理盐水冲洗牙龈袖口，检查牙龈袖口状态良好（图 3-1-9）。口外消毒基台后，根据基台正颊侧标记在口内就位基台（图 3-1-10）。由于基台-种植体连接处存在抗旋结构，因此可轻旋基台至完全就位。若所有基台标记均正对颊侧，则可初步判断水平向关系转移准确无误；若基台就位后发现有标记未正对颊侧，则说明该位点水平向转移出现误差，树脂key可能无法就位。

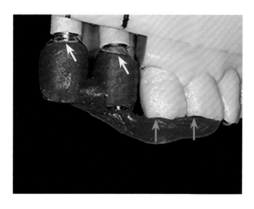

图 3-1-8　模型检查，利用树脂key验证基台是否完全就位

模型检查颊面观（黄色箭头示树脂key与基台边缘密合，绿色箭头示树脂key与邻牙牙尖密合）。

3. 就位树脂 key　从𬌗面被动就位树脂 key，并检查树脂 key 是否与基台边缘、邻近天然牙𬌗面接触区密合（图 3-1-11）。理想情况下，树脂 key 应与上述接触区域均紧密贴合，任何一个位置不密合即表明存在模型误差。

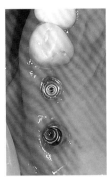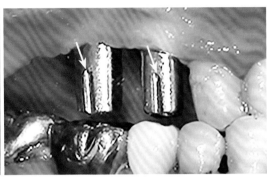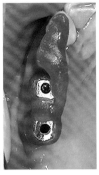

图 3-1-9　取下愈合基台，检查并充分清洁牙龈袖口

图 3-1-10　根据正颊侧标记就位基台（黄色箭头示基台标记正对颊侧）

图 3-1-11　基台口内就位𬌗面观
利用树脂 key 验证基台是否完全就位。

通过以上基台校正方式，能够相对准确、快速地评估模型的准确性，便于后续最终修复体的制作。

那么，在基台校正过程中，若发现模型误差，应该如何操作呢？让我们来看下面这个病例。

患者 C_3，男，62 岁，43—47 缺失半年。医师 C_3 在数字化导板引导下，于 43、45、46 牙位分别植入 1 颗种植体，拟行 43—45 种植体支持的固定桥修复、46 种植体拟行种植支持的单冠修复。二期手术后，医师 C_3 为该患者进行刚性连接的开窗式印模，然而在基台校正时，下颌树脂 key 在口内无法完全就位。那么，为什么该医师按照标准流程进行印模后，仍然会出现这样的问题呢？

回顾患者术前设计及术后种植体的位置，可以看到，由于骨量、修复体位置设计等因素影响，43、45 2 颗种植体的轴向不一致，存在一定角度（图 3-1-12~图 3-1-14）。因此在使用抗旋转移体行开窗式印模时，印模材料可能存在一定变形，从而影响印模精确性，最终导致基台校正时树脂 key 就位困难。

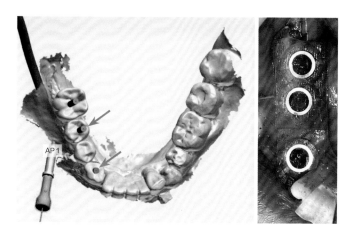

图 3-1-12　种植术前虚拟设计（蓝色箭头示 43、45 种植体轴向不一致）

图 3-1-13　数字化导板引导下种植手术

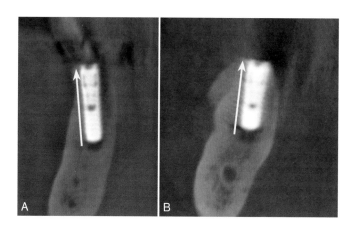

图 3-1-14　种植术后 CBCT 冠状位
A. 43 种植术后 CBCT（黄色箭头示 43 种植体轴向）；B. 45 种植术后 CBCT（黄色箭头示 45 种植体轴向）。

　　若基台校正时发现树脂 key 无法就位，则说明模型存在误差，需要重新制取印模制作修复体。此时，为了尽可能减小种植体角度不一致带来的印模偏差，笔者建议，采用开窗式印模法同时制取两副硅橡胶印模，将两副印模同时交给技师灌模，方便技师完成最终修复体制作后，使用两套下颌模型相互验证（图 3-1-15~图 3-1-17）。若同一修复体在两个下颌模型中均能达到完全就位，则可基本判断印模的准确性。

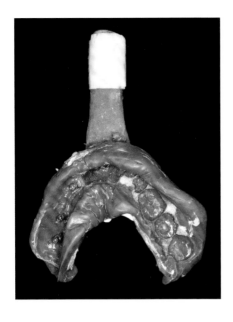

图 3-1-15　转移体刚性
连接后开窗式印模

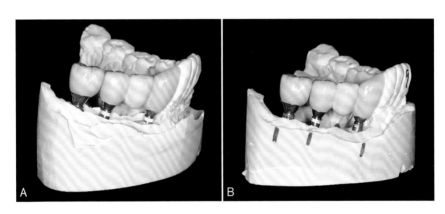

图 3-1-16　最终修复体模型就位情况检查
A. 最终修复体在第一副开窗式印模灌制的模型上被动就位；B. 最终修复体在第二副
开窗式印模灌制的模型上被动就位。

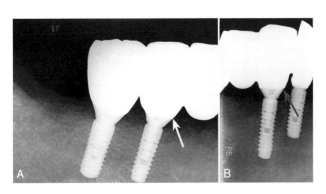

图 3-1-17　戴牙时根尖片
A. 根尖片示 43—45 固定桥
就位（黄色箭头示 45 修复体
与基台间密合无缝隙）；B. 根
尖片示 43—45 固定桥就位
（红色箭头示 43 修复体与基
台间密合无缝隙）。

此外，笔者在《口腔种植的精准二期手术和取模技巧——如何避免模型的毫米级误差》一书的第四章第二节中提到，当种植体轴向之间角度在20°~25°以内时，部分厂家建议使用非抗旋转移体取模，更容易获得共同就位道，理论上可获得更精准的取模效果。与此对应，戴牙时也可选择基台底部无抗旋结构的非抗旋基台，从而获得对种植体之间角度更大的容忍度。

从图3-1-18和图3-1-19中，我们可以看到冠用基台与种植体连接部位具有多边形抗旋结构，常设计为四角、六角、八角形、栓条状等抗旋结构。基台就位于种植体后，与种植体内连接紧密接触，可抵抗旋转外力。而桥用基台底部缺乏抗旋结构，仅通过上部的锥形设计与种植体内壁连接，最终通过拧紧中央螺丝固位最终修复体（图3-1-20，图3-1-21）。非抗旋基台可在一定程度上提高共同就位道的容忍度，以图3-1-20和图3-1-21所示种植系统的非抗旋基台为例，由于其种植体内壁有15°锥形连接界面，因此两个非抗旋基台可容忍2颗种植体之间不超过30°的夹角。

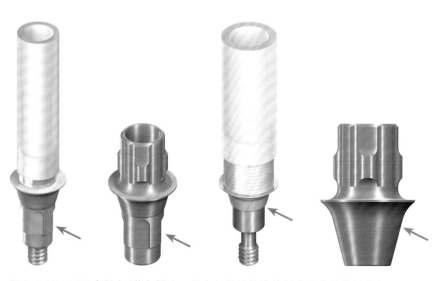

图 3-1-18　冠用金基台（蓝色箭头示基台与种植体连接部位具有抗旋结构）

图 3-1-19　冠用多能基台（蓝色箭头示基台与种植体连接部位具有抗旋结构）

图 3-1-20　联冠/桥用金基台（蓝色箭头示基台与种植体连接部位表面光滑,无抗旋结构）

图 3-1-21　联冠/桥用多能基台（蓝色箭头示基台与种植体连接部位表面光滑,无抗旋结构）

第三章　连续多颗后牙种植修复体设计与戴牙及其常见问题与防范

一些特殊病例，由于重要解剖位置、张口度等多种客观因素的影响，有时仍会出现种植体之间角度偏差较大，超过 20° 的情况。在《口腔种植的精准二期手术和取模技巧——如何避免模型的毫米级误差》一书的第四章第二节中，笔者也建议采用复合基台进行基台水平取模，借助复合基台角度的调整，使连续多颗种植体的上部修复结构重新获得共同就位道。取模后，复合基台上方可采用螺丝固位联冠或固定桥进行修复（图 3-1-22~图 3-1-25）。

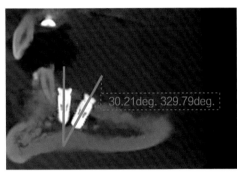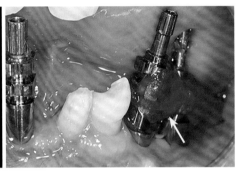

图 3-1-22　CBCT 矢状位示 34、35 2 颗种植体在近远中方向上成约 30° 角

图 3-1-23　树脂夹板刚性连接 34、35 转移体（黄色箭头示树脂夹板）

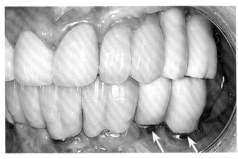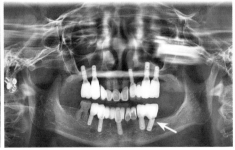

图 3-1-24　戴牙后口内颊面观（黄色箭头示 34、35）

图 3-1-25　戴牙后全口牙位曲面体层片（黄色箭头示 34、35）

二、咬合间隙的确认及咬合记录的再次获取

连续多颗后牙缺失时，上下颌之间接触点较少，上𬌗架时模型容易出现晃动，导致上下颌模型的相对位置不准确。此时，准确获取咬合记录是制作精确修复体的关键。在临床工作中，我们常常会在种植取模同期，采用高穿龈愈合基台或合适高度的闭口转移体制取咬合硅橡胶，以记录患者的咬合关系。那么，这时的咬合记录是否一定准确？直接戴牙可能会出现什么问题呢？让我们来看下一个病例。

患者 D_3，男，38 岁，14—16 缺失。医师 D_3 于 14、16 牙位分别植入 1 颗种植体，拟行 14、16 种植体支持的固定桥修复。种植术后 4 个月左右，CBCT 及口内检查显示 2 颗种植体均达到修复要求，医师 D_3 即为该患者进行二期手术，并按照标准流程进行开窗式取模。为了获取患者的咬合关系，该医师在取模后，在 14、16 种植体位置就位高愈合基台，制取咬合记录（图 3-1-26，图 3-1-27）。

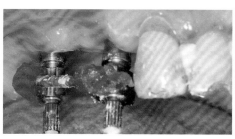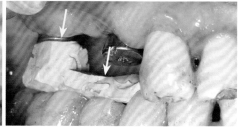

图 3-1-26　开窗式转移体刚性连接

图 3-1-27　制取咬合记录（黄色箭头示咬合硅橡胶）

然而，在基台校正时，该医师发现患者牙尖交错𬌗时基台距离对颌牙功能尖的距离较小，修复间隙不足，需要在制作最终修复体时进行基台的进一步调磨（图 3-1-28）。**那么，为什么会出现这样的问题？我们应当如何解决呢？**

回顾患者 CBCT 及口内照，可以发现，16 种植位点穿龈较深，因此制取咬合记录时，即使换用最高的愈合基台，穿出高度仍然非常有限，此时咬合硅橡胶的就位和复位准确性将受到较大影响（应换用相应的非开窗式转移体进行咬合记录的制取）（图 3-1-29，图 3-1-30）。

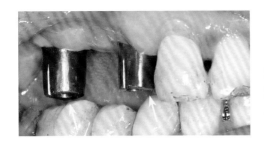

图 3-1-28　基台校正时修复空间检查(黄色箭头示基台与对颌牙间修复空间较小)

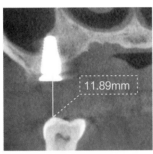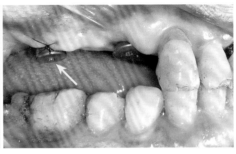

图 3-1-29　16 种植术后 6 个月 CBCT(冠状位测量值示种植体肩台至对颌牙功能尖距离约 12mm)

图 3-1-30　二期术后口内颊面观(黄色箭头示 16 愈合基台高度为 6mm,牙龈穿出高度有限)

　　此外,可以观察到 14 种植体轴向不理想,种植体穿出位置相对偏颊侧,连接愈合基台后,其轴向与对颌牙功能尖错位,所以医师 D₃ 难以取到 14 的咬合记录,最终导致咬合记录不准确(图 3-1-31,图 3-1-32)。

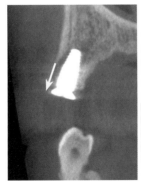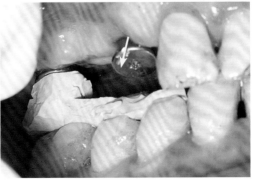

图 3-1-31　14 种植术后 6 个月 CBCT(冠状位黄色箭头示 14 种植体轴向)

图 3-1-32　制取咬合记录(黄色箭头示 14 轴向与对颌牙功能尖错位)

通过上述病例可以发现，当存在穿龈较深、咬合距离较高、种植体轴向与对颌牙功能尖错位等情况时，种植取模同期制取咬合记录的准确性常常会受到影响。此时，**笔者建议在基台校正同期，再次进行咬合记录的制取**。相较于高愈合基台或非开窗式转移体，技师根据初步咬合记录制作的基台与咬合硅橡胶接触的面积更大、距离对颌牙功能尖距离更近，且基台通过个性化磨削后形成的预备体形态，更有利于咬合硅橡胶的就位和复位，可以大大提高咬合记录的准确性（图 3-1-33，图 3-1-34）。

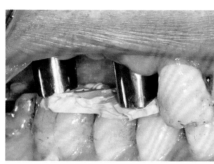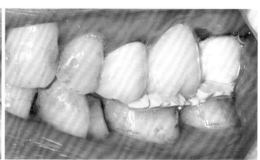

图 3-1-33　咬合硅橡胶修整后口内复位颊面观

图 3-1-34　制取双侧咬合记录

基台校正再次制取咬合记录的要求及原则，基本同印模同期咬合记录的制取。患者 B_3，16、17 缺失，前期已完成种植体植入、二期手术、取模等操作，并已完成基台校正（见本节第一部分内容），现进行咬合记录的制取，具体流程如下。

1. 检查修复距离和患者咬合状况　在完成基台校正后，取下树脂 key，检查口内修复空间是否充足（图 3-1-35）。此外，在咬合记录制取前，医师需要对患者全牙列的咬合状况进行检查，确保在正确、稳定的咬合关系下制取咬合记录。如图 3-1-35 和图 3-1-36 所示，患者 B_3 咬合状况相对稳定，牙尖交错𬌗时双侧后牙为反𬌗。

2. 制取咬合记录　在制取咬合记录之前，应先用封孔材料临时封闭基台螺丝孔，防止咬合硅橡胶材料进入螺丝通道。然后，将咬合硅橡胶注射于患者上颌牙𬌗面，嘱患者慢慢闭口至上下颌牙轻咬。对于后牙游离缺失或咬合不稳定的患者，可以制取双侧后牙区的咬合记录，增加咬合记录的准确性（图 3-1-37）。

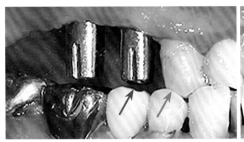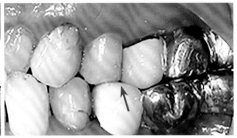

图 3-1-35　基台就位后修复空间检查（红色箭头示基台与对颌牙间修复空间充足，蓝色箭头示患者牙尖交错𬌗时右侧后牙为反𬌗）

图 3-1-36　对侧咬合情况检查（红色箭头示患者牙尖交错𬌗时左侧后牙为反𬌗）

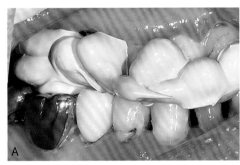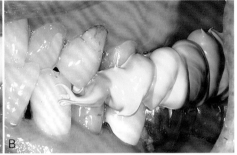

图 3-1-37　将咬合硅橡胶注射于患者上颌牙𬌗面
A. 右侧咬合记录；B. 左侧咬合记录。

　　3. 咬合记录的修整　待咬合硅橡胶硬固后取下，进行口外修整。用刀片进行修整，需要去除与黏膜接触、进入邻牙倒凹区的多余部分，从而消除影响硅橡胶就位的因素。此外，咬合记录上咬穿或即将咬穿的部分也应用刀片轻轻去除（图 3-1-38）。这是由于咬合记录包绕牙冠轴面，可维持水平向咬合运动的稳定。若一定厚度的印模材料衬垫于牙尖斜面之间，则会增加垂直向高度，从而升高咬合，破坏原有颌位关系。

　　4. 口内确认咬合记录就位情况　修整咬合记录后，需要再次戴入口内验证，核对放置咬合记录后的咬合情况是否与患者的真实咬合关系一致，以及咬合硅橡胶是否进入牙冠倒凹、是否接触软组织（图 3-1-39，视频 4）。

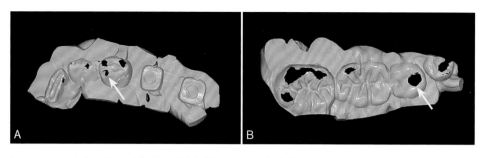

图 3-1-38　咬合记录口外修整后(黄色箭头示已去除咬合记录上咬穿或即将咬穿的部分)
A. 右侧咬合记录；B. 左侧咬合记录。

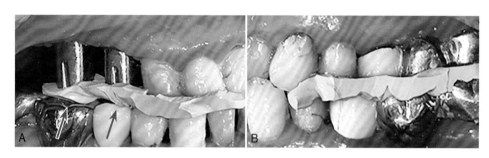

图 3-1-39　咬合记录修整后口内复位颊面观
A. 右侧(红色箭头示由于患者牙尖交错𬌗时后牙为反𬌗,因此 16、17 基台处咬合记录主要与对颌牙舌尖接触);B. 左侧。

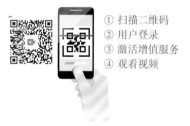

① 扫描二维码
② 用户登录
③ 激活增值服务
④ 观看视频

视频 4　基台校正及咬合记录制取

三、修复体形态设计

如第二章所述，种植体支持的后牙单冠设计需要充分考虑修复体的形态，为种植体周软硬组织的健康及长期稳定性提供保障。同样的，在连续多颗后牙缺失的病例中，联冠及固定桥的修复体形态设计也是临床医师需要注意的关键。让我们先来看下面这个病例。

患者 E_3，女，56 岁，16、17 缺失。医师 E_3 于 16、17 牙位分别植入 1 颗种植体，拟行 16、17 种植体支持的联冠修复。种植术后 4 个月左右，CBCT 及口内检查显示 2 颗种植体均达到修复要求，医师 E_3 按照标准流程进行二期手术、取模，并完成最终修复（图 3-1-40~图 3-1-43）。

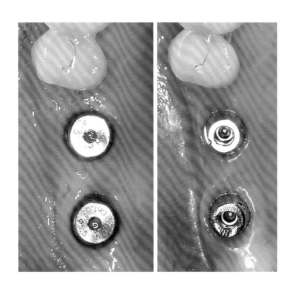

图 3-1-40　口内检查见术区软组织无红肿

图 3-1-41　基台口内就位拾面观

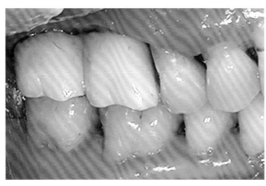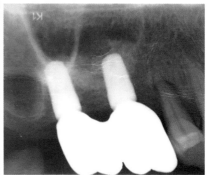

图 3-1-42　最终修复口内颊面观

图 3-1-43　戴牙后根尖片示 16、17 基台及修复体完全就位

　　然而，3 个月后，医师 E_3 为患者行种植体复查时，发现 16、17 种植体周骨高度维持效果尚可，种植体周探诊深度正常，而 17 近中颊侧探诊出血（图 3-1-44，图 3-1-45）。那么，出现这种情况的原因可能是什么呢？

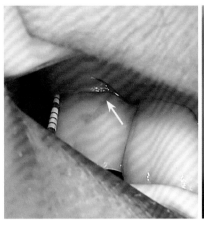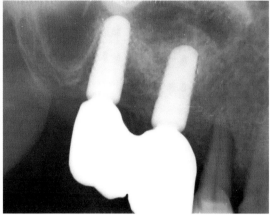

图 3-1-44　16、17 戴牙后 3 个月复查口内颊面观（黄色箭头示 17 颊侧近中探诊出血）

图 3-1-45　16、17 戴牙后 3 个月复查根尖片示 16、17 种植体周无明显骨吸收

　　我们可以看到，患者 E_3 的 16、17 修复体之间龈乳头缺失，在修复时医师 E_3 为了关闭"黑三角"，将 16 远中、17 近中位置的邻接点向龈方移动、龈外展隙向龈方延伸，使之与牙龈接触（图 3-1-46，图 3-1-47）。然而，目前已有文献报道，龈外展隙开放不足并不能解决患者食物嵌塞的问题，反而会显著增加食物嵌塞的概率。同时，龈外展隙的关闭将堵塞患者的自洁通道，限制龈乳头的生长空间，大大增加后续种植体周生物学并发症的风险。

　　因此，笔者建议，与单颗后牙种植固定修复的设计原则相似，在联冠及固定桥修复时，也应尽可能打开龈外展隙，便于患者日常自洁，从而减少种植体周疾病的发生（图 3-1-48，图 3-1-49）。

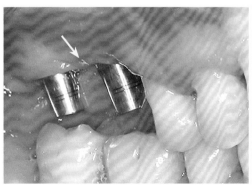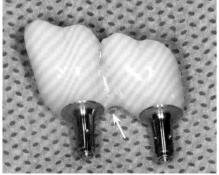

图 3-1-46　基台口内就位颊面观（黄色箭头示 16、17 修复体间龈乳头缺失）

图 3-1-47　16、17 联冠（黄色箭头示 16、17 修复体间龈外展隙未开放）

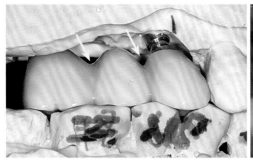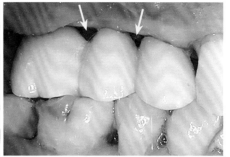

图 3-1-48　15—17 种植体支持式固定桥模型就位（黄色箭头示修复体龈外展隙开放充足）

图 3-1-49　15—17 种植体支持式固定桥口内就位（黄色箭头示修复体龈外展隙开放充足）

对于种植体支持的固定桥，笔者建议桥体部分组织面应高度抛光，曲线圆滑，设计成改良鞍式或卵圆形的形态（图 3-1-50，图 3-1-51）。

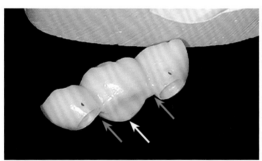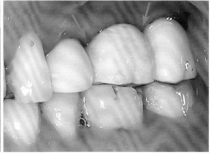

图 3-1-50　25—27 种植体支持式固定桥（黄色箭头示桥体组织面形态为改良鞍式，蓝色箭头示龈外展隙开放不足）

图 3-1-51　25—27 种植体支持式固定桥口内就位（蓝色箭头示龈外展隙调磨后）

除了上述修复体形态设计，在多颗后牙缺失修复中，殆面的设计也值得关注。我们来看下一个病例。

患者 F_3，男，26 岁，16、17 缺失。医师 F_3 于 16、17 牙位分别植入 1 颗种植体，最终行 16、17 种植支持的多颗单冠修复（图 3-1-52，图 3-1-53）。然而，戴牙后 1 周，患者主诉吃韧性食物时 16 咬合痛。医师 F_3 为患者进行口内检查，发现 16 牙冠无松动，叩诊（－），软组织无明显异常，咬合检查无明显高点。那么，究竟是何种原因导致该患者戴牙后短期内出现咬合痛呢？

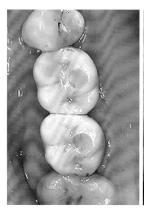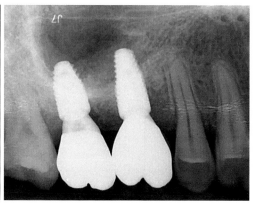

图 3-1-52　完成戴牙

图 3-1-53　根尖片示 16、17 基台及修复体完全就位

　　我们可以看到，16 修复体𬌗面较为低平，点隙窝沟等解剖形态不明显。如第二章第一节所述，发育沟是食物磨细后流向固有口腔或口腔前庭的通道，这一解剖结构的缺失，可能会导致患者"吃韧性食物"时，食物堆积于咬合面无法排溢，继而出现咬合痛的症状（图 3-1-54，图 3-1-55）。

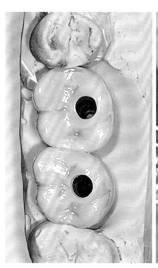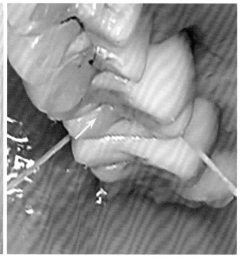

图 3-1-54　模型检查𬌗面观（黄色箭头示 16 修复体𬌗面形态较为低平，点隙窝沟等解剖结构不明显）

图 3-1-55　口内检查𬌗面观（黄色箭头示 16 修复体𬌗面形态较为低平，点隙窝沟等解剖结构不明显）

然而，17修复体秴面形态同样不明显，为什么患者F_3仅出现16的咬合痛呢？仔细观察口内照，可以发现由于17修复体的对颌牙47明显向近中倾斜，17修复体主要通过秴面远中与对颌牙接触，食物可从秴面近中进行排溢（图3-1-56），不易出现进食时食物滞留的问题。

该医师对患者16修复体咬合面进行调磨，加深窝沟形态，打开食物溢出通道。3个月后患者再次随访，诉咬合痛症状已缓解（图3-1-57~图3-1-59）。同样的，17修复体也应进行相应调磨，尽可能恢复牙冠的正常解剖形态。

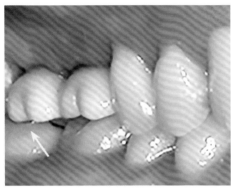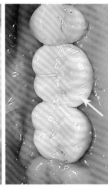

图3-1-56　戴牙后颊面观（黄色箭头示17修复体秴面远中与对颌牙接触）

图3-1-57　16修复体形态调磨后秴面观（黄色箭头示16修复体窝沟形态加深）

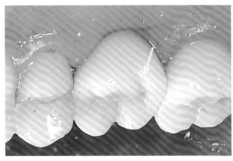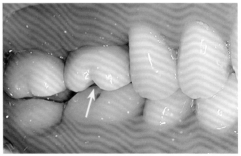

图3-1-58　16修复体形态调磨后腭面观（黄色箭头示16修复体腭沟形态加深）

图3-1-59　16修复体形态调磨后颊面观（黄色箭头示16修复体颊沟形态加深）

因此，针对秴面形态设计，笔者建议做出适当的点隙窝沟等形态，构建食物溢出通道，同时增加咀嚼效率。

第二节 连续多颗后牙种植修复戴牙的流程

一、多颗单冠种植修复戴牙

患者 G_3，男，60 岁，25—27 连续缺失，拟行 25、26 种植体支持的多颗单冠修复，现已进入戴牙环节。

（一）模型检查

类似于单颗后牙缺失的戴牙流程，医师 G3 先按照从根方至冠方的顺序依次对模型进行以下检查。

1. 基台各面粘接高度　应≥5mm，且检查正颊侧是否已进行标记（图 3-2-1，图 3-2-2）。

2. 瓷层空间　基台与对颌牙之间至少有 0.7mm 空间容纳氧化锆全瓷瓷层。

3. 牙冠固位力　基台具有一定的抗修复体旋转作用（图 3-2-3），牙冠不能在基台上出现明显相对旋转。

4. 修复体完整性、外形及边缘密合性　即修复体与基台边缘、基台与替代体连接是否密合（图 3-2-4）。

5. 修复体与对颌牙之间咬合　检查咬合是否紧密，邻接是否良好。

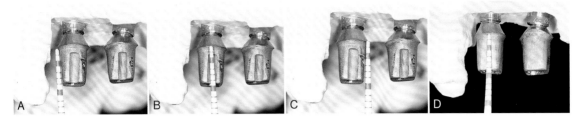

图 3-2-1　25 基台各面粘接高度检查

A. 基台近中粘接高度为 6mm；B. 基台颊侧粘接高度为 7mm；C. 基台远中粘接高度为 7mm；D. 基台腭侧粘接高度为 6mm。

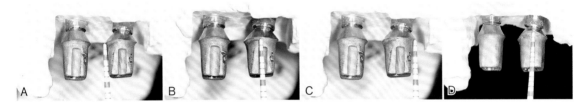

图 3-2-2　26 基台各面粘接高度检查

A. 基台近中粘接高度为 6mm；B. 基台颊侧粘接高度为 6mm；C. 基台远中粘接高度为 6mm；D. 基台腭侧粘接高度为 7mm。

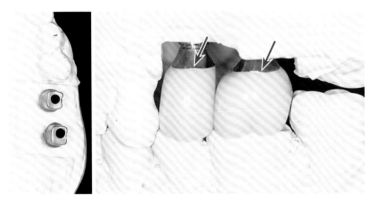

图 3-2-3　25、26 基台形态检查

𬌗面观示基台呈天然牙预备体形态，具有抗旋转的作用。

图 3-2-4　25、26 单冠修复体模型就位，修复体外形良好，与邻牙协调，与基台边缘密合性良好（红色箭头示修复体边缘与基台边缘密合）

（二）口内检查、物品准备

在确认模型无误的情况下预约患者复诊，口内检查见口腔卫生及 25、26 术区软组织状况良好，无明显红肿；进行戴牙物品准备（准备物品与单颗牙冠一致），包括抛光及调磨器械、牙科低速涡轮手机、牙科高速涡轮手机、封孔材料、相应种植系统的螺丝刀及扭矩扳手、树脂、咬合纸夹、厚度测量尺、牙线、12μm 红色咬合纸、40μm 咬合纸、100μm 蓝色及红色咬合纸、光固化灯、种植模型及基台、牙冠（图 3-2-5）。

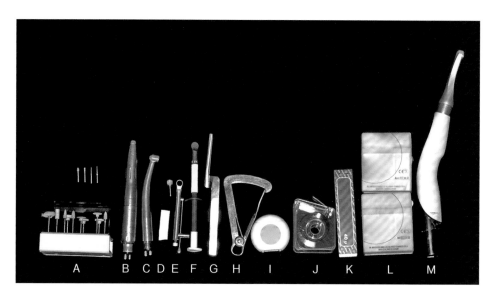

图 3-2-5　戴牙物品准备

A. 抛光及调磨器械;B. 牙科低速涡轮手机;C. 牙科高速涡轮手机;D. 封孔材料;E. 相应种植系统的螺丝刀及扭矩扳手;F. 树脂;G. 咬合纸夹;H. 厚度测量尺;I. 牙线;J. 12μm 红色咬合纸;K. 40μm 咬合纸;L. 100μm 蓝色及红色咬合纸;M. 光固化灯。

（三）基台就位

利用相应种植系统的螺丝刀取下愈合基台,生理盐水冲洗牙龈袖口,按照规范流程消毒基台后,根据基台的正颊侧标记在口内就位基台,利用树脂 key 确认基台就位。

（四）试戴牙冠

确认基台上的标记所在的位置与模型上一致后,我们应该通过以下顺序试戴牙冠。

1. 去除邻牙阻力　在牙冠试戴过程中有时会受到来自邻牙的阻力,此时可借助 40μm 咬合纸判断出阻挡牙冠就位的近远中邻面高点,并通过调磨修复体的这些高点解除阻力。去除阻力的目标:通过牙线检查邻接时,牙线可有阻力地通过且不拉丝。

2. 检查牙冠就位情况　在去除邻牙阻力后可用探针检查牙冠-基台密合性,此时牙冠与基台之间应无明显台阶,探针可顺利划过牙冠与基台连接处,而无卡顿。

那么,对于连续多颗后牙单冠修复,应该按照何种顺序进行牙冠的试戴呢?

对于此类游离端缺失的患者，若戴牙时先就位远中牙冠，则其近远中均无邻牙接触；由于修复体与基台之间存在30~60μm的粘接间隙，牙冠会发生轻微旋转，所以难以准确就位（图3-2-6）；此外，若近中牙冠因邻接过紧而难以就位时，很难判断阻碍近中牙冠就位的阻力是来自近中邻接，还是远中邻接。

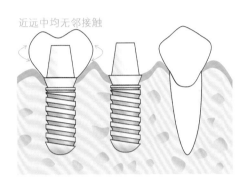

图 3-2-6　连续多颗后牙单冠试戴
若先就位远中修复体，其近远中无邻牙接触，易发生轻微旋转。

因此，临床上对于游离端缺失的患者，通常会先就位近中修复体，当存在阻力而无法就位时，调磨近中接触点即可。在近中修复体完全就位后，再就位远中修复体，此时若出现阻力无法就位，则可根据实际情况选择性调磨近中修复体的远中接触点或远中修复体的近中接触点。

（五）根尖片辅助检查

与单颗牙冠一致，首先通过眼睛直视或探诊初步判断牙冠是否完全就位，并在牙尖交错𬌯下初步判断患者的咬合状况。然后，用临时粘接水门汀对牙冠进行临时粘接，拍摄根尖片，进一步检查牙冠与基台连接处、基台与种植体连接处是否密合无缝隙，从而判断基台、牙冠是否已准确就位（图3-2-7）。此外，笔者建议根尖片辅助检查应尽量采用平行投照技术，避免由于投照角度问题遮挡连接处的缝隙。

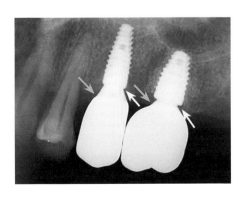

图 3-2-7　根尖片示牙冠及基台完全就位（黄色箭头示基台与种植体间密合无缝隙，绿色箭头示修复体与基台间密合无缝隙）

（六）调磨咬合

在确认基台及牙冠已准确就位后，对修复体进行调𬌗，我们可以看到 G_3 为游离端缺失的患者。那么，对于此类患者，我们是否也根据与单颗后牙调𬌗相一致的原则和要求对其进行调𬌗呢？

根据笔者的分析，此患者 G_3 的左侧游离端缺失较多（缺失 3 个单位及以上），若仍按照"重咬合轻接触，轻咬合不接触"的原则进行调𬌗，则患者左侧后牙区的整体咬合接触将相对于右侧（天然牙侧）更轻。

因此笔者建议，对于游离端缺失 3 个单位及以上的种植体支持的修复体，参考天然牙咬合进行调整，即在牙尖交错𬌗时，双侧同时放咬合纸，依次使用 $100\mu m$、$40\mu m$、$12\mu m$ 厚的咬合纸，嘱患者反复做牙尖交错𬌗轻咬后，调至咬合印迹在后牙区均匀分布（图 3-2-8）；而功能运动时，按照无工作侧、非工作侧咬合干扰和前伸𬌗干扰的调𬌗原则进行调整（图 3-2-9，图 3-2-10）。若牙冠数量较多或为多段修复体，可先就位近中修复体并调𬌗，再就位远中修复体并调𬌗，最后再统一检查。

（七）粘接牙冠、去除粘接剂

后牙单冠修复体一般会在𬌗面开孔，以便于粘接剂的清理。完成咬合调整后，将牙冠及基台取下，进行口外抛光、清洁、消毒、干燥，最后在口内进行永久粘接。待粘接剂凝固后，通过𬌗面开孔处松解中央螺丝，将粘接完成的牙冠及基台一并取下，在口外去除残留粘接剂（图 3-2-11）。

（八）基台施加扭矩负荷、封孔

基台及牙冠完成抛光、清洁及消毒后，在基台抗旋结构和牙冠外形的引导下，将牙冠和基台再就位于口内，并施加扭矩负荷（图 3-2-12，图 3-2-13）。不同种植系统施加扭矩负荷的大小及方式不同，本病例对应种植系统厂家建议施加 $35N\cdot cm$ 的扭矩负荷，且应注意扭矩扳手应一次施加扭矩负荷到位，避免反复施加扭矩负荷导致基台中央螺丝疲劳。随后，用封孔材料覆盖螺丝孔，通过树脂充填封闭牙冠开孔（图 3-2-14），并再次检查口内咬合，避免树脂充填处形成咬合高点。

最后，建议患者戴牙后 1 个月、3 个月、6 个月、1 年及此后每年进行定期复查，及时发现并处理可能的并发症。

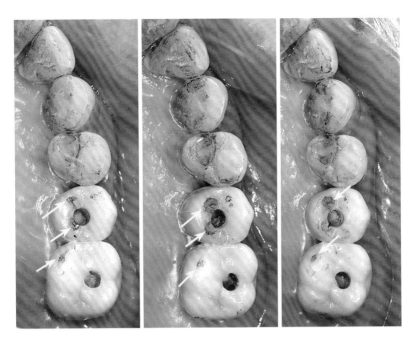

图 3-2-8　牙尖交错𬌗

双侧同时放 100μm、40μm、12μm 咬合纸,调至修复体上均匀分布蓝色 + 红色咬合印迹,蓝中带红(黄色箭头示种植修复体上均匀分布蓝色 + 红色咬合印迹)。

图 3-2-9　侧方𬌗

双侧同时放咬合纸,先 100μm 蓝色咬合纸嘱患者做牙尖交错𬌗及左右侧方咬合,再 100μm 红色咬合纸咬至牙尖交错𬌗,调至种植修复体上无从红色咬合印迹上延伸出来的蓝色印记(黄色箭头示种植修复体上无从红色咬合印迹上延伸出来的蓝色印迹)。

图 3-2-10　前伸𬌗

双侧同时放咬合纸,先 100μm 蓝色咬合纸嘱患者做牙尖交错𬌗及前伸咬合,再 100μm 红色咬合纸咬至牙尖交错𬌗,调至种植修复体上无从红色咬合印迹上延伸出来的蓝色印记(黄色箭头示种植修复体上无从红色咬合印迹上延伸出来的蓝色印迹)。

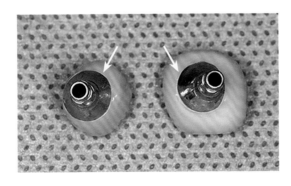

图 3-2-11　口外去除修复体表面残留粘接剂(黄色箭头示 25、26 牙冠与基台表面粘接剂已清理干净)

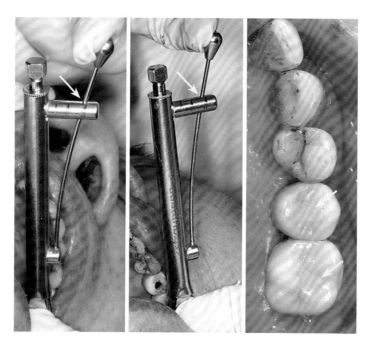

图 3-2-12　25 基台施加扭矩负荷（黄色箭头示施加扭矩负荷 35N·cm）

图 3-2-13　26 基台施加扭矩负荷（黄色箭头示施加扭矩负荷 35N·cm）

图 3-2-14　戴牙完成（黄色箭头示树脂封闭牙冠的殆面开孔）

二、联冠/固定桥种植修复戴牙

前面已经展示了连续后牙缺失行单冠修复的戴牙流程，那么，对于种植体支持的联冠/固定桥修复的病例，戴牙流程又会是怎样的呢？笔者将通过以下病例进行展示。

患者 H₃，女，52 岁，24—27 连续缺失（图 3-2-15）。综合评估患者术区的骨量和经济情况之后，医师 H₃ 计划在 24、26 牙位上植入 2 颗种植体，然后行 24—26 双端固定桥修复，目前已完成基台校正（图 3-2-16），进入戴牙阶段。

（一）模型检查

获得模型后，预约患者戴牙前，医师需要先对模型进行检查。与单颗牙冠的模型检查一致，种植体支持的联冠/固定桥也需要依次从根方至冠方进行检查。

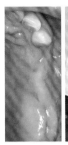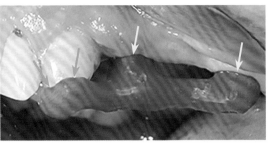

图 3-2-15　术前口内殆面观示 24—27 连续缺失

图 3-2-16　24、26 基台口内就位颊面观示利用树脂 key 验证基台是否完全就位（黄色箭头示树脂 key 与基台边缘密合，绿色箭头示树脂 key 与邻牙牙尖密合）

1. **基台各面粘接高度**　应≥5mm，且检查正颊侧是否已进行标记（图 3-2-17，图 3-2-18）。

2. **瓷层空间**　基台与对颌牙之间至少有 0.7mm 空间容纳氧化锆全瓷瓷层。

3. **牙冠固位力**　各基台呈预备体形态，为上部牙冠提供固位力（图 3-2-19）。

4. **基台与树脂 key 之间的密合性**（图 3-2-20）。

5. **修复体完整性、外形及边缘密合性**　即修复体与基台边缘、基台与替代体连接是否密合（图 3-2-21）。

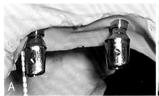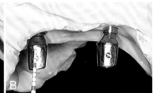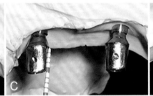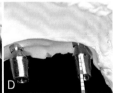

图 3-2-17　24 基台各面粘接高度检查
A. 基台近中粘接高度为 5.0mm；B. 基台颊侧粘接高度为 5.5mm；C. 基台远中粘接高度为 5.0mm；D. 基台腭侧粘接高度为 5.0mm。

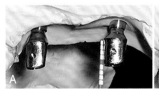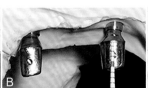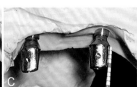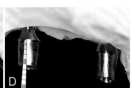

图 3-2-18　26 基台各面粘接高度检查
A. 基台近中粘接高度为 5.0mm；B. 基台颊侧粘接高度为 5.0mm；C. 基台远中粘接高度为 5.0mm；D. 基台腭侧粘接高度为 5.0mm。

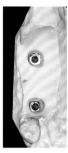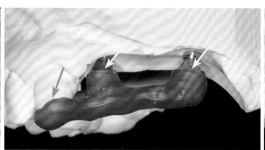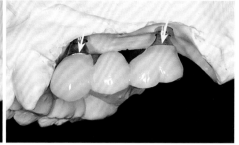

图 3-2-19　24、26 基台形态检查𬌗面观示基台呈天然牙预备体形态，为上部修复体提供固位力

图 3-2-20　模型检查颊面观（黄色箭头示树脂 key 与基台边缘密合，绿色箭头示树脂 key 与邻牙牙尖密合）

图 3-2-21　修复体密合性检查颊面观（黄色箭头示修复体边缘与基台边缘密合）

6. 修复体与对颌牙之间咬合　检查咬合是否紧密，邻接是否良好。

上述检查要点与连续单颗后牙戴牙基本一致，那么，种植体支持的联冠/固定桥的模型检查更应该注意些什么呢？如本章第一节所述，种植体支持的联冠及固定桥的修复体形态设计是临床医师需要注意的关键。在模型检查时，需要特别检查龈外展隙是否打开（图 3-2-22，图 3-2-23），以形成利于龈乳头生长，且便于患者日常自洁的"黑三角"。对于固定桥修复体，应检查固定桥部分组织面的形态，形成高度抛光、曲线圆滑的改良鞍式或卵圆形接触形式。

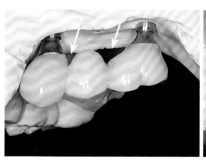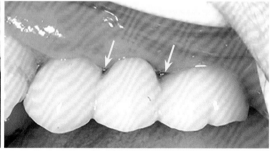

图 3-2-22　24—26 固定桥修复体模型检查颊面观（黄色箭头示修复体龈外展隙开放充足）

图 3-2-23　24—26 固定桥修复体口内就位颊面观（黄色箭头示修复体龈外展隙开放充足）

（二）口内检查及戴牙物品准备

确认修复体及模型无误后，预约患者前来复诊。检查患者口腔卫生及软组织愈合良好后（图 3-2-24），准备戴牙的相关物品。种植体支持的联冠

/固定桥的戴牙物品准备与单颗牙冠的一致，包括抛光及调磨器械、牙科低速涡轮手机、牙科高速涡轮手机、封孔材料、相应种植系统的螺丝刀及扭矩扳手、树脂、咬合纸夹、厚度测量尺、牙线、12μm 红色咬合纸、40μm 咬合纸、100μm 蓝色及红色咬合纸、光固化灯、种植模型及基台、牙冠等（图 3-2-25）。

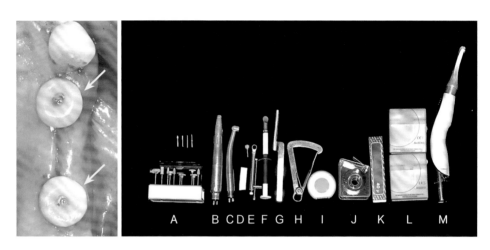

图 3-2-24　口内检查见术区软组织无红肿（黄色箭头示 24、26 个性化愈合基台）

图 3-2-25　戴牙物品准备
A. 抛光及调磨器械；B. 牙科低速涡轮手机；C. 牙科高速涡轮手机；D. 封孔材料；E. 相应种植系统的螺丝刀及扭矩扳手；F. 树脂；G. 咬合纸夹；H. 厚度测量尺；I. 牙线；J. 12μm 红色咬合纸；K. 40μm 咬合纸；L. 100μm 蓝色及红色咬合纸；M. 光固化灯。

（三）基台就位

利用相应种植系统的螺丝刀取下愈合基台，用生理盐水冲洗牙龈袖口，按照规范流程消毒基台后，根据基台的正颊侧标记在口内就位基台，利用树脂 key 确认基台就位（图 3-2-26）。

在种植体支持的联冠/固定桥基台就位的过程中，可能会遇到什么问题呢？我们来看这个病例。

患者 I_3，女，71 岁，35—37 缺失。35、37 种植术后半年，CBCT 显示 35、37 种植体骨结合良好，35 种植体近中、37 种植体近远中骨高度均高于种植体颈部（图 3-2-27）。医师 I_3 二期手术时进行常规翻瓣、去骨（图 3-2-28），完成取模，现进入戴牙阶段。

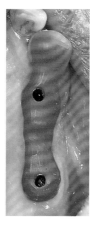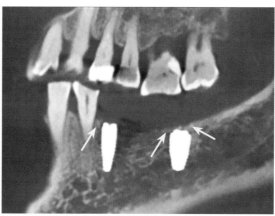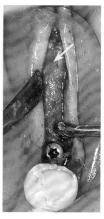

图 3-2-26　基台口内就位殆面观示利用树脂 key 验证基台是否完全就位

图 3-2-27　二期术前 CBCT（矢状位黄色箭头示 35 近中、37 近远中骨高度高于种植体颈部）

图 3-2-28　二期术中翻瓣（黄色箭头示 37 种植体冠方存在骨组织覆盖）

　　然而，医师 I_3 在解除邻牙和软组织阻力后，拍摄根尖片辅助检查，仍然发现基台和牙冠未完全就位（图 3-2-29），35 基台近中、37 基台远中仍存在骨阻力。那么，为什么医师 I_3 在二期手术时已经进行去骨，仍然存在这一问题呢？

　　仔细回顾根尖片辅助检查可以看到，取模时 35、37 转移体均已达到完全就位（图 3-2-30）。而通常情况下，修复基台肩台的直径相较于转移体穿龈部分的直径更宽，戴牙时若二期手术去骨范围不足，则此时基台将因骨阻力而无法就位（图 3-2-31）。

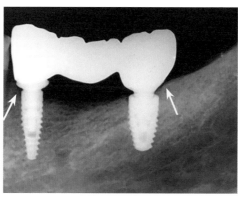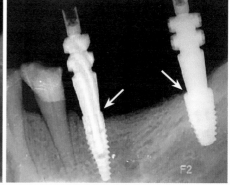

图 3-2-29　根尖片示 35 牙冠未就位，37 基台未就位（黄色箭头示 35 近中、37 远中仍存在骨阻力）

图 3-2-30　根尖片示 35、37 转移体完全就位（黄色箭头示转移体与种植体间密合无缝隙）

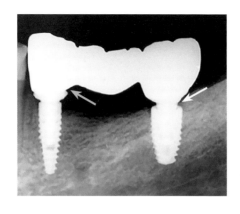

图 3-2-31 根尖片示修复体未就位（绿色箭头示 35 修复体与基台间存在间隙，黄色箭头示 37 基台与种植体间存在间隙）

值得一提的是，医师 I_3 取模时不仅需要关注根尖片上转移体的就位情况，还应该关注转移体近远中可能影响未来基台就位的骨阻力（图 3-2-32），从而及时发现问题和处理问题，减少患者的就诊次数。

医师 I_3 最终在局麻下翻瓣，去除骨阻力后完成戴牙，根尖片辅助检查显示修复体就位良好（图 3-2-33）。

尽管患者最后完成了最终修复，但是对患者来说多了一次创伤，并且增加了患者的就诊时间，那么在临床中应如何避免这种误差的发生呢？

二期手术时，临床医师若在影像上发现种植体周骨高度高于种植体颈部，则应在二期手术翻瓣后，充分去除多余骨组织，并利用种植系统对应的最接近最终修复体穿龈轮廓的愈合基台判断骨阻力是否完全解除，从而避免取模、戴牙时出现骨阻力。

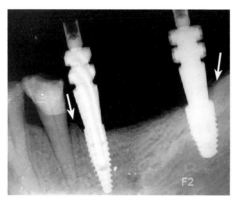
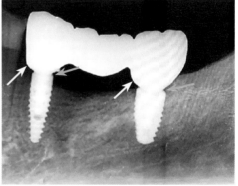

图 3-2-32 取模拍摄根尖片时应留意转移体近远中是否存在骨阻力（黄色箭头示 35 转移体近中、37 转移体远中均存在骨阻力）

图 3-2-33 根尖片示 35、37 修复体及基台完全就位（黄色箭头示 35、37 修复体与基台间密合无缝隙，绿色箭头示 35、37 基台与种植体间密合无缝隙）

（四）牙冠就位、临时粘接及根尖片辅助检查

牙冠在口内就位后（图 3-2-34），用临时粘接剂粘接，拍摄根尖片检查基台及牙冠是否就位（图 3-2-35）。

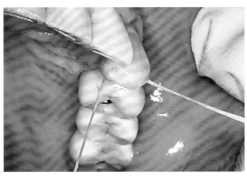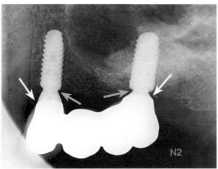

图 3-2-34　近中邻接良好，单股牙线有阻力通过且不拉丝

图 3-2-35　根尖片示 24、26 修复体及基台完全就位（黄色箭头示 24、26 修复体与基台间密合无缝隙，绿色箭头示 24、26 基台与种植体间密合无缝隙）

（五）调磨咬合

对于后牙非完全缺失的病例，种植体支持的联冠/固定桥的调𬌗原则和目标与单颗后牙调𬌗类似，应按照"重咬合轻接触，轻咬合不接触"，且无工作侧、非工作侧咬合干扰和前伸𬌗干扰的调𬌗原则，分别进行牙尖交错𬌗、侧方𬌗和前伸𬌗的调𬌗。**由于该患者 H_3 为单侧后牙全部缺失，若按照常规标准调𬌗会出现什么问题呢？我们来看这样一个病例。**

患者 C_3，男，62 岁，43—47 缺失。医师 C_3 于 43、45、46 牙位分别植入了 1 颗种植体，拟行 43—45 种植体支持式固定桥、46 种植体支持单冠修复（图 3-2-36，图 3-2-37），现已进入戴牙阶段。医师 C_3 在确认基台及修复体就位后，按照"重咬合轻接触，轻咬合不接触"的原则进行调𬌗，完成戴牙（图 3-2-38）。1 周后患者复查并主诉颞下颌关节有不适症状。检查咬合，44—46 出现咬合重点（图 3-2-39）。**为什么在戴牙后 1 周会出现这样的咬合变化呢？**

根据笔者的分析，由于天然牙和种植修复体在受力时存在生理动度差异，且种植修复体对𬌗力的敏感度、调节能力、耐受能力比天然牙更低，因此，种植修复体的调𬌗通常应预留缓冲间隙，补偿两者的生理动度差，从而形成"重

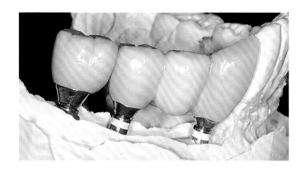

图 3-2-36　模型检查颊面观示 43—45 种植体支持式固定桥、46 种植体支持单冠

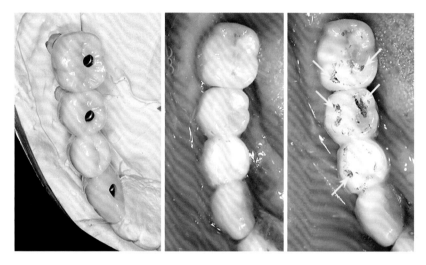

图 3-2-37　模型检查𬌗面观示 43—45 种植体支持式固定桥、46 种植体支持单冠

图 3-2-38　完成戴牙

图 3-2-39　戴牙复查𬌗面观示牙尖交错𬌗时,44—46 修复体出现咬合重点(先用 100μm 蓝色咬合纸,再用 12μm 红色咬合纸进行牙尖交错𬌗)(黄色箭头示 44—46 修复体咬合重点)

咬合轻接触，轻咬合不接触”的咬合状态。然而，患者 C_3 的右侧下颌后牙均为种植体支持式义齿修复，若仍按照该原则进行调𬌗，则患者右侧后牙区的整体咬合接触将相对于左侧（天然牙侧）更轻，继而使下颌出现适应性旋转，导致短期内的咬合变化，日后可能会造成患者的颞下颌关节不适。

　　那么，当单侧后牙区均为种植体支持的修复体时，我们应该如何调𬌗呢？目前，对此类情况尚无明确的调𬌗标准。这里笔者建议，同本节第 1 个病例 G_3 一致，对于此类游离端缺失 3 个单位及以上的种植体支持修复体，可不采用“重咬合轻接触，轻咬合不接触”的概念，而参考天然牙咬合进行调整，即在牙尖交错𬌗时，双侧同时放咬合纸，依次使用 100μm、40μm、12μm 厚的咬合纸，嘱患者咬合至牙尖交错𬌗，调至咬合印迹在后牙区均匀分布（图 3-2-40）。在功能运动时，按照无工作侧、非工作侧咬合干扰和前伸𬌗干扰的调𬌗原则进行调整（图 3-2-41，图 3-2-42）。与此同时，医师应嘱患者定期复查，密切随访咬合及颞下颌关节的变化。

注意咬合纸的不同颜色仅用于标记不同咬合状态下的咬合痕迹，可根据实际情况调换咬合纸颜色。

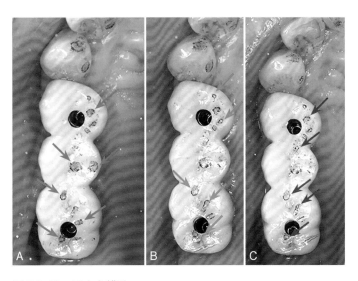

图 3-2-40　牙尖交错𬌗
A. 蓝色箭头示种植修复体上蓝色印迹均匀分布；B. 绿色箭头示种植修复体上蓝色 + 红色印迹均匀分布；C. 红色箭头示种植修复体上蓝色 + 红色 + 绿色印迹均匀分布。

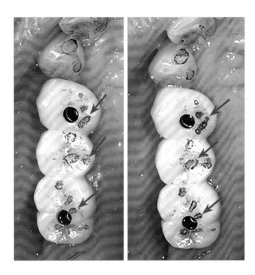

图 3-2-41　侧方𬌗（红色箭头示种植修复体上无从红色咬合印迹上延伸出来的蓝色印迹）

图 3-2-42　前伸𬌗（红色箭头示种植修复体上无从红色咬合印迹上延伸出来的蓝色印迹）

第三章　连续多颗后牙种植修复体设计与戴牙及其常见问题与防范

我们再来看这样一个病例。

患者 J_3，女，50 岁，13—17、24—27 连续缺失（图 3-2-43）。医师 J_3 于 13、14、16 和 24、26 牙位分别植入 1 颗种植体，拟行 13 种植体支持单冠修复、14—16 种植体支持式固定桥和 24—26 种植体支持式固定桥修复（图 3-2-44）。现已进入戴牙阶段。对于 J_3 这类双侧后牙全部缺失的患者，我们又该如何进行调𬌗呢？

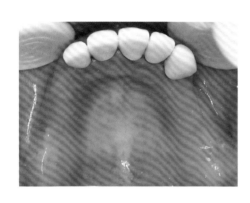

图 3-2-43　术前口内𬌗面观示
13—17、24—27 连续缺失

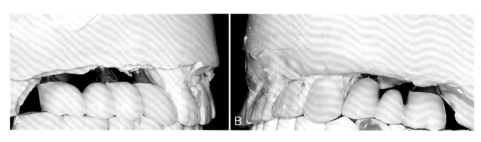

图 3-2-44　模型检查颊面观
A. 13 种植体支持单冠,14—16 种植体支持式固定桥;B. 24—26 种植体支持式固定桥。

当双侧后牙均为种植体支持的修复体时，若按照"重咬合轻接触，轻咬合不接触"的原则进行调整，则会使得前牙牙尖交错𬌗时承受过大的咬合力。因此笔者建议，对于该类病例，医师同样应按照天然牙的调𬌗原则进行双侧后牙的调整。在牙尖交错𬌗时，双侧同时放咬合纸，依次使用 100μm、40μm、12μm 厚的咬合纸，嘱患者咬合至牙尖交错𬌗，调至咬合印迹在后牙区均匀分布，前牙在 12μm 下无咬合印迹（图 3-2-45）。在功能运动时，无工作侧、非工作侧咬合干扰和前伸殆干扰（图3-2-46，图3-2-47）。与此同时，医师应在修复前后检查患者的垂直距离，以确保在合适的垂直高度下完成修复。

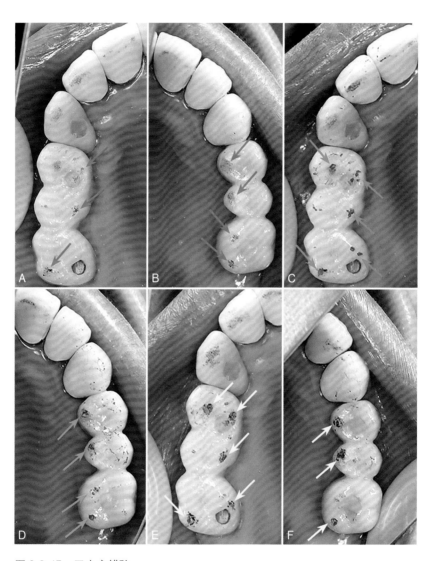

图3-2-45　牙尖交错殆
A. 蓝色箭头示天然牙及14—16种植修复体上呈均匀分布的蓝色印迹；B. 蓝色箭头示天然牙及24—26种植修复体上呈均匀分布的蓝色印迹；C. 绿色箭头示天然牙及14—16种植修复体上呈均匀分布的蓝色＋红色印迹；D. 绿色箭头示天然牙及24—26种植修复体上呈均匀分布的蓝色＋红色印迹；E. 黄色箭头示14—16种植修复体上呈均匀分布的蓝色＋红色印迹，前牙上仅有蓝色印迹；F. 黄色箭头示24—26种植修复体上呈均匀分布的蓝色＋红色印迹，前牙上仅有蓝色印迹。

第三章　连续多颗后牙种植修复体设计与戴牙及其常见问题与防范

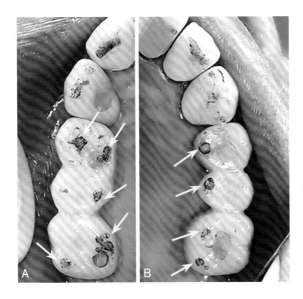

图 3-2-46　侧方殆

A. 黄色箭头示 14—16 种植修复体上无从红色咬合印迹上延伸出来的蓝色印迹;B. 黄色箭头示 24—26 种植修复体上无从红色咬合印迹上延伸出来的蓝色印迹。

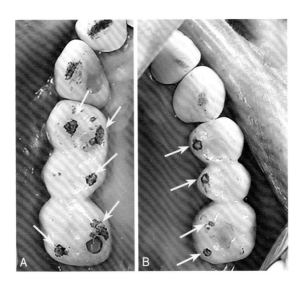

图 3-2-47　前伸殆

A. 黄色箭头示 14—16 种植修复体上无从红色咬合印迹上延伸出来的蓝色印迹;B. 黄色箭头示 24—26 种植修复体上无从红色咬合印迹上延伸出来的蓝色印迹。

（六）粘接牙冠、去除粘接剂

如前所述，对连续多颗单冠修复来说，一般会在修复体殆面开孔，便于最终粘接后在口外清理残留粘接剂。那么，对于种植体支持的联冠/固定桥修复的病例，是否也可通过这一方式去除残留粘接剂呢？我们来看一个病例。

患者 K_3，男，60 岁，46、47 缺失，常规种植手术、二期手术、取模后，现已进入戴牙阶段。医师 K_3 在调殆完成后，对牙冠进行永久粘接，随后将粘接后的联冠取下，在口外去除粘接剂（图 3-2-48），医师这样操作可能会带来什么问题呢？

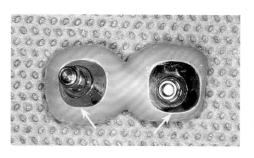

图 3-2-48 46、47 联冠最终粘接后口外去除修复体表面残留粘接剂(黄色箭头示残留粘接剂)

我们都知道，对于种植体支持的联冠/固定桥修复的病例，种植体之间往往存在一定角度，难以达到完全平行（图 3-2-49）。此时如果在粘接修复体后再取下基台，在取出过程中由于基台间没有共同就位道，可能发生基台难以取出，甚至损伤基台和种植体的风险。此外，在重新就位基台时，基台也难以完全准确就位，从而导致未就位位点的中央螺丝在施加扭矩负荷后出现应力集中，增加机械并发症的风险。

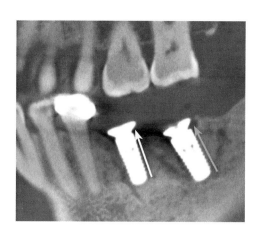

图 3-2-49 CBCT 矢状位示 46、47 种植体轴向不完全平行(黄色箭头示 46 种植体轴向,绿色箭头示 47 种植体轴向,2 颗种植体间存在明显角度)

因此，对于种植体支持的联冠/固定桥修复的病例，临床医师无法通过口外操作去除粘接剂，易存在粘接剂残留，引起局部炎症。**面对这种情况，临床中应该如何处理呢？**

目前已有较多文献提到减少种植体牙冠边缘粘接剂的方法，如粘接代型法、预留牙线法、橡皮障法、在牙冠上制作排溢孔等，这些方法均能达到减少残留粘接剂的目的。在临床实践中，常综合使用以上方法以尽可能去净粘接剂。笔者通常结合粘接代型法及预留牙线法去除残留的粘接剂，从而降低粘接剂残留导致的种植体周疾病的发生风险。

1. 粘接代型法　在永久粘固牙冠前，应首先在牙冠内预留 50~100μm 的粘接间隙，现有多种获得此粘接间隙的方法，如使用聚四氟乙烯胶带、凡士林等，然后于口外在各牙冠内注入速凝树脂（图 3-2-50），将固位柄放入尚未凝固的临时修复材料中充当手柄（图 3-2-51），直至速凝树脂完全固化后，取出以形成粘接代型（图 3-2-52）。

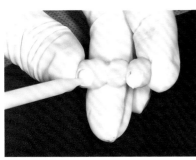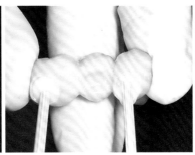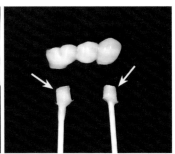

图 3-2-50　于口外在各牙冠内注入速凝树脂

图 3-2-51　将固位柄放入尚未凝固的速凝树脂中充当手柄

图 3-2-52　黄色箭头示粘接代型

随后，消毒、干燥牙冠，在牙冠内注入适量粘接剂，将牙冠轻压于粘接代型上以溢出多余粘接剂，接下来将牙冠与粘接代型分离，使牙冠内仅留有薄层粘接剂，尽可能降低残留粘接剂溢出至种植体周组织的概率，并将其紧紧地固定在种植体基台上以进行最终粘接，再利用平行投照的根尖片辅助检查修复体的就位情况（视频 5）。

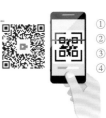
① 扫描二维码
② 用户登录
③ 激活增值服务
④ 观看视频

视频 5　粘接代型法去除粘接剂

2. 预留牙线法　用牙线在种植体支持的联冠/固定桥连接体处预留线圈，置于椅旁备用（图3-2-53）。消毒、干燥基台后，用小棉球暂时封闭基台螺丝孔（图3-2-54），在牙冠内放入适量粘接剂后，将带有预留牙线的修复体就位于口内（图3-2-55），用小棉球初步去除溢出的多余粘接剂。待粘接剂初步凝固后，将牙线滑动至基台下方，去除基台和牙冠之间残留的粘接剂（图3-2-56）。

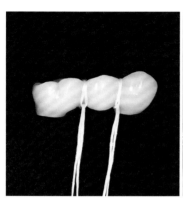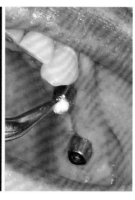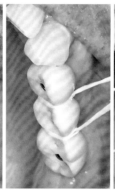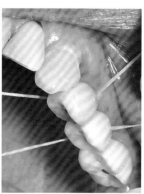

图 3-2-53　用牙线在联冠/固定桥连接体处预留线圈

图 3-2-54　用小棉球暂时封闭基台螺丝孔

图 3-2-55　口内就位带有预留牙线的修复体

图 3-2-56　拉动牙线去除种植体支持式联冠/固定桥根方残留的粘接剂

对于患者 H₃，医师采用预留牙线法结合粘接代型法去除残留粘接剂，最后用探针检查粘接剂是否去净，辅以生理盐水冲洗（视频6）。

① 扫描二维码
② 用户登录
③ 激活增值服务
④ 观看视频

视频 6　预留牙线法去除粘接剂

（七）基台施加扭矩负荷、封孔

与单颗牙戴牙步骤一致的是，对于种植体支持的联冠/固定桥，目前建议在殆面进行开孔，待牙冠戴入口内后，通过殆面开孔处，对基台施加扭矩负荷（图3-2-57）。不同种植系统施加扭矩负荷的大小及方式不同，本病例对应种植系统厂家建议施加25N·cm的扭矩负荷，且应注意扭矩扳手须一次施加扭矩负荷到位，避免反复施加扭矩负荷导致的基台中央螺丝疲劳。随后，用封孔材料覆盖螺丝孔，再通过树脂充填封闭牙冠开孔，并再次检查口内咬合，避免树脂充填处形成咬合高点，完成戴牙（图3-2-58）。

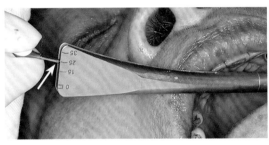 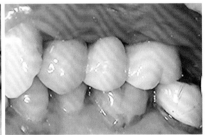

图 3-2-57　基台施加扭矩负荷（黄色箭头示施加扭矩负荷 25N·cm）

图 3-2-58　完成戴牙颊面观

最后，建议患者戴牙后1个月、3个月、6个月、1年及此后每年进行定期复查，及时发现并处理可能的并发症。

三、复合基台水平的种植修复戴牙

在第一节中提到，当种植体轴向之间角度偏差较大（超过20°）时，建议采用复合基台的基台水平转移方式进行取模，最终在复合基台上方采用螺丝固位联冠/固定桥进行修复。那么，复合基台水平种植修复的戴牙流程是怎样的呢？我们来看下一个病例。

患者 L₃ 为 80 岁的老年患者，24—27 缺失（图3-2-59）。术前 CBCT 显示 24位点骨量条件尚可，25—27 位点骨高度、骨宽度不足（图3-2-60，图3-2-61）。

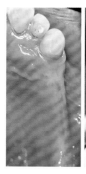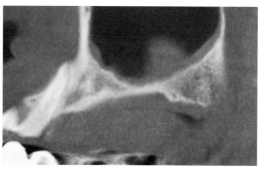

图 3-2-59　术前口内殆面观示 25—27 连续缺失

图 3-2-60　术前 CBCT 矢状位

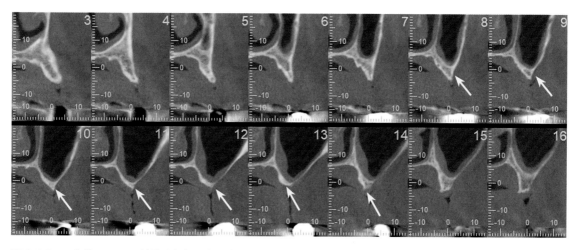

图 3-2-61　术前 CBCT 冠状位（由左至右对应近中至远中，黄色箭头示 25—27 骨量不足）

　　医师 L_3 为患者提供两种治疗方案。

　　方案一：24、26 位点分别植入两颗轴向种植体，最终行 24、26 种植体支持的固定桥修复。此时，由于 26 位点骨高度、骨宽度不足，需要先进行较大范围的骨增量，待 6 个月后再行延期种植。另外，由于上颌窦底提升高度较多，在种植体达到骨结合后，需要先行 3 个月左右的渐进性骨负载（临时修复）后，方可进行最终修复。因此，该方案所需的整体种植修复治疗时间至少需要 1.5 年，且考虑到患者年龄较大，成骨效果不可预期。

　　方案二：24 位点植入轴向种植体，27 位点行穿翼种植，最终行 24、27 种植体支持的固定桥修复。此时，患者无须进行较大范围的骨增量，手术流程相对简化，整体治疗时间缩短至半年左右。综合考虑到年龄、治疗流程、费用等因素，患者 L_3 选择方案二。

　　因此，医师 L_3 依照方案二进行术前种植体规划。我们可以看到，27 种植体为倾斜植入，与 24 种植体存在较大的角度偏差，通过在 27 种植体上方放置 30° 复合基台，可纠正种植体间的角度差异，便于上部修复体获得共同就位道（图 3-2-62）。

最终，医师 L₃ 在数字化导板引导下完成 24、27 种植手术（图 3-2-63~图 3-2-65）。

种植术后 6 个月，CBCT 及口内检查结果显示 2 颗种植体均达到修复要求，医师 L₃ 随即为该患者进行二期手术，并将 27 种植体更换为 30° 复合基台（图 3-2-66）。最终通过口外数字化印模方式获取基台水平印模，并按照标准流程完成石膏夹板校正，完成咬合记录的初步留取（图 3-2-67~图 3-2-71）。

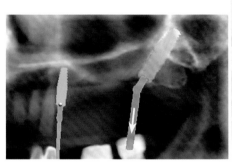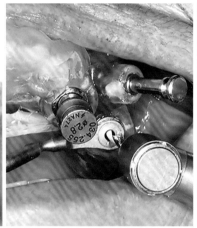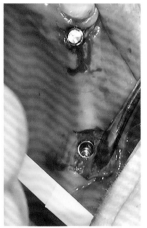

图 3-2-62　术前种植体规划

24、27 种植体轴向存在较大角度偏差，27 种植体通过连接 30° 复合基台纠正种植体间角度差异（黄色箭头示 27 复合基台校正后轴向）。

图 3-2-63　导板引导下逐级备孔

图 3-2-64　完成 24、27 种植体植入

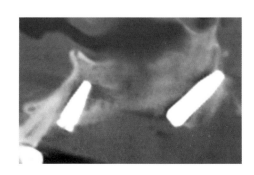

图 3-2-65　术后 CBCT 矢状位

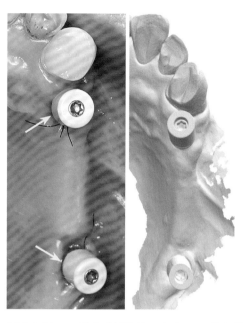
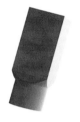

图 3-2-66　二期术后拆线前口内𬌗面观（黄色箭头示复合基台冠方保护帽）

图 3-2-67　口内扫描杆就位，口内扫描获取软组织信息

图 3-2-68　口外扫描杆就位，口外扫描获取种植体位置信息

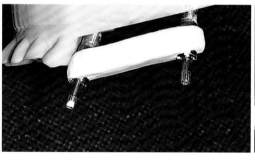
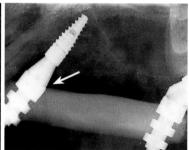
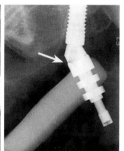

图 3-2-69　转移杆及刚性连接石膏夹板模型检查

图 3-2-70　转移杆及刚性连接石膏夹板口内就位根尖片（黄色箭头示 24 转移杆就位）

图 3-2-71　转移杆及刚性连接石膏夹板口内就位根尖片（黄色箭头示 27 转移杆就位）

（一）桥架试戴

　　由于复合基台水平的螺丝固位桥修复，对模型精确度的要求相较多颗单冠修复更高，因此在基台水平石膏校正无误后，医师 L_3 先将模型送至加工厂制作桥架。

　　与种植体支持的联冠/固定桥戴牙流程类似，获得修复体模型后，预约患者戴牙前，医师需要先对模型进行以下检查。

1. 桥架上各基台的固位高度　应≥5mm。

2. 瓷层空间　桥架上各基台与对颌牙需要保证至少有0.7mm氧化锆全瓷瓷层空间。

3. 基台固位力　各基台呈预备体形态，为上部牙冠提供固位力。

4. 桥架完整性、外形及边缘密合性　即桥架与复合基台代型边缘是否密合。

在口内试戴桥架时，医师应检查桥架组织面是否对软组织有压迫、桥架与复合基台之间是否密合、桥架与对颌修复空间是否足够，并通过根尖片评价桥架的被动就位情况（图3-2-72，图3-2-73）。

确定桥架就位后，医师 L$_3$ 再次在口内制取患者咬合记录。如前所述，桥架与咬合硅橡胶接触的面积更大、距离对颌牙功能尖距离更近，此时将获得更加精确的咬合记录（图3-2-74，图3-2-75）。

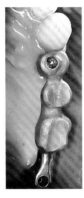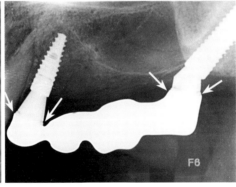

图 3-2-72　25—27 桥架口内就位殆面观

图 3-2-73　根尖片示 25—27 桥架被动就位（黄色箭头示桥架与复合基台间密合无缝隙）

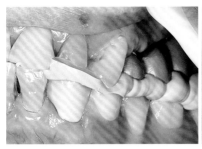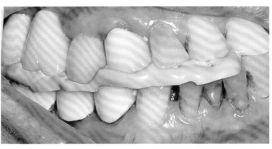

图 3-2-74　制取左侧咬合记录

图 3-2-75　制取右侧咬合记录

（二）修复体模型检查

桥架试戴无误后，医师 L₃ 将模型及桥架送至加工厂制作最终修复体。在获得最终修复体模型后，预约患者戴牙前，医师需要先对模型进行以下检查。

1. 修复体完整性、外形及边缘密合性　即修复体与复合基台代型边缘是否密合。

2. 修复体与对颌牙之间咬合　检查咬合是否紧密，邻接是否良好。

3. 与联冠及固定桥的模型检查一致，复合基台水平的修复也需要特别注意修复体形态，即龈外展隙是否充分打开以便患者自洁，桥体组织面形态是否设计成光滑的改良鞍式或卵圆形（图 3-2-76，图 3-2-77）。

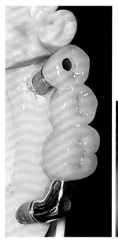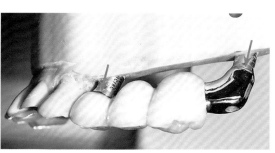

图 3-2-76　24—27 修复体模型就位𬌗面观示修复体外形良好，与邻牙协调

图 3-2-77　24—27 修复体模型就位颊面观示修复体外形良好，邻接、边缘密合性良好（蓝色箭头示修复体边缘与基台边缘密合）

（三）口内检查、物品准备

确认模型无误的情况下预约患者复诊，在检查患者口腔卫生及术区软组织良好后（图 3-2-78），进行戴牙物品准备（图 3-2-79），基本与单颗后牙所需的物品一致，包括抛光及调磨器械、牙科低速涡轮手机、牙科高速涡轮手机、封孔材料、相应种植系统的螺丝刀及扭矩扳手、树脂、咬合纸夹、厚度测量尺、牙线、12μm 红色咬合纸、40μm 咬合纸、100μm 蓝色及红色咬合纸、光固化灯、种植模型及修复体。

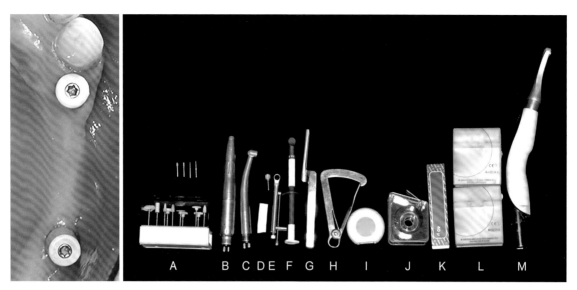

图 3-2-78　口内检查见术区软组织无红肿

图 3-2-79　戴牙物品准备

A. 抛光及调磨器械；B. 牙科低速涡轮手机；C. 牙科高速涡轮手机；D. 封孔材料；E. 相应种植系统的螺丝刀及扭矩扳手；F. 树脂；G. 咬合纸夹；H. 厚度测量尺；I. 牙线；J. 12μm 红色咬合纸；K. 40μm 咬合纸；L. 100μm 蓝色及红色咬合纸；M. 光固化灯。

（四）修复体试戴及根尖片辅助检查

利用相应种植系统的螺丝刀取下复合基台保护帽（图 3-2-80），按照规范流程消毒修复体后，进行口内试戴，确保邻接、桥体组织面接触合适后，根尖片辅助检查修复体是否就位（图 3-2-81，图 3-2-82）。

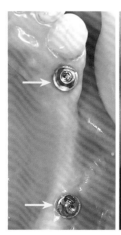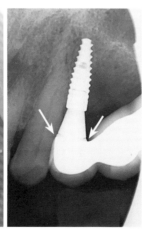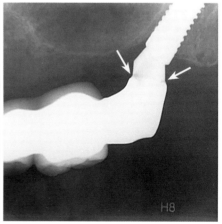

图 3-2-80　旋下基台保护帽（黄色箭头示 24、27 复合基台）

图 3-2-81　根尖片示 24 修复体完全就位（黄色箭头示修复体与基台间密合无缝隙）

图 3-2-82　根尖片示 27 修复体完全就位（黄色箭头示修复体与基台间密合无缝隙）

（五）调磨咬合

该病例为单侧后牙游离缺失的种植修复病例，调殆时应参考天然牙咬合进行调整，即在牙尖交错殆时，双侧同时放咬合纸，依次使用100μm、40μm、12μm厚的咬合纸，嘱患者咬合至牙尖交错殆，调至咬合印迹在天然牙侧和种植修复体侧均匀分布；而功能运动时，按照无工作侧、非工作侧干扰和前伸殆干扰的调殆原则进行调整。

（六）基台施加扭矩负荷、封孔

咬合调整后，对修复体完成口外抛光、清洁、消毒及干燥。随后，按照不同厂家说明书，对复合基台螺丝和上部支架修复螺丝施加扭矩负荷，如本病例中，复合基台螺丝施加扭矩负荷至35N·cm，二级螺丝施加扭矩负荷至15N·cm（图3-2-83）。封孔材料覆盖螺丝孔，树脂充填封闭牙冠开孔。完成牙冠开孔封闭后应再次检查口内咬合，避免树脂形成咬合高点（图3-2-84，图3-2-85）。

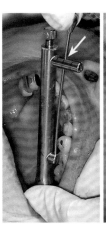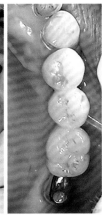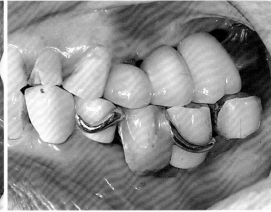

图 3-2-83　二级螺丝施加扭矩负荷（黄色箭头示施加扭矩负荷 15N·cm）

图 3-2-84　树脂封闭牙冠殆面开孔后

图 3-2-85　完成戴牙

最后，建议患者戴牙后1个月、3个月、6个月、1年及此后每年进行定期复查，及时发现并处理可能的并发症。

第三章　连续多颗后牙种植修复体设计与戴牙及其常见问题与防范

附表：连续后牙缺失种植修复戴牙准备确认表

多颗单冠种植修复戴牙准备确认表		
检查要求	落实标准	检查结果
模型检查 （从根方至冠方）	1. 基台各面粘接高度 应≥5mm，且正颊侧已进行标记	☐
	2. 瓷层空间 基台与对颌牙之间至少有 0.7mm 空间容纳氧化锆全瓷瓷层	☐
	3. 牙冠固位力 基台具有一定的抗修复体旋转作用，牙冠不能在基台上出现明显相对旋转	☐
	4. 修复体完整性、外形及边缘密合性 即修复体与基台边缘、基台与替代体连接密合	☐
	5. 修复体与对颌牙之间咬合 检查咬合紧密，邻接良好	☐
口内检查及戴牙物品准备	1. 取下愈合基台后生理盐水冲洗	☐
	2. 检查袖口健康状态，无充血肿胀	☐
	3. 戴牙物品准备齐全	☐
戴牙步骤	1. 试戴牙冠并去除阻力	
	（1）基台就位，利用就位树脂 key 辅助检查	☐
	（2）检查、去除戴牙阻力	☐
	（3）修复体就位后，用探针检查牙冠-基台密合性	☐
	（4）检查、去除戴牙阻力，就位修复体	☐
	2. 确认就位及调𬌗	
	（1）确认修复体形态良好，临时粘接	☐
	（2）根尖片辅助检查基台、牙冠就位情况	☐
	（3）调𬌗，检查牙尖交错𬌗、侧方𬌗、前伸𬌗无干扰	☐
	3. 粘接前准备 取下牙冠，抛光、清洁、消毒、干燥牙冠及基台表面	☐
	4. 粘接牙冠	
	（1）小棉球封闭螺丝孔	☐
	（2）玻璃离子粘接	☐
	（3）粘接剂硬固前，取出小棉球及孔内残留粘接剂	☐
	（4）粘接剂硬固后，松解中央螺丝，口外去除粘接剂后口内复位	☐
	（5）施加扭矩负荷	☐
	（6）封孔材料封闭螺丝孔，树脂封闭牙冠开孔	☐
	（7）再次检查咬合	☐
定期复查医嘱	戴牙后1个月、3个月、6个月、1年及此后每年进行定期复诊	☐

联冠 / 固定桥种植修复戴牙准备确认表		
检查要求	落实标准	检查结果
模型检查 （从根方至冠方）	1. 基台各面粘接高度　应≥5mm，且正颊侧是否已进行标记	☐
	2. 瓷层空间　基台与对颌牙之间至少有 0.7mm 空间容纳氧化锆全瓷瓷层	☐
	3. 牙冠固位力　基台具有一定的抗修复体旋转作用，牙冠不能在基台上出现 明显相对旋转	☐
	4. 基台与树脂 key 之间的密合性	☐
	5. 修复体完整性、外形及边缘密合性　即修复体与基台边缘、基台与替代体 连接密合	☐
	6. 修复体与对颌牙之间咬合　检查咬合紧密，邻接良好	☐
	7. 联冠/固定桥龈外展隙打开	☐
	8. 固定桥部分组织面形态为高度抛光、曲线圆滑的改良鞍式或卵圆形接触 形式	☐
口内检查及戴牙 **物品准备**	1. 取下愈合基台后生理盐水冲洗	☐
	2. 检查袖口健康状态，无充血肿胀	☐
	3. 戴牙物品准备齐全	☐
戴牙步骤	1. 试戴牙冠并去除阻力	
	（1）基台就位，利用就位树脂 key 辅助检查	☐
	（2）检查、去除戴牙阻力	☐
	（3）修复体就位后，用探针检查牙冠-基台密合性	☐
	（4）牙线检查邻接是否合适：有阻力地通过且不拉丝	☐
	2. 确认就位及调𬌗	
	（1）根尖片辅助检查基台、牙冠就位情况	☐
	（2）调𬌗，检查牙尖交错𬌗、侧方𬌗、前伸𬌗无干扰	☐
	3. 粘接牙冠	
	（1）粘接前牙冠抛光、清洁、消毒、干燥	☐
	（2）小棉球封闭螺丝孔	☐
	（3）预留牙线法 + 粘接代型法去除牙冠及基台边缘溢出的残留粘接剂	☐
	（4）基台施加扭矩负荷	☐
	（5）封孔材料封闭螺丝孔	☐
	（6）树脂封闭牙冠开孔	☐
	（7）再次检查口内咬合	☐
定期复查医嘱	戴牙后 1 个月、3 个月、6 个月、1 年及此后每年进行定期复诊	☐

复合基台种植修复戴牙准备确认表		
检查要求	落实标准	检查结果
桥架试戴	（一）口外试戴	
	1. 桥架上各基台的固位高度　应≥5mm	☐
	2. 瓷层空间　桥架上各基台与对颌牙需要保证至少有 0.7mm 的氧化锆全瓷瓷层空间	☐
	3. 基台固位力　各基台呈预备体形态，为上部牙冠提供固位力	☐
	4. 桥架完整性、外形及边缘密合性　即桥架与复合基台代型边缘密合	☐
	（二）口内试戴	
	1. 桥架组织面对软组织无压迫，桥架与复合基台之间密合，桥架与对颌修复空间足够	☐
	2. 根尖片评价桥架的被动就位情况	☐
	3. 再次获取患者口内咬合记录	☐
模型检查	1. 修复体完整性、外形及边缘密合性　即修复体与复合基台代型边缘密合	☐
	2. 修复体与对颌牙之间咬合　检查咬合紧密，邻接良好	☐
	3. 修复体龈外展隙充分打开，桥体组织面形态为光滑的改良鞍式或卵圆形	☐
口内检查及戴牙物品准备	1. 取下愈合基台后生理盐水冲洗	☐
	2. 检查袖口健康状态，无充血肿胀	☐
	3. 戴牙物品准备齐全	☐
戴牙步骤	1. 修复体试戴及根尖片辅助检查	
	（1）消毒、干燥修复体，口内试戴	☐
	（2）确保邻接、桥体组织面接触合适	☐
	（3）根尖片辅助检查基台、牙冠就位情况	☐
	2. 调𬌗，检查牙尖交错𬌗、侧方𬌗、前伸𬌗无干扰	☐
	3. 修复体施加扭矩负荷	
	（1）修复体完成口外清洁、抛光及消毒	☐
	（2）修复体按照厂家要求施加扭矩负荷	☐
	4. 封孔及再次检查咬合	
	（1）封孔材料封闭螺丝孔	☐
	（2）再次检查口内咬合，树脂充填处未形成咬合高点	☐
定期复查医嘱	戴牙后 1 个月、3 个月、6 个月、1 年及此后每年进行定期复诊	☐

第四章

美学区种植修复体设计与戴牙及其常见问题与防范

第一节 美学区修复体的设计原则

由于美学区种植修复在满足功能需求的同时，往往会追求较高的美学效果，因此美学区种植修复体的美学设计、材料选择、固位方式及医技沟通，对保障最终修复体的美学性能和咬合功能至关重要。

对于已经利用临时修复体完成软组织塑形、获得良好穿龈轮廓的病例，在确认牙龈塑形已经达到理想状态的前提下，一般只需要选择合适的个性化取模方法，复制已经调整好的临时修复体穿龈轮廓，即可进行最终修复。临时修复体的美学原则及个性化取模时机，包括种植临时修复体牙龈高度与对侧同名牙牙龈高度一致、牙龈边缘曲线与对侧同名牙协调对称、龈乳头充填满意、牙龈唇侧丰满度与邻牙协调一致、种植体周形成稳定的角化黏膜（详见《口腔种植的精准二期手术和取模技巧——如何避免模型的毫米级误差》一书的第五章第二节）。

对于无美学诉求、没有经历临时修复体塑形，而是选择直接进行最终修复的病例，修复体的设计原则主要考虑以下六方面内容。

一、基台的选择

在第二章中，我们已经学习了后牙修复体基台的选择。作为连接种植体与修复体的关键结构，前牙美学区基台的选择与形态设计对保障美学效果、种植体及其周围软硬组织的稳定举足轻重，那么，**前牙修复体基台的选择应该考虑哪些因素呢？我们先来看一个病例。**

患者 A_4，男，38岁，完成21种植修复体戴牙后，修复体反复出现脱粘接（图4-1-1）。口内检查排除咬合干扰后，发现基台穿龈高度较低。回顾戴牙前的模型记录（图4-1-2），可见该患者采用的是预成基台，尽管基台各面粘接高度均>5mm，但基台聚合度较大，未制备为天然牙预备体形态，且基台与牙冠的比例严重失调（图4-1-3），这些因素在一定程度上增加了修复体的脱落风险。**为了解决预成基台易脱粘接的问题，临床上还可以选择什么基台进行前牙美学区的种植修复呢？**

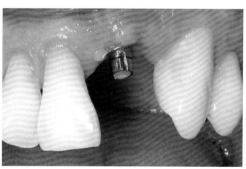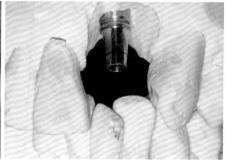

图 4-1-1　21种植修复体脱落，口内基台穿出牙龈部分较短

图 4-1-2　21基台聚合度较大，未制备为天然牙预备体形态

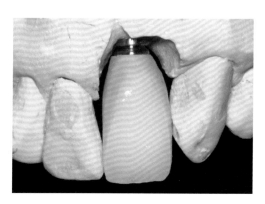

图 4-1-3　21基台与牙冠比例明显失调

在后牙区基台选择和设计的相关章节中介绍了后牙可通过对研磨基台进行个性化研磨来增加基台的粘接强度，那么，前牙美学区研磨基台的个性化设计原则应该是怎样的呢？与后牙一样，笔者仍建议前牙研磨基台的个性化设计原则参照天然牙的预备体形态设计，具体来说有以下七点。

1. 近远中、颊舌侧轴壁形态清晰。

2. 轴壁聚合度<5°。

3. 轴面线角圆钝。

4. 粘接高度各面均保证至少有 5mm，当唇腭侧无法满足粘接高度需要时，应尽量增加其他轴面面积（图 4-1-4）。

5. 轴面可增加固位沟槽。

6. 根据穿龈轮廓情况，唇侧肩台边缘位于龈下 0.5~1.0mm（图 4-1-5），腭侧肩台边缘齐龈或位于龈下 0.5mm（图 4-1-6）。

7. 基台与牙冠比例协调，且基台腭侧距离对颌牙切端 0.7~2.0mm。

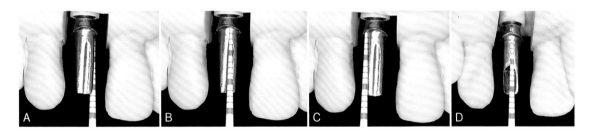

图 4-1-4 11 基台各面粘接高度检查
A. 基台近中粘接高度为 10.5mm；B. 基台唇侧粘接高度为 11.0mm；C. 基台远中粘接高度为 11.0mm；D. 基台腭侧粘接高度为 5.0mm。

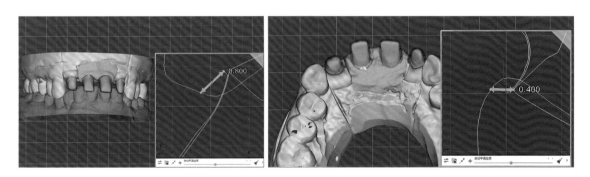

图 4-1-5 11 研磨基台唇侧肩台边缘位于龈下 0.8mm
图 4-1-6 11 研磨基台腭侧肩台边缘位于龈下 0.4mm

为了方便理解，我们将前、后牙研磨基台的个性化设计原则进行了比较（表 4-1-1）。

表 4-1-1　前牙美学区与后牙区研磨基台个性化设计的比较

比较		前牙美学区	后牙区
相同点	轴壁形态	近远中、唇腭侧轴壁形态清晰	近远中、颊舌侧轴壁形态清晰
	轴壁聚合度	<5°	<5°
	固位沟槽	轴面	轴面
	轴面线角	轴面线角圆钝	轴面较方，线角圆钝，𬌗面观呈方形
	修复空间	基台与牙冠比例协调	基台与牙冠比例协调
		基台腭侧距离对颌牙切端 0.7~2.0mm	基台顶端距离对颌牙 0.7~2.0mm
不同点	粘接高度	各轴面均保证至少 5mm	各轴面均保证至少 5mm
		当唇腭侧无法满足粘接高度需要时，应尽量增加其他轴面面积	
	肩台边缘	唇侧肩台边缘位于龈下 0.5~1.0mm	肩台边缘位于龈下 0.5~1.0mm
		腭侧肩台边缘齐龈或位于龈下 0.5mm	

患者 B$_4$，女，34 岁。根据上述设计原则完成 23 种植牙的临时修复后，医师 B$_4$ 为患者进行了个性化取模，选用研磨基台个性化设计进行最终修复。患者完成戴牙后自诉 23 唇侧较突。回顾临时修复体情况，可见螺丝通道从 23 修复体唇侧穿出（图 4-1-7），为了保证前牙的美学修复效果及修复体强度，23 种植修复体无法预留螺丝通道，且唇侧较临时修复体明显较突（图 4-1-8）。面对这种情况，除了研磨基台，医师 B$_4$ 还可以选择什么基台呢？

为了避免螺丝通道从唇侧穿出对修复体唇侧形态的影响，临床上可选择角度螺丝通道基台（angulated screw channel，ASC）（图 4-1-9），可在一定程度上改变螺丝开孔的位置。为了保证基台的强度，角度偏差越大，基台唇颊侧厚度就会越厚，较厚的基台形态难免会对唇侧软组织产生挤压，从而在一定程度上影响美学效果；且角度偏差越大，牙槽骨的应力分布也会受到影响，所以一般建议角度偏差控制在 25° 以内（图 4-1-10）。

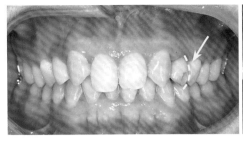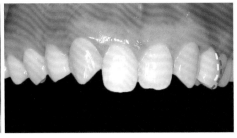

图 4-1-7　23 临时修复体螺丝通道从唇侧穿出（黄色箭头示螺丝通道从唇侧穿出,黄色虚线示 23 临时修复体唇侧突度）

图 4-1-8　23 最终修复体无法预留螺丝通道,唇侧突度明显（黄色虚线示 23 临时修复体唇侧突度,红色虚线示 23 最终修复体唇侧突度）

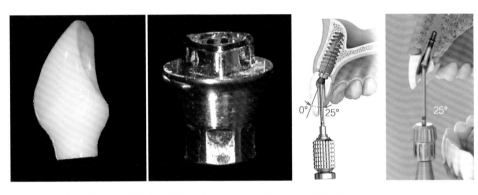

图 4-1-9　角度螺丝通道基台一体冠,由 Ti base 与基台一体冠构成

图 4-1-10　角度螺丝通道基台角度偏差建议控制在 25° 以内

相较粘接固位,螺丝固位无粘接剂残留相关风险,可有效避免粘接剂残留引起的种植体周炎,且螺丝固位还可以在保留牙冠的情况下进行便捷维护。因此,从生物学并发症角度出发,一般建议前牙美学区修复基台应首选螺丝固位。

除了在基台固位方式上的选择差异,前牙美学区对基台材料的选择也提出了更高的要求。后牙区常用金属基台,包括钛基台和金基台;但是在前牙美学区,金属本身的颜色会在一定程度上影响前牙美学区最终修复体的红白美学效果,基台自身颜色可在穿龈部分透过牙龈有不同程度的显现,造成局部牙龈透青（图 4-1-11）。因此,**钛基台在前牙美学区薄龈型患者中应谨慎使用。**

目前,临床上使用的全瓷基台主要是氧化锆全瓷基台。2015 年欧洲骨整合学会（European Association for Osseointegration, EAO）关于美学区软硬组织长

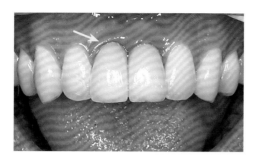

图 4-1-11 金属基台自身颜色在穿龈部分可透过牙龈，造成局部牙龈透青，影响美学效果（黄色箭头示牙龈透金属基台颜色）

期稳定健康的共识提出，由于氧化锆基台与钛基台具有相似的生物相容性，白色的氧化锆基台能使穿龈部分软组织呈现健康的牙龈颜色，在前牙美学区具有明显优势，因此氧化锆基台往往是高美学要求的首选。

但是我们也需要清楚地认识到，随着临床使用时间的增加，氧化锆基台也存在折裂、断裂等并发症风险。因此，在选择使用氧化锆基台时，一定要保证足够的强度，可选择与种植体材质、性能接近的钛基底连接的一段式（图 4-1-12）或两段式氧化锆基台（图 4-1-13）。

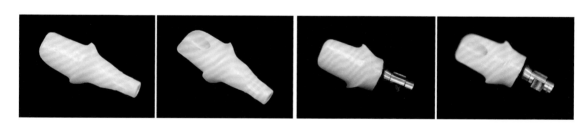

图 4-1-12　无钛基底的一段式氧化锆基台

图 4-1-13　钛基底连接的两段式氧化锆基台

二、穿龈轮廓的设计

在前面的章节中，我们已经简要介绍了穿龈轮廓的概念，在前牙美学区，种植修复体的穿龈轮廓不仅影响种植体周软组织的形态与位置，还可为其提供软组织支撑作用，从而直接影响最终的美学效果和种植体周软组织的健康与稳定。

一般来说，临床上会将种植修复体的穿龈轮廓分为关键区域（critical contour，龈缘根方1mm以内区域）与次关键区域（subcritical contour，龈缘根方1mm到种植体平台区域）（图4-1-14），以便更好地实现前牙美学区软组织的支撑和空间的维持。为了让大家更明确直观地理解穿龈轮廓设计对美学区种植修复体修复效果的影响，我们先来看这样一个病例。

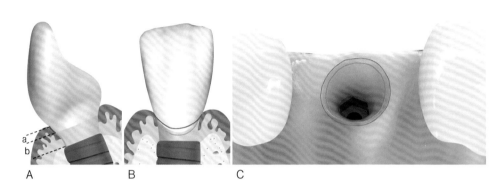

图 4-1-14　穿龈轮廓分区
A. 穿龈轮廓分区（a示关键区域，即红线范围，b示次关键区域，即绿线范围）；B. 修复体上穿龈轮廓分区（红线与绿线间示关键区域，绿线至根方示次关键区域）；C. 模型上穿龈轮廓分区（红线与绿线间示关键区域，绿线至根方示次关键区域）。

　　患者C$_4$，女，22岁，行12种植临时修复体修复3个月后复查，口内如图4-1-15和图4-1-16所示，12临时修复体近远中龈乳头高度较对侧同名牙龈乳头偏根方，但12临时修复体龈缘与22龈缘平齐，患者对临时修复体及牙龈形态表示满意。在判断患者软组织已经完成塑形后，医师C$_4$对临时修复体进行了个性化取模，并完成了最终修复（图4-1-17，图4-1-18）。

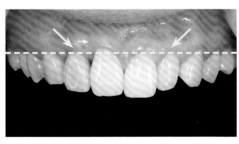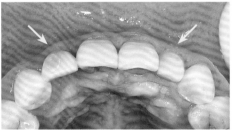

图 4-1-15　12临时修复体龈缘与22龈缘相近（黄色虚线示龈缘水平）

图 4-1-16　12临时修复体唇侧丰满度与22唇侧丰满度相近（黄色箭头示唇侧丰满度）

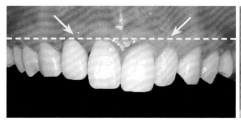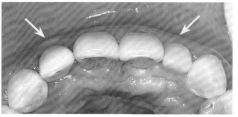

图 4-1-17　12 最终修复体龈缘较 22 龈缘偏根方（黄色虚线示龈缘水平）

图 4-1-18　12 最终修复体唇侧丰满度较 22 唇侧丰满度略突（黄色箭头示唇侧丰满度）

　　那么，大家认为医师 C_4 最终修复体的设计是否存在问题呢？从图中可见，12 最终修复体龈缘相较于 22 龈缘更偏向根方，且 12 最终修复体唇侧丰满度相较于临时修复体更突。不难发现，12 最终修复体未能良好地复制临时修复体的穿龈轮廓。

　　结合前述提到的穿龈轮廓分区，在临时修复体穿龈轮廓中，关键区域呈微凸型，次关键区域呈浅凹型（图 4-1-19），而最终修复体在次关键区域呈微凸型（图 4-1-20），对唇侧软组织具有一定的压迫作用，导致最终修复体戴牙后龈缘位置向根方移动。

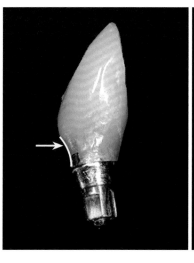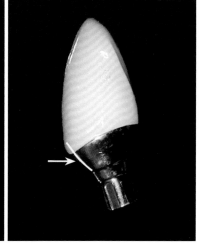

图 4-1-19　12 临时修复体次关键区域呈浅凹型（黄色箭头示临时修复体次关键区域）

图 4-1-20　12 最终修复体次关键区域呈微凸型（黄色箭头示最终修复体次关键区域）

上述病例中医师 C_4 对最终修复体穿龈轮廓的设计误差在临床中并不罕见。尤其是对初学者来说，由于缺乏对美学区最终修复体穿龈轮廓设计的正确认识，在复制临时修复体穿龈轮廓时，初学者往往忽略了对最终修复体穿龈轮廓的设计与调整。

目前的共识认为，由于关键区域形态主要影响龈缘形态及龈缘最高点位置，因此关键区域内修复体应呈微凸型，起到支撑软组织，获得良好龈缘形态的作用；次关键区域内修复体则应呈浅凹型，为引导软组织向冠方生长提供空间，也就是一个具有双曲度的"S"形（图 4-1-21）。

这里需要强调的是，"微凸"和"浅凹"程度不宜过大，过凸的穿龈轮廓可能压迫牙龈，导致软组织向根方移动（图 4-1-22），而过凹的穿龈轮廓则无法为唇侧软组织提供有力支撑，造成软组织轮廓塌陷，继而引起软组织向根方移动，从而影响远期美学效果（图 4-1-23）。

此外，种植修复体邻面区域的穿龈轮廓设计也可在一定程度上影响龈乳头的高度，通过适当调整关键区域和次关键区域的突度，可获得一定的龈乳头高度（<1mm）的增加，有利于龈乳头的塑形与维持（图 4-1-24）。

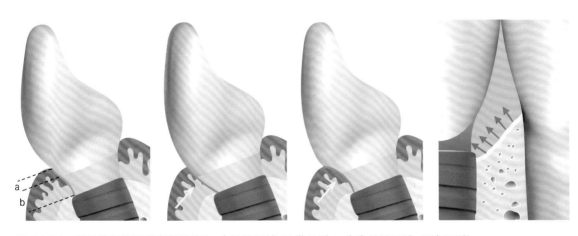

图 4-1-21 种植修复体理想穿龈轮廓（a 为关键区域,呈微凸型;b 为次关键区域,呈浅凹型）

图 4-1-22 过凸的穿龈轮廓可能压迫牙龈,导致软组织向根方移动（黄色箭头示关键区域过凸）

图 4-1-23 过凹的穿龈轮廓无法为唇侧软组织提供有力支撑,造成软组织轮廓塌陷（黄色箭头示关键区域过凹）

图 4-1-24 种植修复体邻面区域穿龈轮廓微凹型

通过上述病例的展示，相信大家对美学区种植修复体穿龈轮廓设计有了一定的认识，那么，**理想的美学区种植修复体穿龈轮廓应该如何设计呢**？我们对前牙美学区修复体穿龈轮廓设计的要点进行了小结。

1. 唇侧穿龈轮廓设计　龈缘根方 1mm 到种植体平台间次关键区域设计为平直型或浅凹型；为引导软组织向冠方生长提供空间，龈缘根方 1mm 以内关键区域设计为微凸型，参考天然牙突度，为软组织提供支撑（图 4-1-25）。

2. 邻面穿龈轮廓设计　从种植体平台开始，设计为平直微凹型，参考天然牙邻面轮廓（图 4-1-26）。

3. 舌腭侧穿龈轮廓设计　从种植体平台开始，设计为平直微凹型，模拟邻牙腭侧轮廓，实现两者之间的平滑过渡（图 4-1-27）。

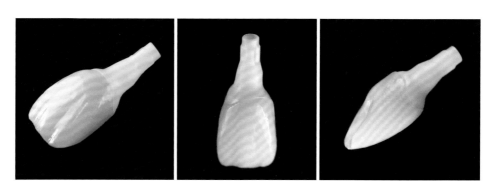

图 4-1-25　美学区种植修复体唇侧穿龈轮廓设计

图 4-1-26　美学区种植修复体邻面穿龈轮廓设计

图 4-1-27　美学区种植修复体舌腭侧穿龈轮廓设计

现在我们已经了解了在种植体三维位置理想的情况下，美学区种植修复体穿龈轮廓的设计原则，**那么对于种植体三维位置不理想的情况，美学区种植修复体的穿龈轮廓设计需要做哪些调整呢**？我们先来看一个病例。

患者 D_4，男，32 岁，11、21 缺失，拟行 11 种植单端桥修复，种植位点偏腭侧。医师 D_4 完成临时牙戴牙后的切端如图 4-1-28 所示，不难发现，该修复体腭侧边缘位于邻牙舌隆突腭侧，侵犯了前牙美学区的 1P 原则（即种植体腭侧边缘的位置应距离理想修复体腭侧龈缘 1mm）；且修复体的穿龈轮廓设计不佳（图 4-1-29，图 4-1-30），修复体穿龈轮廓的关键区域和次关键区域曲度过大，未形成平滑过渡。

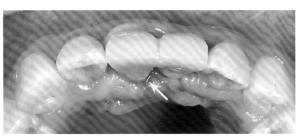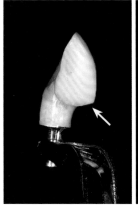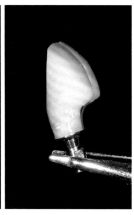

图 4-1-28　11 修复体腭侧边缘位于邻牙舌隆突腭侧（黄色箭头示 11 修复体腭侧边缘）

图 4-1-29　11 修复体唇侧关键区域突度过大（黄色箭头示）

图 4-1-30　11 修复体唇侧关键区域应逐步过渡凸型和凹型设计（红色曲线示 11 修复体唇侧关键区域理想过渡设计）

　　总体来说，对于种植体位置偏向腭侧的病例，穿龈轮廓应设计为略凸型，以将软组织推向唇侧，通过适当增加次关键区域的突度，引导龈缘向冠方移位（图 4-1-31）；如果种植体植入位点偏向唇侧，唇侧骨壁厚度不足 2mm，则应将种植修复体唇侧穿龈轮廓设计成凹型，为唇侧软组织厚度成形提供空间（图 4-1-32）。

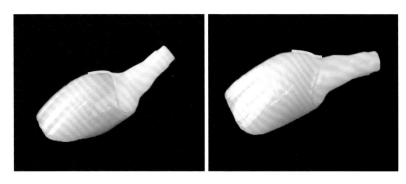

图 4-1-31　种植体三维位置偏腭侧，应适当增加次关键区域的突度，引导龈缘向冠方移位（黄色曲线示唇侧穿龈轮廓）

图 4-1-32　种植体三维位置偏唇侧，穿龈轮廓设计成凹型，为唇侧软组织厚度成形提供空间（黄色曲线示唇侧穿龈轮廓）

了解了前牙美学区种植修复体穿龈轮廓的设计原则后，我们从实际软组织位置与理想软组织位置关系角度出发，再来与后牙种植修复体穿龈轮廓的设计原则进行比较（表 4-1-2），帮助大家进一步加深理解。

表 4-1-2　前牙美学区与后牙区种植修复体穿龈轮廓设计的比较

比较		前牙美学区	后牙区
唇颊侧软组织	理想位置	1. 关键区微凸型，参考天然牙突度，为软组织提供支撑 2. 次关键区平直型或浅凹型，为引导软组织向冠方生长提供空间	1. 平直型或浅凹型，避免过凸的穿龈轮廓对种植体周龈乳头形成压力 2. 基台和牙冠应作为整体考虑，共同构成过渡自然的穿龈轮廓
	距理想位置偏冠方	1. 关键区微凸型，凸向根方 2. 次关键区平直型或浅凹型	
	距理想位置偏根方	1. 关键区浅凹型，较小唇侧向突度 2. 次关键区微凹型	
邻面		微凹型，参考天然牙突度	
舌腭侧	软组织完好	平直浅凹型，模拟邻牙腭侧轮廓，实现二者之间平滑过渡	
	软组织略有缺陷	1. 关键区参考天然牙突度 2. 次关键区微凹型	

三、龈外展隙的设计

在前面的章节中，我们已经了解了后牙区种植修复体需要打开龈外展隙，以便于患者自我清洁，那么，**前牙美学区种植修复体的龈外展隙设计与后牙区比较有什么不同呢？** 我们先来看这样一个病例。

患者 E_4，女，25 岁，22 缺失，完成 22 种植术后 6 个月左右复查 CBCT，在确认 22 种植体周骨结合良好后，选择直接行最终修复，最终修复体戴牙后口内如图 4-1-33 所示。我们不难发现，22 最终修复体近远中均预留了一定的龈外展隙空间。一方面，前牙区 1mm 以内的"黑三角"一般不会被轻易察觉，尤其是对于低位笑线和中位笑线的患者，适当预留龈外展隙空间并不影响其前牙种植修复的美学效果；另一方面，龈乳头在完成最终修复后还具有一定的塑形潜力，适当打开龈外展隙可避免侵占龈乳头的生长空间，有利于远期美学效果的稳定。

那么，按照这样的设计原则，患者 22 龈乳头形态会发生怎样的改变呢？如图 4-1-34 所示，患者 E$_4$ 戴牙半年后复诊，22 近远中龈乳头进一步向冠方生长，龈外展隙空间被龈乳头充盈，"黑三角"得到了一定程度的改善，患者对最终修复体及牙龈形态表示满意。

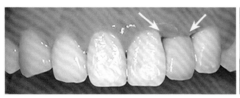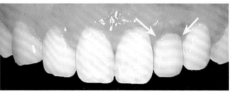

图 4-1-33　22 最终修复体颈部近远中预留适当龈外展隙空间（黄色箭头示"黑三角"）

图 4-1-34　戴牙半年复查见 22 最终修复体颈部近远中"黑三角"消失（黄色箭头示）

因此，对于前牙美学区修复体外展隙的设计，笔者建议适当预留龈外展隙空间，避免侵占龈乳头的生长空间，为远期的美学效果提供保障。

四、形态的设计

患者 F$_4$，男，56 岁，21 因慢性根尖周炎拔除而行即刻种植，在完成二期手术后，患者选择直接进行最终修复，戴牙后口内如图 4-1-35 所示。大家觉得这样的美学区修复体是理想的吗？答案当然是否定的，观察患者口内情况，不难发现 21 修复体形态与对侧同名牙不协调，对侧同名牙为卵圆形，而 21 修复体为方圆形，尽管 21 修复体龈缘与 11 龈缘高度相一致，修复体也进行了个性化染色，但修复体形态的差异仍在一定程度上影响了患者前牙的美观效果。

同样的，患者 G$_4$，男，34 岁，21 最终修复体相较于对侧同名天然牙 11 切端位置较短（图 4-1-36），两者切端位置在高度上存在 1mm 左右的差距。尽管患者 G$_4$ 在经历了临时修复体塑形后，已经获得了良好的穿龈形态和龈乳头形

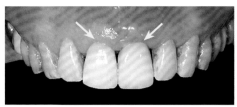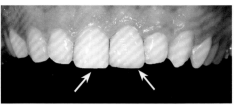

图 4-1-35　21 最终修复体为方圆形,而对侧同名天然牙 11 为卵圆形,两侧同名牙不协调(黄色箭头示修复体、对侧同名天然牙形态)

图 4-1-36　21 最终修复体切端位置较对侧天然牙 11 短,与对侧同名天然牙不协调(黄色箭头示修复体、对侧同名天然牙的切端位置)

态，但由于最终修复体形态设计不佳，仍无法获得一个良好的前牙美观效果。

综上所述，笔者建议前牙美学区修复体形态的设计还应充分考虑对侧同名牙的形态，以获得一个良好、协调的前牙美观效果。

五、咬合的设计

患者 H₄，男，32 岁，戴牙 1 年后因修复体脱落而就诊。医师 H₄ 在排除基台粘接高度不足、患者不良咬合习惯等因素后，对 11 种植修复体进行临时粘接，在咬合检查时发现患者前伸𬌗时，11 腭侧远中存在咬合高点（图 4-1-37），在对 11 种植修复体重新粘接后进行调𬌗，保证前伸𬌗时天然牙与 11 种植修复体共同引导，且以天然牙为主要引导，可见调𬌗后 11 种植修复体腭侧远中咬合高点消失（图 4-1-38）。

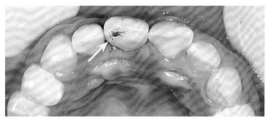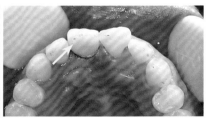

图 4-1-37　11 种植修复体戴牙后脱落,咬合检查见 11 腭侧远中咬合高点(黄色箭头示)

图 4-1-38　11 种植修复体重新粘接后调𬌗,咬合检查见 11 腭侧远中无咬合高点(黄色箭头示 11 种植修复体腭侧远中咬合高点消失)

由上述病例可见，咬合设计是种植修复中的重要环节，不良的咬合关系会加快修复体脱落、边缘骨吸收等并发症的发生。种植修复的咬合设计要从咬合力的大小、方向、分散和骨组织支持等方面综合考量，并且应重视种植修复的定期复查和咬合调整，保护种植体和周围骨组织，维持修复体的长期稳定性。

对于种植体的咬合设计，应遵循"轻咬合不接触，重咬合轻接触"的原则，在前牙美学区的种植设计中，还应注意避免非轴向力的干扰，若种植牙为中切牙或侧切牙，前伸运动时种植单冠需要与天然牙共同引导，但引导痕迹弱于天然牙；侧方运动时可形成理想的尖牙保护殆，种植牙此时脱离接触，避免侧向力；若种植牙为尖牙，前伸运动时应没有咬合印迹，侧方运动引导则应避免设计成尖牙保护殆，而是设计为与相邻的前磨牙共同引导，形成组牙功能殆。

对于前牙美学区种植体支持式固定桥的咬合设计，笔者建议设计为基牙、桥体共同引导，即在牙尖交错殆或功能运动时，100μm厚咬合纸检查咬合接触均匀，12μm厚咬合纸检查无咬合印迹。

六、其他美学要素的考量

（一）比色

前牙区的种植修复常常将美学作为最主要的治疗目标，最终修复体的颜色直接影响最终美学效果（图4-1-39）。比色是实现修复体颜色与邻牙相协调的重要步骤，目前口腔摄影已广泛用于记录及传递患者的比色信息，在《口腔种植规范化治疗清单——单颗牙和多颗牙的种植治疗》一书第四章第五节中，通过临床病例的方式向大家阐述了美学区域肉眼比色及口腔摄影的步骤要点与方法，这里我们进行简单的回顾和补充。

前牙美学区比色通常将目标牙体分为三个部分，即颈部、体部和切端，对每个区域分别进行比色（图4-1-40）。为了得到最精确的结果，需要按照明度（value）（图4-1-41）、饱和度（chroma）（图4-1-42）及色相（hue）（图4-1-43）的步骤进行比色。

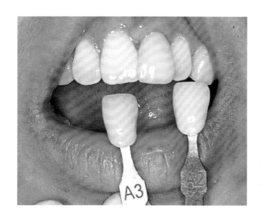

图 4-1-39 患者第一次比色时没有使用滤光罩,21修复体整体偏白

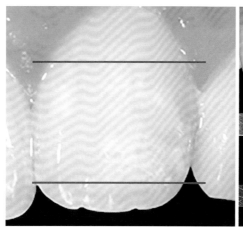

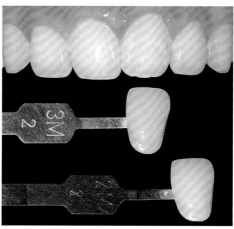

图 4-1-40 目标牙齿三分区比色

图 4-1-41 确定目标牙齿的明度

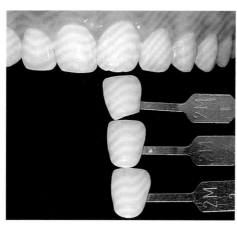

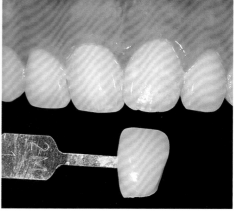

图 4-1-42 确定目标牙齿的饱和度

图 4-1-43 最终确定目标牙齿的色相

在进行口腔摄影时，需要注意以下六点。

1. 在拍摄目标牙齿的同时，需要将比色片纳入，并将相应的颜色编号清晰地展现出来，作为技师选色配色时的参考。

2. 将比色片和目标牙齿位于同一冠状平面，确保两者背景颜色相同。

3. 在分区比色拍摄时，比色片和目标牙齿对应的区域应该尽量地靠近，对切端和体部进行比色时，比色片和牙齿应该保持切对切的状态（图 4-1-44），在对颈部进行比色时，则应将比色片和牙齿颈部保持相对的状态（图 4-1-45）。

4. 拍摄时，有条件者应尽量在口内放置标准黑或标准灰的背景板，避免口腔内颜色对比色造成干扰（图 4-1-46）。

5. 原则上一张比色照片内只放置一片比色片，多片比色片则需要拍摄多张照片。切忌在同一画面内放置过多比色片，避免技师在参考时产生视觉疲劳及视觉误差（图 4-1-47）。

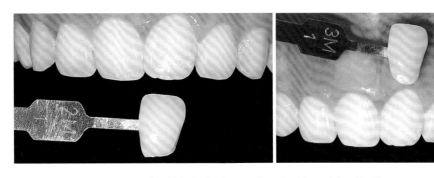

图 4-1-44　对比天然牙切端和体部颜色时，需要将比色片与牙齿切对切放置

图 4-1-45　对比天然牙颈部颜色时，需要将比色片颈部对天然牙颈部放置

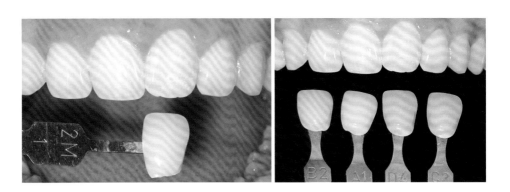

图 4-1-46　比色时没有背景板，口腔内的颜色容易对比色造成干扰

图 4-1-47　照片中纳入过多比色片，容易造成技师在参考时产生视觉疲劳及视觉误差

6. 根据不同修复类型、不同修复体材料及不同基牙颜色，合理选择基牙比色板进行比色，以便统一化设计（图 4-1-48，图 4-1-49）。

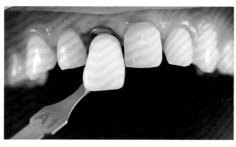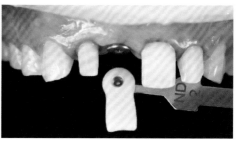

图 4-1-48　11 种植修复体比色,拟行全瓷基台与氧化锆全瓷冠修复

图 4-1-49　12 天然牙牙本质比色,拟行氧化锆全瓷冠修复

（二）个性化设计

在通过口腔摄影向技师传递比色信息的同时，我们还需要关注不同患者的个性化特征，以有助于实现个性化的美学修复。

患者 I_4，男，36 岁，21 残根缺损齐龈，无法保留，拟行种植修复，上颌前牙存在明显的散在间隙（图 4-1-50）。在患者拒绝正畸、贴面等方案，要求维持目前牙列形态的前提下，医师 I_4 在设计 21 种植修复体时，在 21 近远中均预留了与对侧同名天然牙 11 对称的散在间隙（图 4-1-51），患者对修复效果表示非常满意。

对于合并有牙周炎的患者，由于牙槽骨吸收、牙龈退缩，天然牙牙根可有不同程度的暴露，这个时候为了获得个性化的美学效果，我们往往会将种植修复体设计为根形（图 4-1-52），模拟天然牙牙根暴露的情况，以此达到以假乱真的效果。

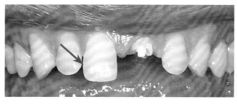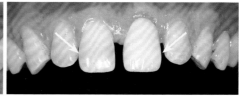

图 4-1-50　21 残根,缺损齐龈,上颌前牙散在间隙（红色箭头示 11 远中间隙）

图 4-1-51　21 修复体近远中预留与对侧同名天然牙 11 对称的散在间隙（黄色箭头示 21 远中间隙与 11 相协调）

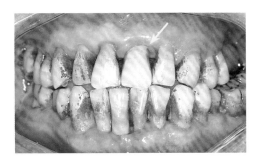

图 4-1-52　11 牙龈退缩、牙根暴露,21 种植修复体设计为根形(黄色箭头示 21 修复体根形设计)

(三)医技沟通

在前牙美学区种植修复的病例中,除了需要提供后牙常规需要的比色照片及设计加工单,往往还需要提供患者的动态信息、整体的照片信息,以及最初的修复体设计(图 4-1-53),帮助指导修复体的设计,如患者面照(静息状态、微笑状态、大笑状态)、面部扫描、电子面弓、数字化微笑设计(digital smile design,DSD)设计,动静结合,"以终为始",从而达到良好传递临时牙信息及最终修复体设计信息的目的(图 4-1-54)。

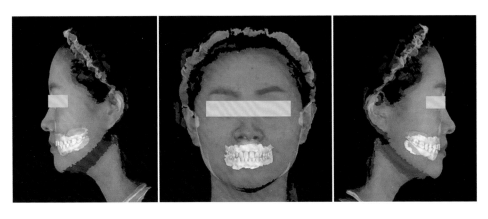

图 4-1-53　向技师提供最初修复体设计及患者面照,指导最终修复体设计

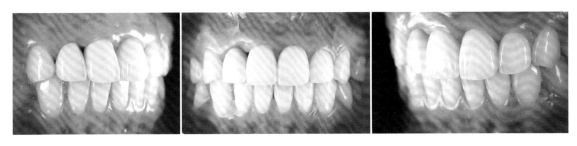

图 4-1-54　完成 11 种植修复体,12、21、22 全冠修复体戴牙,获得良好美学修复效果

第二节 美学区种植修复戴牙的流程

一、单颗粘接固位种植修复戴牙

前文已经详细介绍了美学区修复体的设计原则、基台的选择、个性化设计及其他美学考量因素，**那么美学区种植修复戴牙的基本流程是怎样的呢？**接下来我们将通过一例 21 缺失的临床病例，向大家展示美学区修复体戴牙的要点。

患者 J_4，男，35 岁，21 缺失，前期已完成种植手术、二期手术、取模等流程，现计划进行最终修复。

（一）模型检查

与前面章节中后牙的戴牙流程一样，美学区修复体戴牙前也需要提前完成模型检查工作。笔者推荐的模型检查流程为从根方至冠方逐步检查基台和修复体，具体如下。

1. 基台各面粘接高度　应≥5mm，且检查正唇侧是否已进行标记（图 4-2-1）。若唇腭侧无法满足粘接高度需要，则应尽量增加其他轴面面积，且轴面可增加固位沟槽。

2. 瓷层空间　基台与对颌牙之间至少有 0.7mm 空间容纳氧化锆全瓷瓷层。

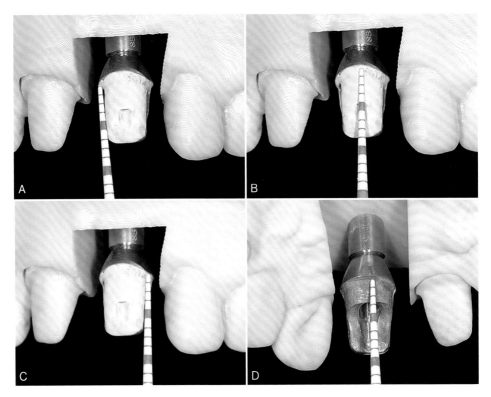

图 4-2-1　21 基台各面粘接高度检查

A. 基台近中粘接高度为 6.5mm；B. 基台唇侧粘接高度为 8.0mm；C. 基台远中粘接高度为 7.0mm；D. 基台腭侧粘接高度为 3.0mm。

3. 牙冠固位力　基台具有一定的抗修复体旋转作用，牙冠不能在基台上出现明显相对旋转。

4. 检查修复体外部形态，应具有良好的穿龈形态。

5. 修复体位置及形态应与余留天然牙协调，唇腭面突度适当，邻面形态与天然牙相近（图 4-2-2）。

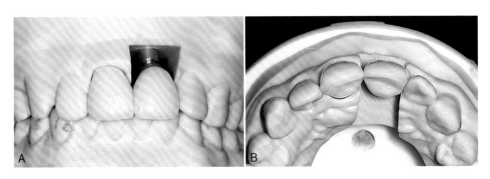

图 4-2-2　修复体形态检查

A. 修复体形态与天然牙协调；B. 修复体唇腭面突度适当

（二）口内检查及戴牙物品准备

对于有临时修复体塑形牙龈的病例，应该在戴牙前检查牙龈塑形的情况，理想状态下的牙龈塑形应该达到如下要求（图4-2-3，图4-2-4）。

1. 种植临时修复体牙龈高度与对侧同名牙牙龈高度一致。

2. 临时修复体牙龈边缘曲线与对侧同名牙协调对称。

3. 临时修复体近远中无"黑三角"，龈乳头充填满意。

4. 牙龈唇侧丰满度与邻牙协调一致。

5. 种植体周形成稳定的角化黏膜。

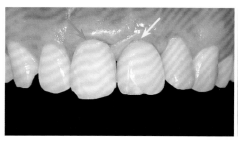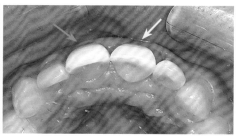

图4-2-3 21种植临时修复体龈缘与11临时修复体龈缘相近（黄色箭头示21种植临时修复体龈缘，绿色箭头示11临时修复体龈缘）

图4-2-4 21种植临时修复体唇侧丰满度与11临时修复体唇侧丰满度相近（黄色箭头示21种植临时修复体唇侧丰满度，绿色箭头示11临时修复体唇侧丰满度）

除此之外，还应该检查患者口腔卫生情况，种植术区及天然牙的黏膜是否存在红肿、出血、溢脓等炎症表现。

确认修复体及模型无误后，即可预约患者复诊，检查口腔卫生及种植牙软组织愈合良好后，需要进行戴牙物品准备（图4-2-5），包括抛光及调磨器械、牙科低速涡轮手机、牙科高速涡轮手机、封孔材料、相应种植系统的螺丝刀及扭矩扳手、树脂、咬合纸夹、厚度测量尺、牙线、12μm红色咬合纸、40μm咬合纸、100μm蓝色及红色咬合纸、光固化灯，以及检查后的种植模型、基台和牙冠等。

最终修复的前期准备工作完成后，下面就可以开始正式戴牙流程，**那么具体的步骤是怎样的呢？**

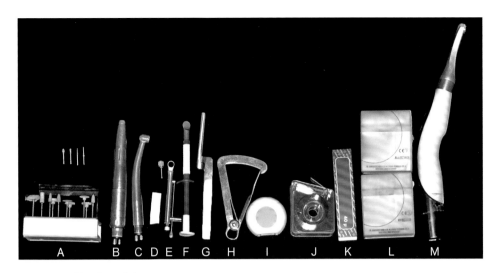

图 4-2-5　戴牙物品准备

A. 抛光及调磨器械；B. 牙科低速涡轮手机；C. 牙科高速涡轮手机；D. 封孔材料；E. 相应种植系统的螺丝刀及扭矩扳手；F. 树脂；G. 咬合纸夹；H. 厚度测量尺；I. 牙线；J. 12μm 红色咬合纸；K. 40μm 咬合纸；L. 100μm 蓝色及红色咬合纸；M. 光固化灯。

（三）基台就位

就位基台的步骤如下。

1. 利用相应种植系统的螺丝刀取下愈合基台，生理盐水冲洗牙龈袖口（图 4-2-6）。

2. 基台在口外消毒后，于口内就位，根据基台正颊侧标记，利用就位树脂 key，在口内就位修复基台（图 4-2-7）。

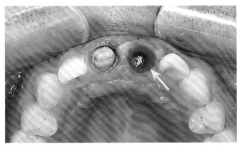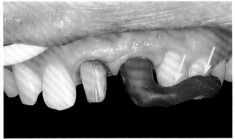

图 4-2-6　取下愈合基台，检查并充分清洁牙龈袖口（黄色箭头示牙龈袖口良好）

图 4-2-7　基台口内就位，利用树脂 key 验证基台是否完全就位（黄色箭头示树脂 key 与邻牙牙尖密合）

3. 基台-种植体连接处存在抗旋结构，轻轻旋转基台就位，若标记正对唇侧，说明水平向关系转移准确无误。

4. 若基台就位后发现标记未正对唇侧，则说明种植体在模型中的位置与实际位置不一致，水平向关系转移出现误差，应重新取模。

（四）试戴牙冠

试戴牙冠时可用探针检查牙冠与基台边缘的密合性，此时牙冠与基台之间应无明显台阶，探针可顺利划过牙冠与基台连接处且无卡顿。若牙冠无法顺利就位，应该如何处理呢？

在牙冠试戴的过程中，邻牙的阻力可能导致牙冠无法就位。此时可借助40μm咬合纸判断出阻挡牙冠就位的近远中邻面高点，通过调磨修复体的高点来解除阻力。笔者建议，调磨至牙线可有阻力地通过邻面且不拉丝（图4-2-8，图4-2-9）。

（五）根尖片辅助检查

当去除所有阻力，牙冠就位后，是否可以直接进行咬合调整呢？笔者认为，可先利用临时粘接水门汀对牙冠进行临时粘接，通过根尖片确定基台和牙冠是否完全就位。具体需要观察牙冠与修复基台之间、修复基台与种植体之间有无低密度影像，应保证各部分之间密合无缝隙（图4-2-10）。

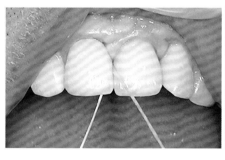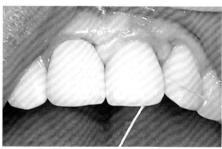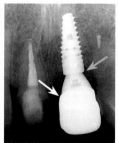

图 4-2-8 近中邻接良好,单股牙线有阻力通过且不拉丝

图 4-2-9 远中邻接良好,单股牙线有阻力通过且不拉丝

图 4-2-10 根尖片示基台与修复体就位(黄色箭头示修复体与基台间密合无缝隙,绿色箭头示基台与种植体间密合无缝隙)

（六）调磨咬合

在确认基台及牙冠已准确就位后，即可进行调𬌗操作。美学区单颗种植牙的咬合调整应该注意什么呢？

美学区种植修复应遵循种植修复的一般原则，即种植牙咬合轻于天然牙（图 4-2-11~图 4-2-16）。

1. 牙尖交错𬌗　前牙咬合一般为牙尖交错位轻接触或不接触，表现为用 12μm 红色咬合纸检查应完全没有咬合印迹，用 100μm 蓝色咬合纸检查不应有明显的咬合印迹（图 4-2-11，图 4-2-14）。

2. 侧方𬌗

（1）若种植牙为中切牙或侧切牙，侧方运动时种植体不参与引导，即种植牙此时脱离接触，避免侧向力（图 4-2-12）。

（2）若种植牙为尖牙，笔者常常设计为尖牙与相邻的前磨牙共同引导，形成组牙功能𬌗（图 4-2-15）。

3. 前伸𬌗

（1）若种植牙为中切牙或侧切牙，前伸运动时需要与其他牙齿共同引导，引导痕迹弱于天然牙（图 4-2-13）。

（2）若种植牙为尖牙，前伸运动时应没有咬合印迹（图 4-2-16）。

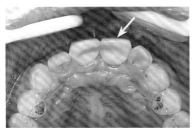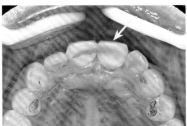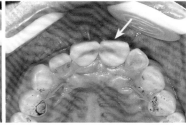

图 4-2-11　牙尖交错𬌗（黄色箭头示 21 种植牙咬合轻接触，无明显咬合印迹，绿色箭头示天然牙咬合印迹，为蓝色印迹与红色印迹重叠的重咬合）

图 4-2-12　侧方𬌗（黄色箭头示 21 种植牙无咬合印迹，绿色箭头示天然牙咬合印迹）

图 4-2-13　前伸𬌗（黄色箭头示 21 种植牙咬合印迹，绿色箭头示天然牙咬合印迹）

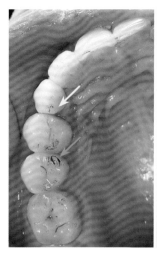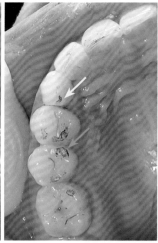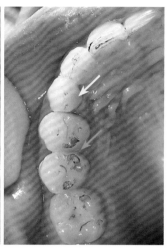

图 4-2-14　牙尖交错𬌗（黄色箭头示 13 种植牙咬合轻接触，为均匀分布的蓝色印迹，绿色箭头示天然牙咬合印迹，为蓝色印迹与红色印迹重叠的重咬合）

图 4-2-15　侧方𬌗（黄色箭头示 13 种植牙咬合印迹，绿色箭头示天然牙咬合印迹）

图 4-2-16　前伸𬌗（黄色箭头示 13 种植牙无明显咬合印迹，绿色箭头示天然牙咬合印迹）

（七）施加扭矩负荷和封闭螺丝孔

与后牙戴牙流程不同的是，美学区粘接固位的修复体可能无法在腭侧开孔，因此在完成调𬌗之后，即可对基台施加扭矩负荷（图 4-2-17），并利用封孔材料封闭螺丝孔。对于不同厂家的植体，修复基台施加扭矩负荷的大小、次数、是否敲击固位等要求不同，应严格按照种植体厂家说明施加扭矩负荷。

对于该病例所使用的种植系统，施加扭矩负荷需要一次到位，反复施加扭矩负荷容易造成中央螺丝疲劳，增加机械并发症的风险。

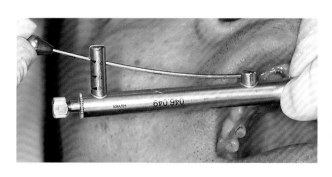

图 4-2-17　基台施加扭矩负荷

（八）粘接牙冠

对基台施加扭矩负荷和封闭螺丝孔后，即可对牙冠进行抛光、清洁、消毒、干燥，并进行永久粘接。

对于聆面有螺丝开孔的后牙修复体，可以在粘接牙冠后取下基台，口外操作清除粘接剂，然而美学区可能存在牙冠无法设计开孔的病例，并且美学区修复体的穿龈较深，这也加大了口内去除粘接剂的难度，我们先来看一个病例。

患者 K_4，男，63 岁，11、21 行种植修复（图 4-2-18），3 个月后相邻的天然牙出现松动。根尖片辅助检查可见 12 骨吸收至根尖 1/3，且 11 种植体远中出现骨吸收（图 4-2-19）。在进行 12 位点保存术时，发现 11 修复体颈部残留了粘接剂（图 4-2-20），考虑这可能是骨吸收的原因之一。因此，去净残留粘接剂对维持种植牙的远期健康来说至关重要。

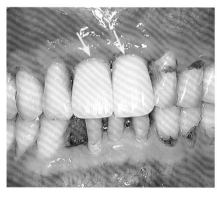 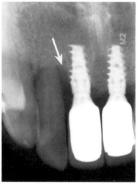 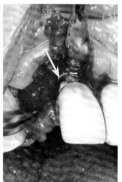

图 4-2-18　戴牙 3 个月复查唇面观（黄色箭头示 11、21 种植修复体）

图 4-2-19　戴牙 3 个月复查根尖片（黄色箭头示 11 种植体远中骨吸收）

图 4-2-20　12 位点保存术唇面观（黄色箭头示 11 修复体颈部有粘接剂残留）

那么，在临床中应该如何去除残留的粘接剂呢？以下将分别介绍临床中常见的去除粘接剂的方法，笔者建议在粘接牙冠时综合使用下述方法去除修复体周围残留的粘接剂。

1. 排溢孔　对于基台边缘位于唇侧牙龈下 1mm 以内的粘接固位，可选择在修复体加工制作时设计排溢孔（图 4-2-21），并在局麻下，尽量直视以彻底清除残留粘接剂。

2. 粘接代型法　对于修复体无法开排溢孔的前牙修复体，可以制作粘接代型进行预粘接（图 4-2-22），粘接代型可以选择椅旁制作或加工厂制作。

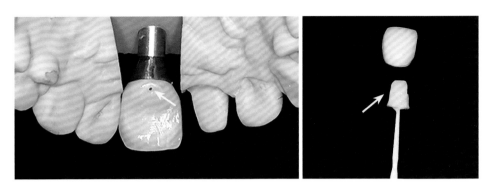

图 4-2-21　21 修复体模型检查腭面观（黄色箭头示 21 修复体腭侧排溢孔）

图 4-2-22　黄色箭头示粘接代型

如果选择椅旁制作粘接代型，具体步骤如下。

（1）首先在牙冠内侧涂一层凡士林，形成一薄层。

（2）于口外在牙冠内注入速凝树脂。

（3）将固位柄放入尚未凝固的临时修复材料中充当手柄，直至速凝树脂完全固化后取出，以形成粘接代型。

如果是加工厂制作的粘接代型，在粘接前需要提前试戴内冠密合度，必要时需要微调粘接代型，避免将较多粘接剂挤出，导致最终修复体的粘接力不足。

3. 预埋牙线　对于基台边缘位于牙龈下 1mm 以内的病例，还可以通过预埋牙线的方式（图 4-2-23），帮助去除残留的粘接剂，具体操作如下。

（1）首先在两侧邻牙的龈沟内预埋牙线。

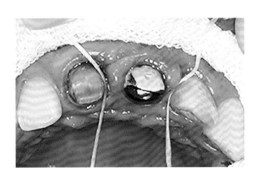

图 4-2-23　口内粘接前，邻牙龈沟内预埋牙线

（2）牙冠就位时应缓缓压到位，使粘接剂逐渐溢出。

（3）牙冠完全就位后，先用小棉球擦去溢出的粘接剂。

（4）随后利用牙线带出残余的粘接剂，此时应注意从唇/颊侧拉出牙线，不能从秴方拉出，以免给牙冠脱位力。

最终粘接牙冠时，笔者建议综合使用上述方法进行美学区修复体的粘接，推荐的粘接牙冠的步骤如下。

1. 在两侧邻牙的龈沟内预埋牙线。

2. 粘接剂薄薄一层涂于牙冠组织面，先就位粘接代型，清理溢出的粘接剂。

3. 缓慢将牙冠就位于口内，利用小棉球去除颈部溢出的粘接剂，探针检查边缘是否密合，判断牙冠是否就位。

4. 助手辅助压住牙冠，医师使用牙线去除邻面残留的粘接剂，等待粘接剂彻底硬固。

5. 完成永久粘接后（图4-2-24，图4-2-25），再次检查咬合。

建议患者戴牙后1个月、3个月、6个月、1年及此后每年进行定期复查，及时发现并处理可能的并发症（视频7）。

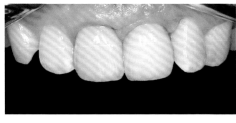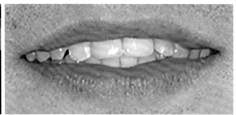

图4-2-24　完成戴牙口内照

图4-2-25　完成戴牙口外照

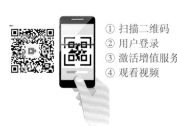

① 扫描二维码
② 用户登录
③ 激活增值服务
④ 观看视频

视频7　美学区单颗粘接固位种植修复戴牙流程

二、单颗螺丝固位种植修复戴牙

在笔者临床工作中，前牙区螺丝固位方式主要为基台与修复体作为一体化冠整体通过螺丝与种植体相连接（图 4-2-26，图 4-2-27）。这种方式省略了口内粘接的步骤，椅旁操作较为简单，下面将介绍此种固位方式的前牙修复体的戴牙流程。

患者 L_4，男，27 岁，21 缺失，前期已完成种植手术、二期手术、取模等流程，现计划进行最终修复。

单颗螺丝固位修复体戴牙的模型检查、口内检查、物品准备、取下愈合基台等步骤，与单颗粘接固位修复体戴牙的步骤类似，因此本部分将从修复体就位开始介绍。

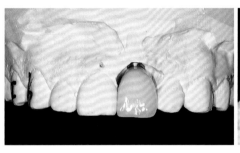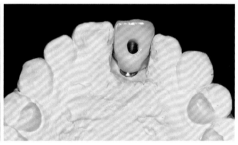

图 4-2-26　21 基台-修复体一体化冠模型就位唇面观

图 4-2-27　21 基台-修复体一体化冠模型就位腭面观

（一）修复体就位

1. 取下临时修复体，生理盐水冲洗牙龈袖口（图 4-2-28）。

2. 螺丝固位一体化冠就位于口内，用螺丝固位基台专用的螺丝刀旋紧基台螺丝。

3. 若出现修复体螺丝拧 1~2 圈时阻力缓慢增加，等待片刻（通常 30 秒以上）还能再次用手拧紧，且中央螺丝可以进一步轻微旋入的情况，则说明邻接过紧或存在软组织阻力。此时应该调磨邻接，并去除软组织阻力，方法同粘接固位修复体戴牙中的牙冠就位。

4. 注意在完全被动就位之前，不可以最大扭矩拧紧修复体螺丝，以避免反复施加扭矩负荷导致的基台中央螺丝疲劳。

（二）根尖片辅助检查

确认无软组织阻力且邻接关系适宜后，拍摄根尖片检查修复体的就位情况（图 4-2-29）。

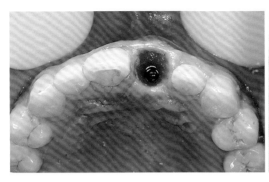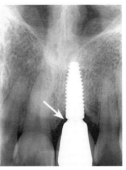

图 4-2-28　取下临时修复体，检查并充分清洁牙龈袖口

图 4-2-29　根尖片示基台-修复体一体化冠就位（黄色箭头示基台与种植体间密合无缝隙）

（三）调磨咬合

螺丝固位修复体的咬合调整与粘接固位修复体一致。

（四）施加扭矩负荷及封闭螺丝孔

不同种植体系统的中央螺丝的预紧力不同，必须严格根据厂家要求对基台施加扭矩负荷。达到推荐扭矩后，用封孔材料封闭中央螺丝孔，再用树脂充填封闭牙冠的开孔。

（五）再次检查咬合

牙尖交错𬌗、侧方𬌗、前伸𬌗时，树脂充填处均不应有咬合接触点。图 4-2-30 和图 4-2-31 示最终修复完成的效果。

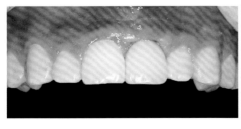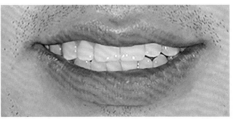

图 4-2-30　完成戴牙口内照

图 4-2-31　完成戴牙口外照

建议患者戴牙后1个月、3个月、6个月、1年及此后每年进行定期复查，及时发现并处理可能的并发症（视频8）。

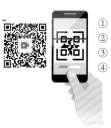
① 扫描二维码
② 用户登录
③ 激活增值服务
④ 观看视频

视频8 美学区单颗螺丝固位种植修复戴牙流程

三、联冠/固定桥种植修复戴牙

（一）模型检查

与美学区单冠的戴牙流程一样，美学区联冠/固定桥也需要在戴牙前进行模型检查，笔者推荐从根方至冠方依次进行检查。

1. 基台各面粘接高度　应≥5mm，且检查正唇侧是否已进行标记。若唇腭侧无法满足粘接高度需要，应尽量增加其他轴面面积，且轴面可增加固位沟槽。

2. 瓷层空间　基台与对颌牙之间至少有0.7mm空间容纳氧化锆全瓷瓷层。

3. 牙冠固位力　各基台呈预备体形态，为上部牙冠提供固位力。

4. 检查修复体外部形态，应具有良好的穿龈形态。

5. 修复体位置及形态应与余留天然牙协调，唇腭面突度适当，邻面形态与天然牙相近。

6. 修复体之间的龈外展隙形态合适，为龈乳头留出空间，但不应形成明显的"黑三角"。

下面我们来看这样一个病例。

患者M_4，女，52岁，13—23缺失。医师M_4计划分别行11—13及21—23固定桥修复，在设计时医师M_4考虑留出11与21龈乳头的生长空间（图4-2-32），但在口内试戴时发现11、21间龈外展隙过大，导致出现了明显的"黑三角"（图4-2-33），故重新调改修复体外形，缩小11、21之间的龈外展隙，最终达到一个令人满意的效果（图4-2-34）。

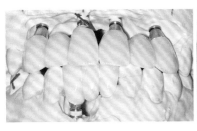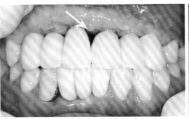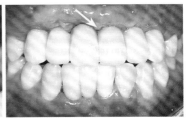

图 4-2-32　修复体模型就位（红色箭头示 11、21 间龈外展隙）

图 4-2-33　修复体口内就位（黄色箭头示 11、21 间"黑三角"过大）

图 4-2-34　调改修复体外形后重新口内就位（黄色箭头示 11、21 间无"黑三角"）

（二）口内检查及戴牙物品准备

戴牙前应该检查患者的口腔卫生情况，种植术区及天然牙的黏膜是否存在红肿、出血、溢脓等炎症表现。对于有临时修复体塑形牙龈的病例，还应该在戴牙前检查牙龈塑形的效果，牙龈塑形的理想状态与单冠修复一致。美学区联冠/固定桥的戴牙物品准备也与单颗种植修复戴牙一致。

（三）基台就位

就位基台的步骤如下。

1. 利用相应种植系统的螺丝刀取下愈合基台，生理盐水冲洗牙龈袖口。

2. 基台在口外消毒后，于口内就位，根据基台正唇侧标记，利用树脂 key 辅助在口内就位修复基台（图 4-2-35）。

3. 基台-种植体连接处存在抗旋结构，轻轻旋转基台就位，若标记正对唇侧，说明水平向关系转移准确无误。

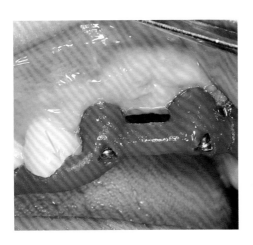

图 4-2-35　基台口内就位，利用树脂 key 验证基台是否完全就位（黄色箭头示树脂 key 与邻牙牙尖密合）

4. 若基台就位后发现标记未正对唇侧，则说明种植体在模型中的位置与实际位置不一致，水平向关系转移出现误差，应重新取模。

（四）试戴牙冠

试戴牙冠时可用探针检查牙冠与基台边缘的密合性，此时牙冠与基台之间应无明显台阶，探针可顺利划过牙冠与基台连接处且无卡顿。

在牙冠试戴的过程中，邻牙的阻力可能导致牙冠无法就位，此时可借助40μm咬合纸判断出阻挡牙冠就位的近远中邻面高点，调磨修复体的高点来解除阻力。笔者建议，调磨至牙线可有阻力地通过邻面且不拉丝。

（五）根尖片辅助检查

确认无软组织阻力且邻接关系适宜后，利用临时粘接水门汀对牙冠进行临时粘接，拍摄根尖片检查修复体的就位情况（图4-2-36~图4-2-38）。

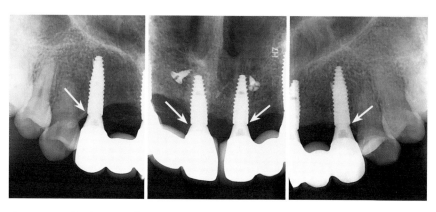

图 4-2-36　戴牙根尖片（黄色箭头示 13 基台与种植体间密合无缝隙）

图 4-2-37　戴牙根尖片（黄色箭头示 11、21 基台与种植体间密合无缝隙）

图 4-2-38　戴牙根尖片（黄色箭头示 23 基台与种植体间密合无缝隙）

（六）调磨咬合

在确认基台及牙冠已准确就位后，即可进行调𬌗操作。美学区联冠/固定桥的咬合调整要注意些什么呢？笔者建议，咬合调整至种植体支持式的联冠/固定桥与天然牙共同引导。

1. 牙尖交错𬌗　前牙咬合一般为牙尖交错位轻接触或不接触，表现为用12μm红色咬合纸检查应完全没有咬合印迹，用100μm蓝色咬合纸检查不应有明显的咬合印迹（图4-2-39）。

2. 侧方殆　若种植牙为中切牙或侧切牙，侧方运动时应以多颗天然牙为引导，即种植牙此时脱离接触，避免侧向力（图 4-2-40，图 4-2-41）；若种植牙包括尖牙，此时应以种植牙与相邻的天然牙共同引导。

3. 前伸殆　前伸运动时需要种植牙和天然牙共同引导，且种植牙的引导痕迹淡于天然牙（图 4-2-42）。

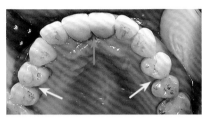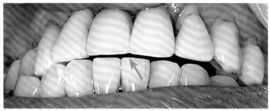

图 4-2-39　牙尖交错殆（绿色箭头示 11、21 修复体无明显咬合印迹，黄色箭头示天然牙前磨牙区咬合印迹均匀）

图 4-2-40　右侧侧方殆（绿色箭头示 11、21 修复体脱离接触，黄色箭头示天然牙 12、13 进行引导）

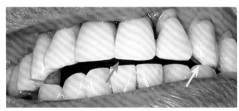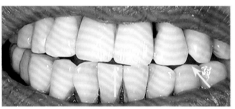

图 4-2-41　左侧侧方殆（绿色箭头示 11、21 修复体脱离接触，黄色箭头示天然牙 23 进行引导）

图 4-2-42　前伸殆（黄色箭头示 11、21 修复体与天然牙 22、23 共同引导）

（七）施加扭矩负荷和封闭螺丝孔

完成调殆之后，即可对基台施加扭矩负荷，并利用封孔材料封闭螺丝孔。对于不同厂家的植体，修复基台施加扭矩的负荷大小、次数，是否敲击固位等要求不同，应严格按照种植体厂家的说明进行操作。

对于该病例所使用的种植系统，施加扭矩负荷需要在修复体调殆之后，反复施加扭矩负荷容易造成中央螺丝疲劳，增加机械并发症风险。

（八）粘接牙冠

对基台施加扭矩负荷和封孔之后，即可对修复体抛光、清洁、消毒、干燥，进行永久粘接。

对于基台边缘位于唇侧牙龈下 1mm 以内的粘接固位，可选择在修复体加工制作时设计排溢孔（图4-2-43），并在局麻下，尽量直视下操作，以彻底清除残留粘接剂。

多单位联冠/固定桥还可以制作粘接代型（图4-2-44）去除残留的粘接剂，同时应该在联冠/固定桥连接体处预留牙线，待粘接剂初步凝固后利用牙线去除基台和牙冠之间剩余的粘接剂。

修复体完成永久粘接后，应再次检查咬合。图 4-2-45 和图 4-2-46 示最终修复完成的效果。

建议患者戴牙后 1 个月、3 个月、6 个月、1 年及此后每年进行定期复查，及时发现并处理可能的并发症。

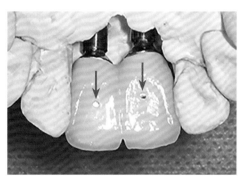
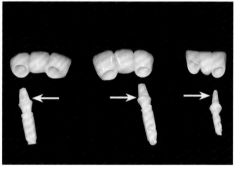

图 4-2-43　修复体模型就位（红色箭头示修复体腭侧排溢孔）

图 4-2-44　黄色箭头示粘接代型

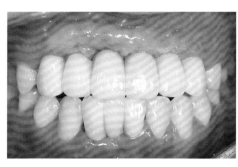
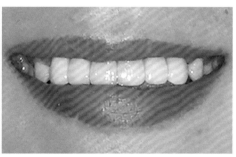

图 4-2-45　完成戴牙口内照

图 4-2-46　完成戴牙口外照

单颗粘接固位种植修复戴牙		
检查要求	落实标准	检查结果
模型检查 （**从根方至冠方**）	1. 基台各面粘接高度　应≥5mm，且正唇侧已进行标记；若唇腭侧无法满足粘接高度需要，应尽量增加其他轴面的粘接面积，且轴面可增加固位沟槽	☐
	2. 瓷层空间　基台与对颌牙之间至少有 0.7mm 空间容纳氧化锆全瓷瓷层	☐
	3. 牙冠固位力　基台具有一定的抗修复体旋转作用，牙冠不能在基台上出现明显相对旋转	☐
	4. 检查修复体外部形态，应具有良好的穿龈形态	☐
	5. 修复体位置及形态应与余留天然牙协调，唇腭面突度适当，邻面形态与天然牙相近	☐
口内检查	1. 若有临时修复体，需要检查牙龈塑形的情况；若无临时修复体，需要检查愈合基台周围的牙龈情况	☐
	2. 口腔卫生状况，邻牙及牙周情况	☐
戴牙步骤	1. 试戴牙冠并去除阻力	
	（1）旋下临时修复体或愈合基台	☐
	（2）生理盐水冲洗牙龈袖口	☐
	（3）利用就位树脂 key、基台标记就位修复基台	☐
	（4）检查、去除戴牙阻力，就位修复体	☐
	2. 确认就位及调𬌗	
	（1）确认修复体形态良好，临时粘接	☐
	（2）根尖片辅助检查基台、牙冠就位情况	☐
	（3）调𬌗，检查牙尖交错𬌗、侧方𬌗、前伸𬌗无干扰	☐
	3. 粘接前准备	
	（1）制作粘接代型	☐
	（2）取下牙冠，抛光、清洁、消毒、干燥牙冠及基台表面	☐
	4. 粘接牙冠	
	（1）施加扭矩负荷	☐
	（2）封孔材料封闭螺丝孔	☐
	（3）邻牙龈沟内预埋牙线	☐
	（4）粘接牙冠	☐
	（5）去除邻面粘接剂	☐
	（6）再次检查咬合	☐

单颗螺丝固位种植修复戴牙		
检查要求	落实标准	检查结果
模型检查	1. 检查修复体外部形态，应具有良好的穿龈形态	☐
	2. 修复体位置及形态应与余留天然牙协调，唇腭面突度适当，邻面形态与天然牙相近	☐
口内检查	1. 若有临时修复体，需要检查牙龈塑形的情况；若无临时修复体，需要检查愈合基台周围的牙龈情况	☐
	2. 口腔卫生状况，邻牙及牙周情况	☐
戴牙步骤	1. 试戴牙冠并去除阻力	
	（1）旋下临时修复体或愈合基台	☐
	（2）生理盐水冲洗牙龈袖口	☐
	（3）螺丝固位一体化冠就位于口内	☐
	（4）检查、去除戴牙阻力	☐
	2. 确认就位及调𬌗	
	（1）根尖片辅助检查基台、牙冠就位情况	☐
	（2）调𬌗，检查牙尖交错𬌗、侧方𬌗、前伸𬌗无干扰	☐
	3. 完成戴牙	
	（1）施加扭矩负荷	☐
	（2）封孔材料封闭螺丝孔	☐
	（3）再次检查咬合	☐

联冠/固定桥种植修复戴牙		
检查要求	落实标准	检查结果
模型检查 （从根方至冠方）	1. 基台各面粘接高度　应≥5mm，且正唇侧已进行标记；若唇腭侧无法满足粘接高度需要，应尽量增加其他轴面的粘接面积，且轴面可增加固位沟槽	☐
	2. 瓷层空间　基台与对颌牙之间至少有 0.7mm 空间容纳氧化锆全瓷瓷层	☐
	3. 牙冠固位力　基台具有一定的抗修复体旋转作用，牙冠不能在基台上出现明显相对旋转	☐
	4. 检查修复体外部形态，应具有良好的穿龈形态	☐
	5. 修复体位置及形态应与余留天然牙协调，唇腭面突度适当，邻面形态与天然牙相近	☐
	6. 修复体之间的龈外展隙形态合适，为龈乳头留出空间，但不应形成明显的"黑三角"	☐

联冠/固定桥种植修复戴牙		
检查要求	落实标准	检查结果
口内检查	1. 若有临时修复体，需要检查牙龈塑形的情况；若无临时修复体，需要检查愈合基台周围的牙龈情况	☐
	2. 口腔卫生状况，邻牙及牙周情况	☐
戴牙步骤	1. 试戴牙冠并去除阻力	
	（1）旋下临时修复体或愈合基台	☐
	（2）生理盐水冲洗牙龈袖口	☐
	（3）利用就位树脂 key、基台标记就位修复基台	☐
	（4）检查、去除戴牙阻力，就位修复体	☐
	2. 确认就位及调𬌗	
	（1）确认修复体形态良好，临时粘接	☐
	（2）根尖片辅助检查基台、牙冠就位情况	☐
	（3）调𬌗，检查牙尖交错𬌗、侧方𬌗、前伸𬌗无干扰	☐
	3. 粘接前准备	
	（1）制作粘接代型	☐
	（2）取下牙冠，抛光、清洁、消毒、干燥牙冠及基台表面	☐
	4. 粘接牙冠	
	（1）施加扭矩负荷	☐
	（2）封孔材料封闭螺丝孔	☐
	（3）修复体预留牙线，邻牙龈沟内预埋牙线	☐
	（4）粘接牙冠	☐
	（5）去除邻面粘接剂	☐
	（6）再次检查咬合	☐

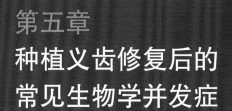

第五章
种植义齿修复后的
常见生物学并发症

前面章节中详细讲述了单颗后牙、连续多颗后牙、美学区种植修复的规范化流程及常见问题，从中不难看出，种植义齿在长期行使功能的过程中，受到患者自身情况、手术操作、种植修复及修复工艺等多方面因素的影响，难免会出现种植体相关并发症。需要注意的是，在从术前设计至最终修复的治疗流程中，每一步的治疗程序均涉及诸多技术选择，而这些技术的选择及操作均可能会影响种植义齿修复的长期效果。

因此，尽管有研究报道，种植体和种植体支持修复体的 5 年及 10 年存留率均可达到 90% 以上，但是在临床工作中，仍有部分患者可能出现种植义齿修复后的生物学并发症，需要医师进行临床治疗（图 5-0-1~图 5-0-7）。

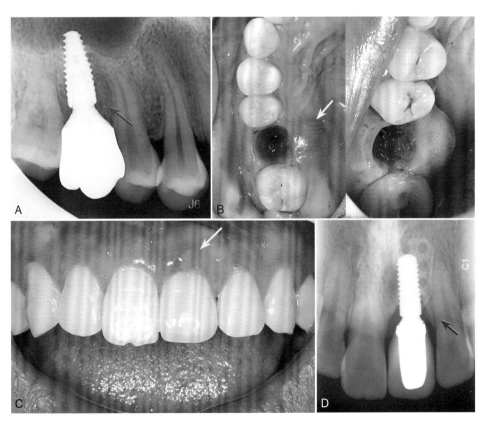

图 5-0-1　种植体周软组织红肿
A. 最终修复后 1 个月复查根尖片示 16 种植体周骨维持稳定（红色箭头示）；B. 最终修复后 1 个月复查，取下修复体后，可见 16 种植体腭侧软组织红肿（黄色箭头示）；C. 最终修复后 5 年复查，21 种植体唇侧软组织红肿（黄色箭头示）；D. 最终修复后 5 年根尖片示 21 种植体周出现碟形骨吸收（红色箭头示）。

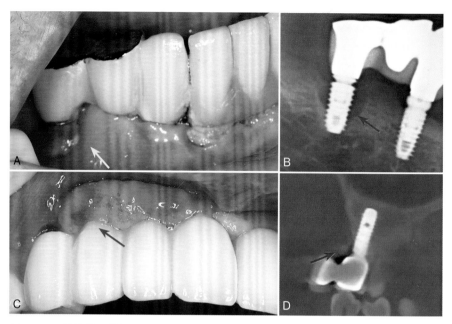

图 5-0-2 种植体周软组织增生

A. 最终修复后 9 年复查,45 种植体颊侧软组织增生(黄色箭头示);B. 最终修复后 9 年复查全口牙位曲面体层片(局部)示 45 种植体周骨吸收至根尖(红色箭头示);C. 最终修复后 4 年复查,12—14 修复体唇侧软组织增生(红色箭头示);D. 最终修复后 4 年复查 CBCT 示 14 种植体颈部牙槽骨出现少量吸收(红色箭头示)。

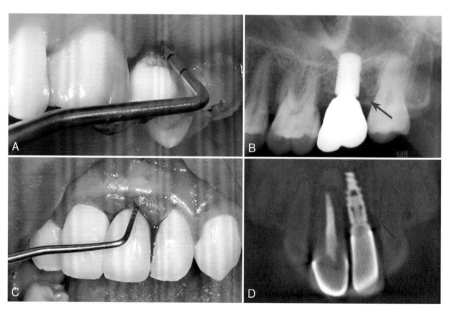

图 5-0-3 种植体周软组织探诊出血

A. 最终修复后 10 个月复查,27 种植体颊侧软组织探诊出血;B. 最终修复后 10 个月复查根尖片示 27 种植体周骨维持稳定(红色箭头示);C. 最终修复后 2 年复查,21 种植体唇侧软组织探诊出血;D. 最终修复后 2 年复查 CBCT 冠状位示 21 种植体周出现碟形骨吸收(红色箭头示)。

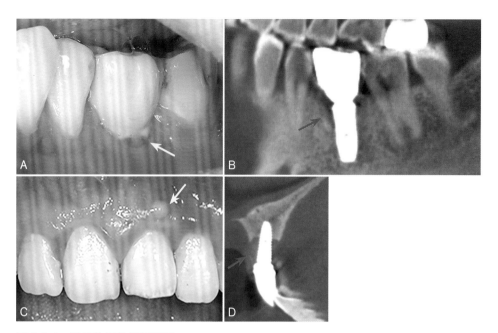

图 5-0-4 种植体周软组织溢脓

A. 最终修复后 5 年复查,36 种植体颊侧软组织溢脓(黄色箭头示);B. 最终修复后 5 年复查 CBCT 矢状位示 36 种植体周出现碟形骨吸收(红色箭头示);C. 最终修复后 8 年复查,21 种植体唇侧软组织存在瘘管,局部溢脓(黄色箭头示);D. 最终修复后 8 年复查 CBCT 矢状位示 21 种植体周严重骨吸收(红色箭头示)。

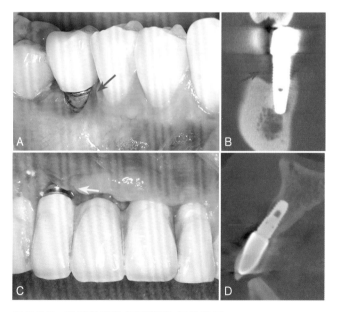

图 5-0-5 种植体周软组织萎缩,螺纹暴露

A. 最终修复后 10 年复查,46 种植体颊侧软组织萎缩,螺纹暴露(红色箭头示);B. 最终修复后 10 年 CBCT 冠状位示 46 种植体周严重骨吸收(红色箭头示);C. 最终修复后 1 年复查,12 种植体唇侧软组织萎缩,螺纹暴露(黄色箭头示);D. 最终修复后 1 年复查 CBCT 矢状位示 12 种植体唇侧骨吸收(红色箭头示)。

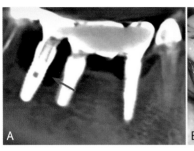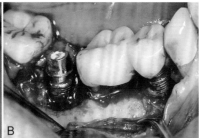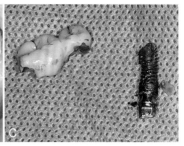

图 5-0-6 47 种植体周严重骨吸收,种植体脱落

A. 最终修复后 5 年复查 CBCT 矢状位示 47 种植体周严重骨吸收(红色箭头示);B. 翻瓣后可见 47 种植体周大量炎性组织;C. 取出 47 种植体。

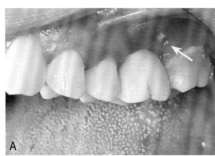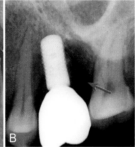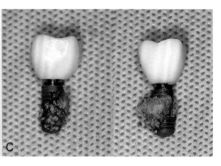

图 5-0-7 26 种植体周严重骨吸收,种植体脱落

A. 最终修复后 2 年复查,26 种植体颊侧软组织存在瘘管,局部溢脓(黄色箭头示);B. 最终修复后 2 年复查根尖片示 26 种植体远中严重骨吸收(红色箭头示);C. 取出 26 种植体,可见大量炎性组织附着。

　　生物学并发症是如何定义的呢?临床中又有哪些常见的生物学并发症呢?

　　种植义齿修复后生物学并发症(biological complications)是指种植体完成骨结合之后,种植体周组织发生的感染性疾病,统称为种植体周组织疾病(peri-implant disease),包括种植体周黏膜炎(peri-implant mucositis)、种植体周炎(peri-implantitis)。

　　那么,是什么原因导致的种植体周炎症呢?临床上是如何定义种植体周黏膜炎和种植体周炎的呢?下面我们将分别进行讨论。

第一节 ▍种植体周黏膜炎的临床诊疗

种植体周黏膜炎作为发生于种植体周软组织的炎症性损害，不禁让人将其与天然牙牙周病中仅累及牙龈组织的龈炎相关联，但种植体周组织与天然牙牙周组织有显著差异。那么，临床中种植体周黏膜炎在致病因素、临床表现及治疗方式上有何不同呢？

一、种植体周黏膜炎的致病因素及临床表现

相信大家在临床中碰到过这样的病例。

患者 A_5，男，65 岁，左侧上颌后牙区种植义齿修复 2 年后复诊，主诉"种植牙周围的牙龈有时候会出血"。口内检查示 25、26 种植体周黏膜红肿，25、26 种植体周颊侧近中、颊侧正中及腭侧探诊深度（probing depth，PD）正常，但 26 种植体远中探诊深度达 8mm，且 25、26 种植体周均伴有龈沟探诊出血（bleeding on probing，BOP）（图 5-1-1~图 5-1-4）。而根尖片显示种植体周骨维持良好，未出现种植体周骨吸收。

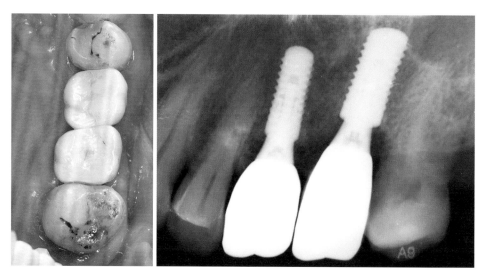

图 5-1-1　最终修复后 2 年复查𬌗面观

图 5-1-2　最终修复后 2 年复查根尖片示 25、26 种植体周骨维持稳定

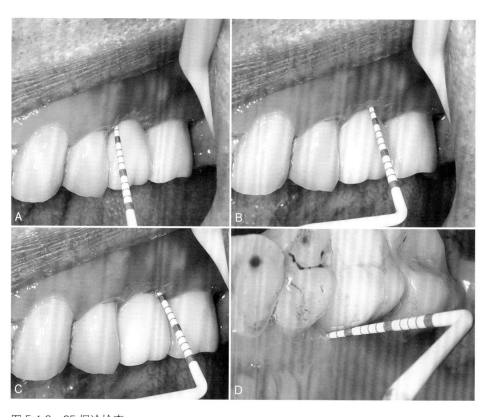

图 5-1-3　25 探诊检查

A. 25 颊侧近中探诊深度为 3.0mm，BOP（-）；B. 25 颊侧正中探诊深度为 2.0mm，BOP（-）；C. 25 颊侧远中探诊深度为 3.5mm，BOP（+）；D. 25 腭侧探诊深度为 2.0mm，BOP（-）。

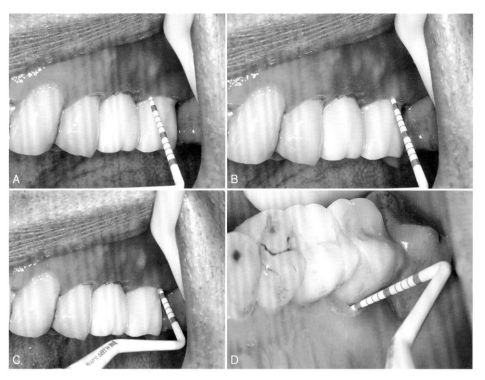

图 5-1-4 　26 探诊检查
A. 26 颊侧近中探诊深度为 2.5mm,BOP(-);B. 26 颊侧正中探诊深度为 3.0mm,BOP(-);
C. 26 颊侧远中探诊深度为 8.0mm,BOP(+);D. 26 腭探诊深度约 3.5mm,BOP(-)。

　　为什么会种植体周软组织探诊出血及 26 远中探诊深度明显增加呢？带着这样的疑问，医师 A$_5$ 进一步对种植修复体周邻接、咬合及邻牙情况进行了检查，发现 25 修复体近远中邻接良好，但 26 修复体远中邻接丧失（图 5-1-5~图 5-1-8），27 腭侧软组织退缩，腭根暴露至根中 1/3，Ⅱ度松动，提示患者 A$_5$ 在日常饮食过程中，因 27 松动而易出现 26 修复体远中食物嵌塞的情况。当患者 A$_5$ 未能对其进行良好清洁时，易导致种植体周软组织发炎和牙龈出血。

　　此外，医师 A$_5$ 发现该患者天然牙周围亦存在软垢、牙石附着（图 5-1-9），并且通过问诊，了解到患者 A$_5$ 并无使用牙线清洁、定期牙周洁治等良好的口腔卫生习惯。不难判断，除了 26 修复体远中邻接丧失这一可疑致病因素，患者自身口腔卫生状况不佳导致的慢性牙周炎，也是引起 25、26 种植体周软组织探诊出血的可能原因之一。

　　在这一病例中，邻牙松动导致种植义齿远中邻接丧失而出现食物嵌塞，加之患者口腔卫生状况不佳，进而可能导致种植体周软组织出现局部炎症。

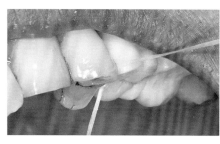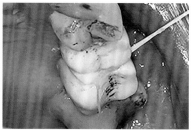

图 5-1-5　25 近中邻接良好,单股牙线有阻力通过且不拉丝

图 5-1-6　25 远中邻接良好,单股牙线有阻力通过且不拉丝

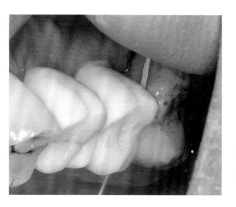

图 5-1-7　26 远中邻接丧失,单股
牙线无阻力通过

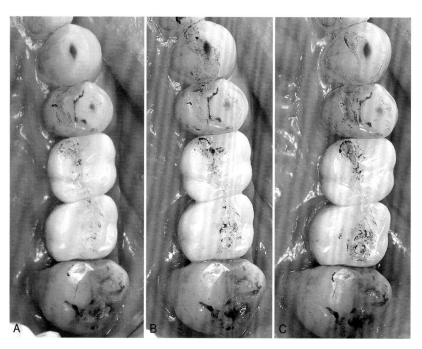

图 5-1-8　25、26 咬合印迹𬌗面观示无咬合干扰
A. 牙尖交错𬌗;B. 侧方𬌗;C. 前伸𬌗。

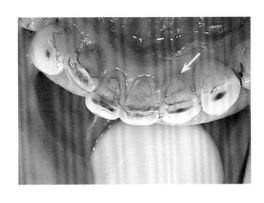

图 5-1-9 　下颌前牙舌侧可见牙石附着（黄色箭头示）

然而，在临床中，还存在这样一类情况。

患者 B_5，女，44 岁，左侧上颌后牙种植义齿修复 1 年复诊，要求解决种植义齿食物嵌塞的问题。当医师 B_5 对其进行口内检查时，发现患者 B_5 口腔卫生状况良好，24 修复体近远中邻接均丧失，牙线均可无阻力通过，邻牙未见明显松动（图 5-1-10~图 5-1-12）。虽然 24 种植体周探诊深度未见异常，但存在探诊出血，且颊侧正中近龈缘处可见瘘管，轻轻按压有少量脓液溢出（图 5-1-13~图 5-1-15）。

随后，医师 B_5 对 24 拍摄了根尖片，显示种植体周骨维持良好，无明显骨吸收（图 5-1-16）。那么是什么原因引起 24 近远中邻接在修复后 1 年内即出现完全丧失呢？

通过咬合检查，医师 B_5 发现在牙尖交错𬌗时，天然牙 23 远中咬合明显重于近中咬合，而天然牙 25 则表现为近中咬合明显重于远中咬合（图 5-1-17~图 5-1-19），这样的咬合情况可能会导致什么样的结果呢？

在咀嚼过程中，23 受到向近中的推力，25 受到向远中的推力，使得 24 近远中邻接均出现松动，从而引起食物嵌塞，加之患者未能定期复诊，在该咬合状态的长期作用下，24 近远中邻接处可能出现松动，甚至丧失。如患者未能在日常生活中进行良好的口腔清洁，则易形成局部牙菌斑聚集，引起种植体周软组织炎症（图 5-1-20）。

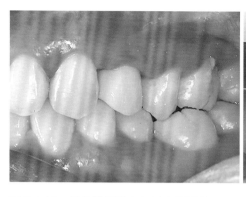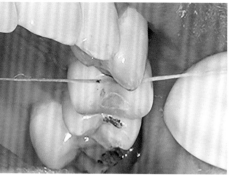

图 5-1-10　最终修复后 1 年复查颊面观

图 5-1-11　24 近中邻接丧失，单股牙线无阻力通过

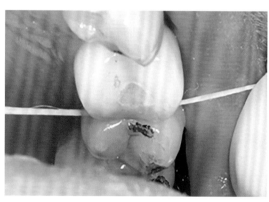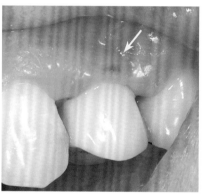

图 5-1-12　24 远中邻接丧失，单股牙线无阻力通过

图 5-1-13　24 颊侧龈缘处可见瘘管（黄色箭头示）

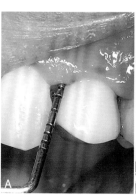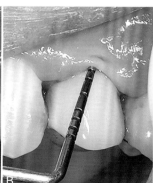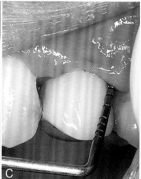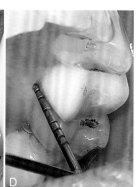

图 5-1-14　24 探诊检查

A. 24 颊侧近中探诊深度为 1.5mm，BOP（-）；B. 24 颊侧正中探诊深度为 2.0mm，BOP（-）；C. 24 颊侧远中探诊深度为 2.0mm，BOP（+）；D. 24 腭侧探诊深度为 1.0mm，BOP（-）。

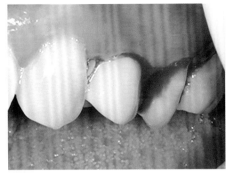
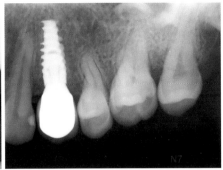

图 5-1-15　24 探诊出血

图 5-1-16　最终修复后 1 年根尖片示 24 种植体周骨维持稳定

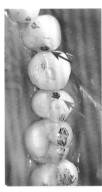
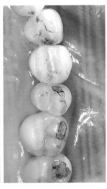
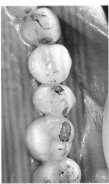
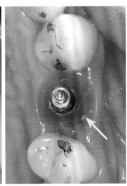

图 5-1-17　牙尖交错𬌗检查,23𬌗面远中可见重咬合点(红色箭头示),25𬌗面近中可见
重咬合点(蓝色箭头示)

图 5-1-18　侧方𬌗检查未见咬合干扰

图 5-1-19　前伸𬌗检查未见咬合干扰

图 5-1-20　24 穿龈袖口稍红肿(黄色箭头示)

　　那么，除了上述病例提到的患者口腔卫生状况、邻接丧失及食物嵌塞会引起牙菌斑聚集，导致种植体周软组织炎症，是否还有其他因素呢？我们接着来看这样一个病例。

　　患者 C_5，男，37 岁，左侧下颌后牙种植义齿修复后 4 个月前来复诊，要求治疗种植牙，主诉"左侧下颌种植牙偶尔会有不适及阵痛"。随即医师 C_5 在口内检查时发现患者口腔卫生状况良好，36 近远中邻接及咬合关系良好（图 5-1-21~图 5-1-24），但颊侧软组织探诊深度异常，伴探诊出血（图 5-1-25）。对比戴牙后即刻和复诊时的根尖片，发现种植体周骨高度未见明显变化（图 5-1-26，图 5-1-27），且基台、牙冠均就位良好。**那么是什么原因导致 36 种植体周软组织红肿呢？**

带着这样的疑问和对种植修复体进行局部清洁的目的，医师 C_5 取下了 36 上部修复体。在对上部修复体进行清洁的过程中，医师 C_5 发现种植修复体穿龈区颊侧近中边缘处可见一质软异物残留（图 5-1-28），对穿龈袖口形成了明显压迫及长期刺激（图 5-1-29）。

在排除其他致病因素后，医师 C_5 对异物进行了清除，并对牙冠表面进行了充分抛光。在对种植体周软组织进行了反复冲洗及局部抗菌治疗后，1 个月、3 个月定期随访时，可以看到 36 种植体周软组织逐渐恢复健康。

在本病例中，异物残留是临床医师在戴入上部修复体前未能对修复体及穿龈袖口进行良好清洁所引起，临床中可通过治疗清单的方式辅助临床医师落实治疗过程中的每一操作步骤，从而避免该情况的发生。而实际上在临床中，往往还存在另一类易忽视且不易清除的"异物"残留。

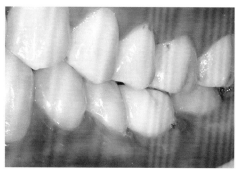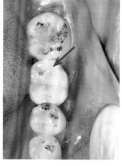

图 5-1-21　最终修复后 4 个月复查颊面观

图 5-1-22　牙尖交错𬌗检查 36 未见咬合高点（红色箭头示）

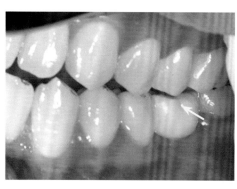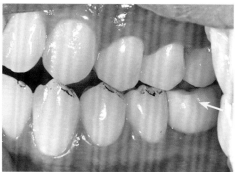

图 5-1-23　前伸𬌗检查 36 未见咬合干扰（黄色箭头示）

图 5-1-24　侧方𬌗检查 36 未见咬合干扰（黄色箭头示）

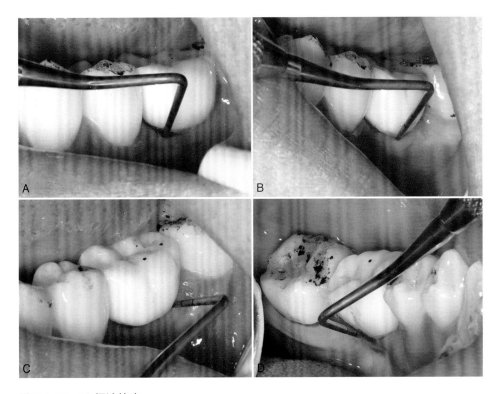

图 5-1-25　36 探诊检查

A. 36 颊侧近中探诊深度为 6.5mm，BOP（+）；B. 36 颊侧正中探诊深度为 5.0mm，BOP（−）；

C. 36 颊侧远中探诊深度为 5.0mm，BOP（−）；D. 36 舌侧探诊深度为 3.0mm，BOP（−）。

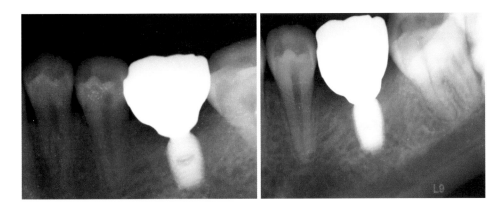

图 5-1-26　最终修复时根尖片示 36 种植体周无明显骨吸收

图 5-1-27　最终修复后 4 个月复查根尖片示 36 种植体周骨维持稳定

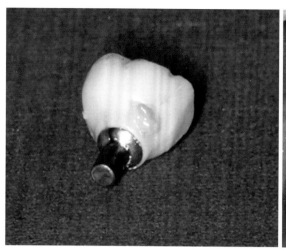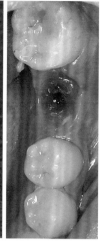

图 5-1-28　取下 36 修复体,可见异物残留(黄色箭头示修复体近中异物残留)

图 5-1-29　36 穿龈袖口红肿

　　患者 D_5,男,25 岁,右侧下颌后牙种植义齿修复后 5 个月,主诉"种植牙偶尔存在红肿出血"。口内检查 46 种植体周黏膜红肿,46 种植体周探诊深度正常,但颊侧近中伴有探诊出血,邻接及咬合未见明显异常(图 5-1-30~图 5-1-32)。

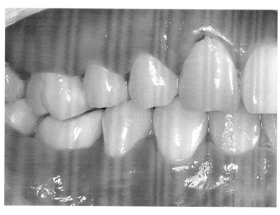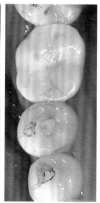

图 5-1-30　最终修复后 5 个月复查颊面观

图 5-1-31　咬合检查 46 未见咬合干扰

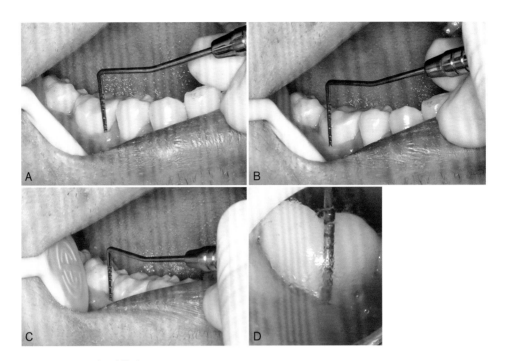

图 5-1-32　46 探诊检查

A. 46 颊侧近中探诊深度为 1.5mm,BOP(+);B. 46 颊侧正中探诊深度为 1.0mm,BOP(-);
C. 46 颊侧远中探诊深度为 1.5mm,BOP(-);D. 46 舌侧正中探诊深度为 1.5mm,BOP(-)。

医师 D₅ 在对患者全身情况、口腔卫生状况、咬合及邻接进行初步问诊和检查后,未发现明确的致病因素,随即进一步拍摄根尖片(图 5-1-33)。从根尖片中,大家是否发现异常影像了呢?从根尖片中可见,虽然牙冠与基台准确就位,种植体周骨组织未见明显吸收,但在基台近中可见阻射影,疑似粘接剂残留。

医师 D₅ 在征得患者同意后,取下 46 修复体,在基台近中部分可见明显粘接剂残留(图 5-1-34),同时 46 穿龈袖口明显红肿,伴少量出血,且在穿龈袖口近中位置同样残留有粘接剂(图 5-1-35)。回顾戴牙时的相关记录,医师 D₅ 发现在戴牙操作时第一次粘接出现了牙冠未准确就位的情况;而在重新取下并粘接时,由于临床操作误差,未能对残留的粘接剂进行良好清除。粘接剂一方面对局部软组织形成了慢性刺激;另一方面加剧了局部牙菌斑聚集,加速了局部炎症的发展。

可以看到在种植修复的过程中,临床医师在最终戴牙时,未对穿龈袖口及修复体进行良好的清洁,致使局部异物或粘接剂残留,对种植体穿龈袖口形成了长时间的刺激,并易造成牙菌斑生物膜堆积,加之患者难以进行清洁,从而引起了局部炎症。

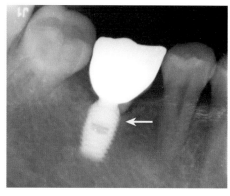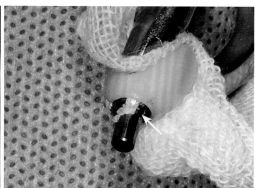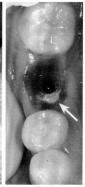

图 5-1-33　最终修复后 5 个月复查根尖片示 46 种植体周骨维持稳定（黄色箭头示基台近中可见阻射影）

图 5-1-34　取下 46 修复体，可见粘接剂残留（黄色箭头示）

图 5-1-35　46 穿龈袖口红肿（黄色箭头示粘接剂残留）

那么，除了邻接丧失、口腔卫生状况不佳及粘接剂残留等因素，还可能有什么原因导致种植体周黏膜炎呢？我们来看一例 16 种植修复的病例。

患者 E$_5$，女，28 岁，右侧上颌后牙种植义齿最终修复后 1 个月，主诉右侧上颌种植牙牙龈肿痛不适，要求复诊检查。口内检查可见 16 修复体无松动，腭侧软组织红肿，腭侧探诊深度达 13mm，BOP（＋），探诊时有脓液溢出（图 5-1-36，图 5-1-37），颊侧探诊正常，邻接及咬合关系正常，口腔卫生状况良好。根尖片检查示种植体周无明显骨吸收（图 5-1-38）。

医师 E$_5$ 结合临床检查及影像学检查，诊断为 16 种植体周黏膜炎。并且通过口内检查，医师 E$_5$ 已排除邻接丧失、咬合异常及口腔卫生状况不佳等可疑致病因素。那么，是什么原因引起的 16 种植体软组织炎症呢？

为进一步检查，医师 E$_5$ 取下了上部修复体，未发现粘接剂残留，探诊检查发现种植体平台以下部分无法探入（图 5-1-39），穿龈袖口腭侧可见一瘘管，与腭侧牙龈表面相通（图 5-1-40，图 5-1-41），提示致病因素可能来自腭侧。

基于无法明确致病原因，以及先为患者 E$_5$ 解决肿痛的考虑，医师 E$_5$ 对 16 种植体周黏膜炎进行了对症治疗，对穿龈袖口、上部修复体进行冲洗清洁后，重新戴入上部修复体，并在穿龈袖口内局部涂布盐酸米诺环素进行抗菌治疗。然而在 1 周后复诊时，16 种植体周软组织未见明显好转，提示致病因素仍然存在。

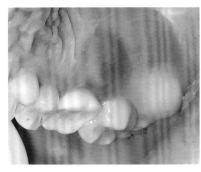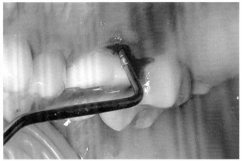

图 5-1-36　最终修复后 1 个月复查见 16 腭侧软组织肿胀

图 5-1-37　探诊检查见腭侧探诊深度达 13mm,BOP(＋)

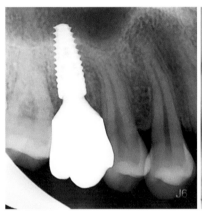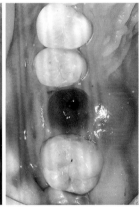

图 5-1-38　最终修复后 1 个月复查根尖片示 16 种植体周无明显骨吸收

图 5-1-39　取下上部修复体,可见穿龈袖口红肿,种植体平台根方部分无法探入

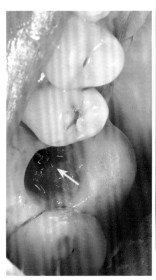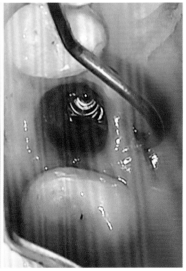

图 5-1-40　种植体平台冠方腭侧可见瘘管(黄色箭头示)

图 5-1-41　种植体平台冠方腭侧瘘管与腭侧黏膜穿通

考虑到致病因素可能来自腭侧，医师 E_5 进一步回顾了患者戴牙时的口内记录，发现 16 修复体腭侧形态过凸，超出 14、15、17 腭侧轮廓，在咀嚼时易导致食物滞留在 16 修复体腭侧外形高点之下；与此同时，过凸的修复体形态削弱了食物对牙龈的按摩作用。此外，在调𬌈操作时，可见口内残留诸多碎屑（图 5-1-42，图 5-1-43），如在最终戴入上部修复体时，未能对修复体、操作器械及操作区域进行良好清洁消毒，则有可能在穿龈袖口内残留碎屑或其他污染物，引起软组织炎症。

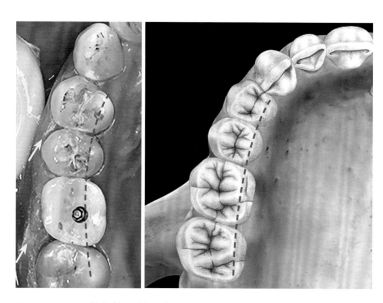

图 5-1-42　16 修复体腭侧形态过凸，超出 14、15、17 腭尖连线（红色虚线示），并可见天然牙、16 上部修复体及牙龈表面大量碎屑残留（黄色箭头示）

图 5-1-43　修复体腭侧理想轮廓
前磨牙、磨牙的腭尖相连，应形成一圆滑弧线（红色虚线示）。

医师 E_5 在发现上述可疑致病因素后，对 16 穿龈袖口进行了局部冲洗及涂布盐酸米诺环素进行抗菌治疗（图 5-1-44），并对牙冠进行返工调改，将上部修复体更换成愈合基台，嘱患者 $E_5$1 周后复查，观察腭侧软组织愈合情况。1 周后口内检查显示，腭侧软组织得到了良好恢复（图 5-1-45），进一步验证了上述可能致病因素的存在。

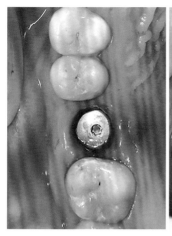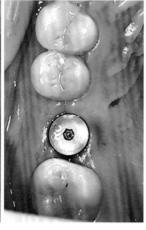

图 5-1-44　生理盐水冲洗 16 穿龈袖口,涂布盐酸米诺环素,更换愈合基台

图 5-1-45　1 周后复查,腭侧未见明显肿胀,未见瘘管

　　本病例所提及的修复体轮廓设计不当和消毒不足,均是临床工作中医师易忽略的问题,往往也是极易引发相关误差的环节。为达到种植义齿的长期稳定,临床医师应做到事无巨细,避免产生"种植体骨结合已完成,即使修复中出现少许偏差也无伤大雅"的错误想法,而应认真把握好种植修复过程中的每一环节。

　　在前述病例中,种植体周黏膜炎多由修复体因素(邻接关系不良、轮廓设计不当等)或修复操作因素(异物残留、粘接剂残留和消毒不当等)引起,除了这些因素,在修复过程中是否还存在其他可能引起种植体周黏膜炎的致病因素呢?我们来看这样一个病例。

　　患者 F_5,女,63 岁,因成釉细胞瘤于外院行下颌骨块状切除,并通过腓骨移植对下颌前部及右侧下颌进行了颌骨重建,然后于下颌植入 3 颗种植体进行种植修复(图 5-1-46)。在完成修复后,患者反复出现种植体周软组织肿痛,现就诊要求治疗。

　　医师 F_5 对患者进行影像学检查,结果显示 3 颗种植体周骨维持稳定,但种植体位置过于偏唇侧(图 5-1-47~图 5-1-49);而口内检查时,发现患者下颌腓骨重建区域无任何角化黏膜存在,种植体周均为非角化黏膜。当医师在牵拉口角或下唇时,可见种植体周软组织随着牵拉运动而出现相应移动,进而形成盲袋。同时,医师 F_5 在探诊时发现,种植体均存在探诊深度增加及探诊出血的情况(图 5-1-50~图 5-1-52)。

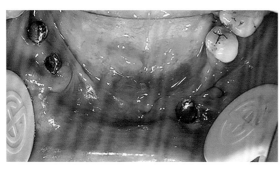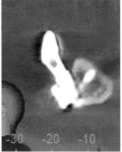

图 5-1-46　口内检查殆面观

图 5-1-47　CBCT 矢状位示 33 种植体周骨维持稳定,但种植体位置过于偏唇侧

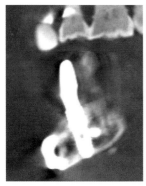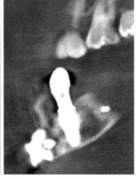

图 5-1-48　CBCT 矢状位示 45 种植体周骨维持稳定

图 5-1-49　CBCT 矢状位示 46 种植体周骨维持稳定

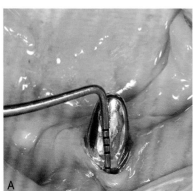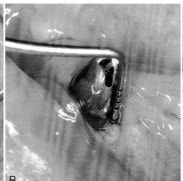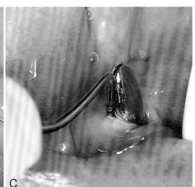

图 5-1-50　33 探诊检查

A. 33 颊侧正中探诊深度为 5mm,BOP(+);B. 33 颊侧远中探诊深度为 5mm,BOP(+);C. 33 舌侧探诊深度为 8mm,BOP(+)。

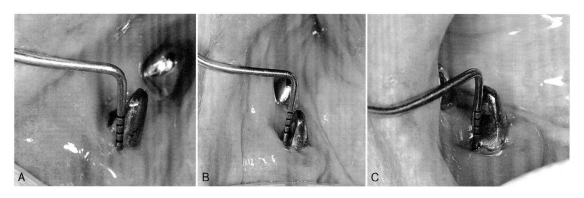

图 5-1-51 45 探诊检查

A. 45 颊侧近中探诊深度为 6mm,BOP(+);B. 45 颊侧正中探诊深度为 5mm,BOP(+);C. 45 颊侧远中探诊深度为 5mm,BOP(+)。

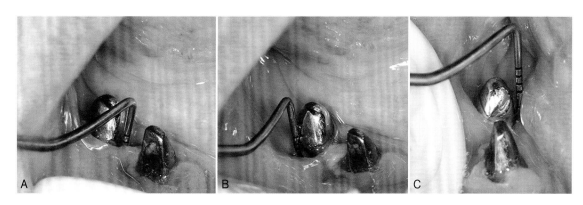

图 5-1-52 46 探诊检查

A. 46 颊侧近中探诊深度为 9mm,BOP(+);B. 46 颊侧正中探诊深度为 7mm,BOP(+);C. 46 舌侧探诊深度为 4mm,BOP(+)。

不难发现,正是患者 F_5 种植体周无角化黏膜,无法形成良好的生物学屏障,无法抵御牙菌斑微生物的侵袭,进而导致患者 F_5 在种植修复后立即出现了种植体周软组织炎症。

在前述病例中,邻接丧失、食物嵌塞或口腔卫生状况不佳导致的种植体周牙菌斑聚集,是引起种植体周软组织炎症的始动因素。正常状态下,种植体与修复体被种植体周软组织以袖口样结构包绕(图 5-1-53)。种植体周软组织与天然牙龈组织相类似,暴露于口腔一侧为角化良好的黏膜上皮,近种植体一侧分为龈沟上皮(sulcular epithelium)和屏障上皮(barrier epithelium)(图 5-1-54)。

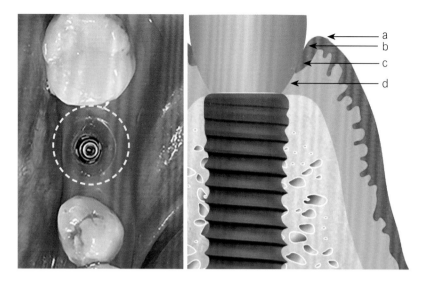

图 5-1-53　穿龈袖口（黄圈示）

图 5-1-54　种植体周黏膜
a. 黏膜上皮；b. 龈沟上皮；c. 屏障上皮，长度约 2mm；d. 结缔组织附着区，长度
为 1.0~1.5mm。

　　种植体周软组织通过穿黏膜附着，隔绝种植体周骨组织与口腔环境，形
成良好的生物学封闭。种植体穿黏膜附着由两部分组成：屏障上皮和结缔组
织附着区。屏障上皮与天然牙周围的结合上皮（junctional epithelium）有共同
特征，长度约为 2mm。结缔组织附着区位于屏障上皮根方至牙槽嵴顶之间长
1.0~1.5mm 的区域。

　　与天然牙相似，种植体周屏障上皮和结缔组织附着构成种植体的生物学宽度
（biological width，BW），即从屏障上皮最冠方到牙槽嵴顶之间约 3~4mm 的距离，
也称为生物学屏障（biological barrier）。种植体周软组织通过其生物学屏障作
用，防止种植体周骨组织因牙菌斑生物膜及其他因素的影响，而出现吸收破坏。

　　正常情况下，牙菌斑生物膜与宿主防御之间保持平衡状态，但是当种植
体周因食物嵌塞或清洁不佳而出现牙菌斑生物膜堆积，造成牙菌斑生物膜与宿
主防御之间失去平衡时，种植体周软硬组织就会发生感染，出现相应的临床症
状。同样的，当种植体周软组织角化黏膜不足，宿主防御能力降低时，种植体
周软硬组织发生感染的风险也会大大增加。

　　除了上述食物嵌塞、修复设计和角化黏膜不足等因素，全身因素亦是种植
体周炎症发生的易感因素，常见的全身因素包括三种。

（1）吸烟：研究指出，尼古丁会造成局部血管收缩，导致伤口愈合能力不佳，进而可能损害新骨的形成及牙槽骨量的保持，在一定程度上会影响种植体周和牙周软组织的健康；同时，吸烟会促进牙菌斑的附着聚集，造成口腔卫生状况不佳。此外，有研究表明，吸烟患者的种植体失败率是非吸烟患者的 13.1 倍。其中，重度吸烟患者（>20 支/d）的种植体失败率是 30.8%，为轻度吸烟（<10 支/d）和中度吸烟（10~20 支/d）患者的 3 倍左右。

（2）糖尿病：严重的糖尿病会降低机体免疫能力，发生微血管病变，增加感染和创口愈合不良的风险，且易并发牙周炎和种植体周炎症，加速牙槽骨的吸收。因此，种植治疗前需要对患者的糖化血红蛋白进行检测。糖化血红蛋白可反映过去 8~12 周的平均血糖水平，不受偶尔一次血糖升高或降低的影响，且与抽血时间、患者是否空腹无关，是目前糖尿病诊断和治疗监测的首选标准。

有研究指出，当患者糖尿病控制良好，糖化血红蛋白<8% 时，种植体周炎及种植体失败率与非糖尿病患者无明显差异。但对于糖化血红蛋白≥8% 的患者，种植手术并发症及失败的风险会相应增加。

（3）未经控制的牙周炎：由于口腔卫生状况不佳必然导致牙菌斑聚集，而牙菌斑聚集是种植体周炎症的始动因素，因此在进行种植手术之前，医师应采取积极的牙周治疗，以改善牙周状况。治疗措施，包括基本的牙周洁治、刮治或手术治疗等。如经治疗后，全口 BOP 阳性位点仍≥15%，剩余牙周袋 PD≥5mm，则建议在进行种植手术之前，重新对患者进行牙周治疗和再评估。

在以上病例中，炎症仅局限于黏膜组织，种植体周骨组织均未出现吸收，类似天然牙的龈炎。当医师及时去除致病因素，进行适当的抗菌治疗后，黏膜组织可得到良好恢复，表明种植体周黏膜炎是种植体周黏膜的可逆性炎症。

虽然种植体周黏膜炎临床检查通常表现为探诊出血及探诊深度增加，但是在临床工作中，是否检查发现种植体周存在探诊出血及探诊深度增加，就可诊断为种植体周黏膜炎呢？其实，在牙周探诊检查中，需要采用 20~25g 的力度进行探诊，避免探诊创伤。若医师在探诊时力度过大，尽管种植体周软组织健康，仍可能出现探诊深度增加及探诊出血的情况，从而引起诊断误差。

那么，除了良好控制探诊力度，还有什么方法可以减少诊断误差呢？2018年关于种植体周疾病的相关共识提出，根据探诊后软组织的出血表现，探诊出血可分为点状出血、线状出血及滴状出血（图5-1-55~图5-1-57）；当表现为点状出血，且局部没有红肿等炎症表现时，可考虑为探诊创伤；而当表现为线状或滴状出血，且局部存在红肿、溢脓等炎症表现时，可考虑诊断为种植体周黏膜炎。因此，在临床中可通过探诊后的出血表现进行辅助诊断，减少诊断误差。

需要注意的是，种植体周黏膜炎是不累及种植体周骨组织的可逆性炎症，在进行影像学检查时，应对比最终修复时的影像结果，判断是否存在骨吸收（图5-1-58），同时需要排除种植体周骨组织的生理性吸收。

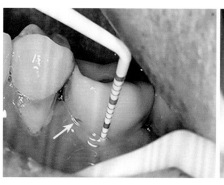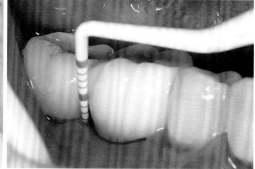

图 5-1-55　点状出血（黄色箭头示）

图 5-1-56　线状出血

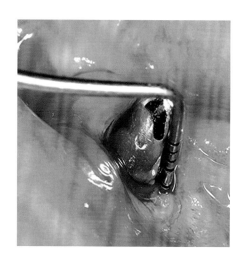

图 5-1-57　滴状出血

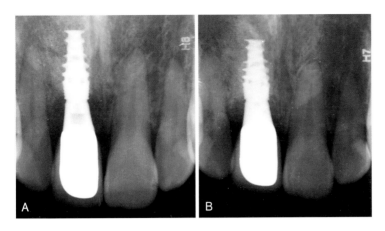

图 5-1-58 影像学检查对比
A. 最终修复时根尖片示种植体周骨高度在种植体肩台水平;B. 最终修复后 1 年复查根尖片示种植体周骨维持稳定。

　　既然种植体周黏膜炎的相关致病因素繁杂,那么在临床中应该如何判断相关致病因素呢? 牙菌斑聚集是种植体周炎症的始动因子,医师须对可能引起牙菌斑聚集的因素进行一一检查,通过问诊、口内检查及影像学检查,获得患者全身因素、修复体、种植体周软硬组织及余留牙的相关信息。

　　在临床检查过程中,笔者建议按照回顾性检查的方式,从患者自身因素、修复阶段到手术阶段进行逆向排查,避免无序检查造成病因排查疏漏,引起相关治疗误差。因此,笔者根据以上思路将致病因素总结如下。

　　1. 患者全身因素　牙周病、糖尿病、口腔卫生状况不佳和吸烟等因素,易发生种植体周软组织炎症。

　　2. 修复阶段因素

　　(1)修复体因素:种植修复体邻接关系不良、表面破损粗糙、轮廓设计不当及边缘密合性差等,引起局部牙菌斑聚集。

　　(2)咬合因素:咬合过重促进局部炎症发展。

　　(3)修复操作因素

　　1)异物或粘接剂残留于龈下,长期慢性刺激引起软组织炎症。

　　2)未进行严格消毒:在修复过程中应保证每一操作步骤的严格消毒,避免造成局部污染,导致炎症发生。

　　(4)角化黏膜因素:角化黏膜不足导致种植体周难以清洁,易发生牙菌斑聚集。

3. 手术阶段因素

（1）种植体植入深度过大：可导致穿龈过深，形成种植体周袋样结构。

（2）种植体三维位置误差：可导致种植体与天然牙之间或种植体之间距离过近、种植体周无充足骨包绕或上部修复体形成悬臂样结构等，易产生种植体周组织感染。

经过前面的详细讲解，相信读者对种植体周黏膜炎的相关定义、临床表现及诊断标准有了一定认识，笔者将其总结如下。

1. 定义　种植体周黏膜炎是指种植体周软组织炎症，炎症范围仅局限于种植体周黏膜，属于可逆性的炎症反应，无种植体周边缘骨丧失。

2. 临床表现　软组织充血、水肿或增生，甚至发生黏膜糜烂、溃疡，口腔异味，探诊出血、探诊深度增加；影像学检查表现为种植体周无骨吸收。

3. 诊断标准

（1）视诊：种植体周软组织红肿。

（2）探诊：存在（线状或滴状）出血和/或溢脓。

（3）探诊深度：与最终修复时相比，探诊深度增加。

（4）影像学检查：种植体周无骨吸收。

二、种植体周黏膜炎的治疗

种植修复完成并不意味着种植治疗的结束，而是终身维护的开始。患者自身口腔卫生状况不佳、种植手术及修复过程中存在误差、修复后种植体周维护不当，均可能发生不可预期的生物学并发症。种植体周黏膜炎是种植体周最早出现的生物学并发症，发病率高达 43%，如不及早处理，可能会导致更严重的结果。

（一）种植体周黏膜炎的处理原则

目前，大多数种植医师对种植外科及修复技术掌握程度较高，但对如何预防及处理种植体周组织疾病却知之甚少，种植体周组织疾病已成为日常诊疗中经常面临的难题与挑战。

患者 G_5，男，32 岁，上颌前牙连续缺失，水平向骨量严重不足（图 5-1-59~图 5-1-61）。该患者经历了复杂的骨增量（图 5-1-62~图 5-1-64），延期种植（图 5-1-65~图 5-1-67），最终完成修复。戴牙完成时，种植体周软硬组织情况良好（图 5-1-68，图 5-1-69）。但是戴牙后，患者 G_5 未能定期随访维护，4 年后就诊，主诉"种植体周牙龈出血"。口内检查结果不尽如人意：种植体周部分位点软组织增生、部分位点软组织退缩，甚至出现金属暴露的情况（图 5-1-70~图 5-1-72）。种植体周探诊出血，且探诊深度增加（图 5-1-73）。

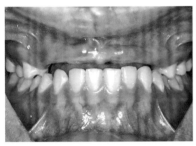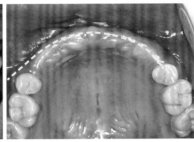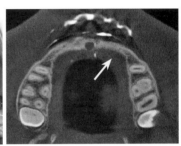

图 5-1-59　14—24 缺失

图 5-1-60　14—24 缺牙区骨宽度不足（黄色虚线示）

图 5-1-61　术前 CBCT 轴位示术区骨宽度严重不足（黄色箭头示）

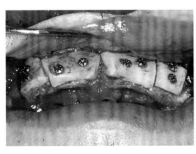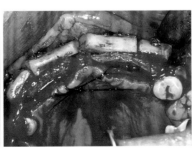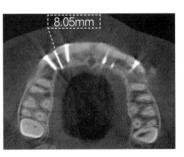

图 5-1-62　多位点 onlay 植骨术中唇面观

图 5-1-63　多位点 onlay 植骨术中殆面观示 onlay 植骨可恢复缺牙区牙槽骨宽度

图 5-1-64　骨增量术后 CBCT 轴位示术区骨宽度恢复至 8mm 左右（黄线示）

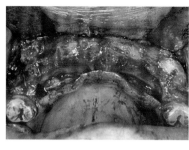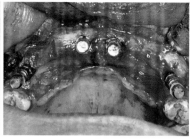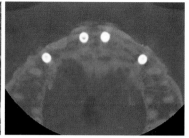

图 5-1-65　骨增量术后 4 个月，可见术区骨宽度得到良好重建

图 5-1-66　11、14、21、24 位点行种植体植入

图 5-1-67　种植术后 CBCT 轴位示术区骨宽度得到良好重建

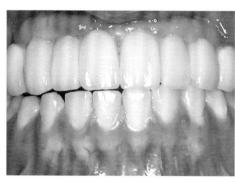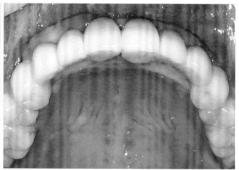

图 5-1-68　完成最终修复唇面观

图 5-1-69　完成最终修复𬌗面观

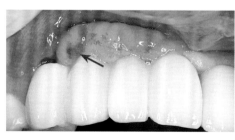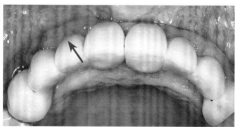

图 5-1-70　最终修复后 4 年复查唇面观示 12—14 唇侧软组织红肿（红色箭头示）

图 5-1-71　最终修复后 4 年复查𬌗面观示 12—14 唇侧软组织红肿（红色箭头示）

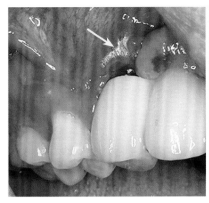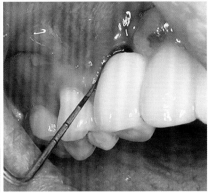

图 5-1-72　最终修复后 4 年复查颊面观示 14 种植体周软组织退缩（黄色箭头示）

图 5-1-73　最终修复后 4 年复查颊面观示 14 种植体探诊出血

种植体周软组织从正常生物型到增生、退缩这类病损确立，需要经历一段时间的炎症发展期。如患者在炎症初期或出现临床症状后即进行复查，临床医师可早期查明原因并处理，避免更严重的并发症发生。但是当种植体周病发展至种植体周炎时，则治疗难度大，疗效可预测性低。因此，定期检查维护、早期发现并及时处理种植体周黏膜炎，是预防种植体周生物学并发症的主要措施。

首先，应控制风险因素。口腔卫生状况不佳、吸烟和未控制的糖尿病等，均是种植体周黏膜炎的风险因素。临床医师需要对患者进行宣教，使其认识到控制好上述风险因素，不仅有利于种植修复的长期稳定，而且有利于自身健康。

其次，应规避可能引起种植体周炎症的修复阶段、手术阶段因素。在修复阶段，临床医师应严格规范临床操作，达到正确的修复体形态、良好的邻接关系、合理的咬合状态，以及适宜宽度的角化黏膜等要求，避免粘接剂、异物残留；在手术阶段，临床医师应将种植体植入到理想的三维位置，防止出现种植体与天然牙之间或种植体之间距离过近、种植体植入过深形成深种植体周袋，以及种植体周无充足骨包绕等情况。

最后，种植修复的长期稳定需要患者进行长期随访。如同天然牙需要定期牙周洁治，种植修复也需要定期检查。临床医师在每次复诊时，应对种植体及周围软硬组织进行完善的检查，如软组织色形质、修复体邻接、咬合状态和影像学检查等。

医师应做到术前控制风险因素、术中控制误差，以及术后随访维护，尽可能避免医源性的种植体周黏膜炎，维持种植体周表现型的健康稳定。但当种植体周出现软组织红肿、探诊出血和溢脓等种植体周黏膜炎的症状时，应该如何处理呢？

（二）种植体周黏膜炎的临床治疗方法

在上一部分内容中，笔者提到种植体周牙菌斑聚集是种植体周软组织炎症的始动因素。从修复体形态误差这类修复因素到种植体三维位置不佳等手术因素，其导致种植体周软组织炎症的原因在于，一方面促进了种植体周牙菌斑的聚集，另一方面不利于种植体周牙菌斑的清洁。

因此，种植体周黏膜炎治疗的首要目标为控制牙菌斑，去除局部刺激因素，恢复软组织健康。针对临床中病因各异的种植体周黏膜炎，临床医师需要根据不同的临床场景，制订对应的治疗计划。

回顾 A_5 这一病例，患者 A_5 曾行左侧上颌后牙区种植义齿修复，2 年后因 "种植牙周围的牙龈有时候会出血" 就诊（图 5-1-74~图 5-1-77）。检查见种植体周软组织存在红肿疼痛、探诊深度增加和探诊出血等症状（图 5-1-78，图 5-1-79）。

医师 A_5 在排除咬合干扰、修复体形态和粘接剂残留等因素后，考虑有如下可疑致病因素：①未能形成使用牙线清洁、定期牙周洁治等良好的口腔卫生习惯；② 27 Ⅱ度松动，26 修复体与 27 之间邻接丧失，加之患者未能自我清洁，长期存在食物嵌塞情况（图 5-1-80~图 5-1-82）。

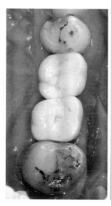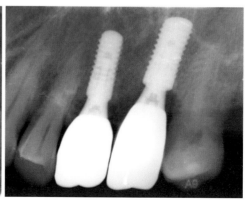

图 5-1-74　最终修复后 2 年复查𬌗面观

图 5-1-75　最终修复后 2 年复查根尖片示 25、26 种植体周骨维持稳定

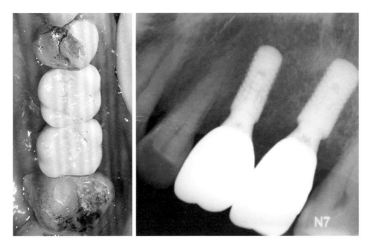

图 5-1-76　最终修复时殆面观

图 5-1-77　最终修复时根尖片示 25、26 种植体周牙槽骨均在种植体
肩台水平

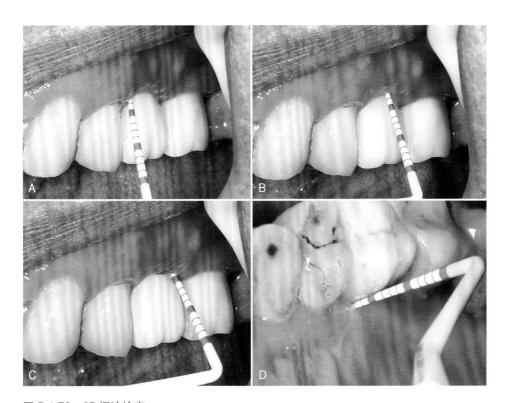

图 5-1-78　25 探诊检查

A. 25 颊侧近中探诊深度为 3.0mm，BOP（-）；B. 25 颊侧正中探诊深度为 2.0mm，BOP（-）；
C. 25 颊侧远中探诊深度为 3.5mm，BOP（+）；D. 25 腭侧探诊深度为 2.0mm，BOP（-）。

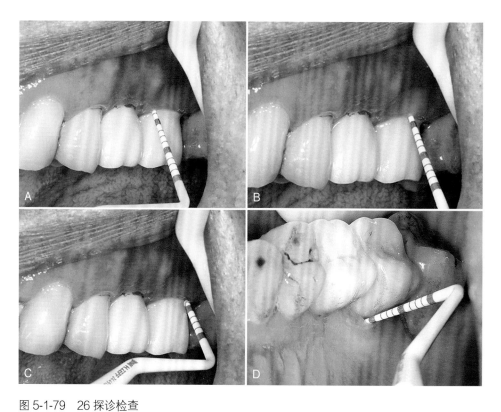

图 5-1-79　26 探诊检查

A. 26 颊侧近中探诊深度为 2.5mm,BOP(-);B. 26 颊侧正中探诊深度为 3.0mm,BOP(-);
C. 26 颊侧远中探诊深度为 8.0mm,BOP(+);D. 26 腭侧探诊深度为 3.5mm,BOP(-)。

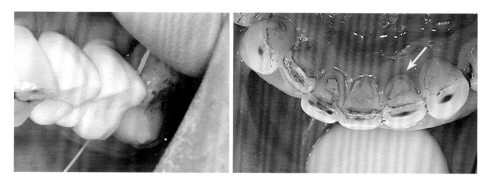

图 5-1-80　26 远中邻接丧失,单股牙线无阻力通过

图 5-1-81　下颌前牙舌侧可见牙石附着(黄色箭头示)

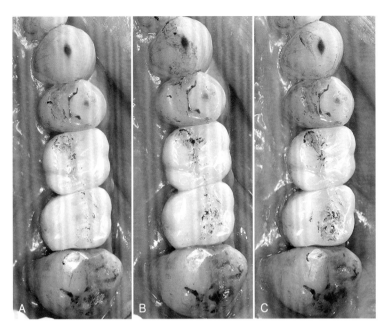

图 5-1-82　25、26 咬合印迹殆面观示无咬合干扰
A. 牙尖交错殆；B. 侧方殆；C. 前伸殆。

那么，在明确上述可疑致病因素后，医师 A_5 是如何处理的呢？由于根尖片显示种植体周骨维持良好，提示种植体周骨组织未存在炎症及吸收，因此医师 A_5 作出诊断 26 种植体周黏膜炎，仅须处理种植体周软组织炎症。

那么，临床中是如何处理种植体周炎症的呢？根据现有循证医学证据，建议在临床中采用序列阻断支持疗法（cumulative interceptive supportive therapy，CIST）对种植体炎症进行处理。序列阻断支持疗法是一种治疗策略，指依靠临床和影像学诊断，根据损害的严重性和范围来制订相应治疗方案，以阻止种植体周损害继续进展。

CIST 方案包括四项治疗程序，可以联合应用，并依据临床症状进行序列治疗：机械性治疗、局部抗菌治疗、全身应用抗生素治疗，以及手术治疗（包括引导骨再生术、翻瓣术、切除性手术）。

1. CIST-A（机械清创）　存在牙菌斑和牙石、探诊出血阳性、无溢脓、探诊深度<4mm 者，应进行机械清洁。

2. CIST-B（局部抗菌）　探诊出血阳性、伴或不伴溢脓、探诊深度在 4~5mm 者，应进行局部抗菌治疗，建议在机械清创（CIST-A）的基础上，用大约 10mL 的 0.1%~0.2% 的氯己定液含漱 30 秒，持续 3~4 周。

3. CIST-C（全身应用抗生素） 探诊出血阳性、伴或不伴溢脓、存在深种植体周袋（≥6mm）者，影像学检查通常无骨吸收。由于此类种植体周袋是病原微生物的栖息处，因此，治疗必须包括应用抗生素去除或消除栖息在该处的病原微生物。在应用抗生素前，须采用 CIST-A 和 CIST-B，建议：①全身联合应用奥硝唑（500mg，一天两次）与阿莫西林（375mg，一天一次）10 天；②局部应用控释抗生素（25% 四环素控释纤维）。

4. CIST-D（手术治疗） 探诊出血阳性、伴或不伴溢脓、存在深种植体周袋（≥6mm）、影像学检查存在骨吸收者，在进行手术治疗前，必须对种植体周炎症进行控制，需要先进行 CIST-A+CIST-B+CIST-C 治疗。待炎症控制后，根据局部骨丧失的范围进行切除性手术或再生性手术，具体内容详见本章第二节。

综上所述，医师 A_5 在取得患者 A_5 同意后，针对上述致病因素进行了如下治疗。

（1）全口牙周洁治及口腔卫生宣教：种植体周黏膜炎的治疗除了去除种植修复体局部刺激因素、控制牙菌斑，还需要完善的全口牙周治疗、去除牙石等炎症因素，恢复种植体周及牙周防御-微生物平衡稳定的口腔环境，促进种植体周组织的愈合。此外，还应做好口腔卫生宣教，教会患者自我控制牙菌斑的方法，提高患者口腔卫生维护意识，使得附着于修复体周围的牙菌斑能在患者的日常清洁中得到良好清除。

（2）抗菌治疗

1）采用半导体激光（808nm，功率为 2W，频率为 20Hz）对种植体周出现炎症的软组织进行局部处理（图 5-1-83），通过阻止细菌活动来起到抗菌效果，并通过低能量激光的生物促进作用（low-level-laser promotion，LLLP），促进局部软组织的恢复。

使用激光作为种植体周黏膜炎治疗的辅助疗法，有利于改善种植体周黏膜炎的临床症状。然而，目前将激光与其他治疗方式进行对比的循证医学证据相对不足，因此笔者不建议将其作为唯一的干预措施。

2）局部生理盐水冲洗后，在穿龈袖口内涂布盐酸米诺环素（图 5-1-84）。

通常单次局部处理无法达到种植体周软组织的良好恢复，笔者建议在临床中嘱患者在第一次治疗后的 2~3 周内，每周定期复诊行局部处理，巩固治疗效果。

经过 4 周的定期治疗后，25、26 种植体周软组织得到了良好恢复（图 5-1-85，图 5-1-86），提示这类种植体周软组织炎症是可逆的，在经临床医师规范化治疗后，可恢复至健康状态。

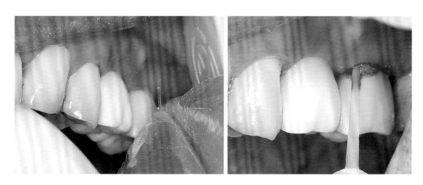

图 5-1-83　半导体激光处理种植体周软组织

图 5-1-84　种植体周袋内涂布盐酸米诺环素

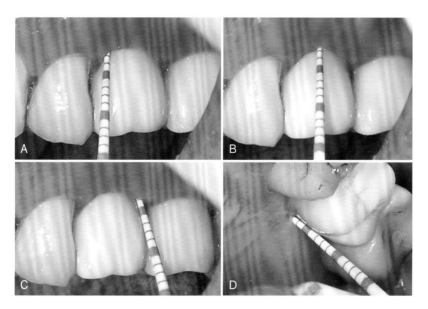

图 5-1-85　术后 4 周 25 探诊检查
A. 25 颊侧近中探诊深度为 2mm，BOP（-）；B. 25 颊侧正中探诊深度为 2mm，BOP（-）；
C. 25 颊侧远中探诊深度为 3mm，BOP（-）；D. 25 腭侧探诊深度为 2mm，BOP（-）。

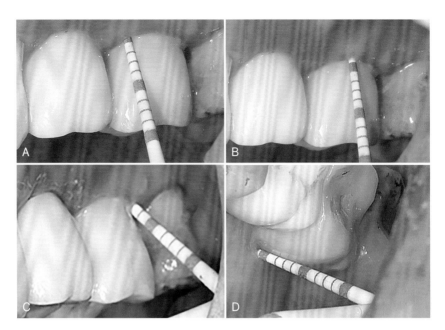

图 5-1-86　术后 4 周 26 探诊检查

A. 26 颊侧近中探诊深度为 4.5mm，BOP（-）；B. 26 颊侧正中探诊深度为 3.5mm，BOP（-）；C. 26 颊侧远中探诊深度为 7.0mm，较治疗前明显降低，BOP（-）；D. 26 腭侧探诊深度为 4.0mm，BOP（-）。

在这一病例中，种植义齿因邻牙松动而出现邻接丧失及食物嵌塞，同时患者口腔卫生状况不佳，从而导致种植体周黏膜炎的发生。除了邻牙松动，前文中还描述了因天然牙咬合问题而出现邻接丧失的情况。

回顾 B$_5$ 这一病例，患者 B$_5$ 在左侧上颌后牙区种植修复 1 年后复诊，要求解决食物嵌塞的问题，口内检查见 24 种植义齿近远中邻接丧失（图 5-1-87~图 5-1-89），邻牙未见明显松动，24 修复体周软组织探诊出血，且其颊侧正中近龈缘处可见瘘管，轻轻按压有少量脓液溢出（图 5-1-90，图 5-1-91）。根尖片示种植体周骨维持良好，提示种植体周骨组织未存在明显的炎症及吸收（图 5-1-92）。综合口内及影像学检查，医师 B$_5$ 将其诊断为 24 种植体周黏膜炎。

医师 B$_5$ 在排除了口腔卫生状况不佳、修复体形态异常和粘接剂残留等因素后，发现天然牙 23 远中咬合明显重于近中咬合，天然牙 25 则表现为近中咬合明显重于远中咬合（图 5-1-93~图 5-1-95），在咬合时可产生使 23、25 远离 24 修复体的推力，使得 24 修复体近远中邻接均出现松动，从而引起食物嵌塞。

在发现了上述可疑致病因素后，医师 B$_5$ 在取得患者 B$_5$ 同意后，针对上述致病因素进行了如下治疗。

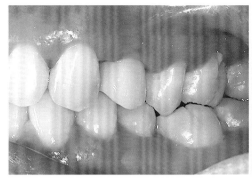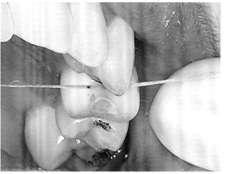

图 5-1-87　最终修复后 1 年复查颊面观

图 5-1-88　24 近中邻接丧失,单股牙线无阻力通过

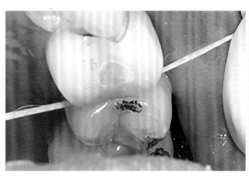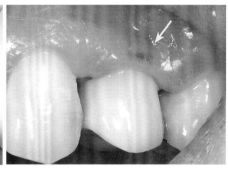

图 5-1-89　24 远中邻接丧失,单股牙线无阻力通过

图 5-1-90　24 颊侧龈缘处可见瘘管(黄色箭头示)

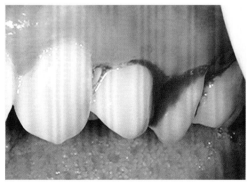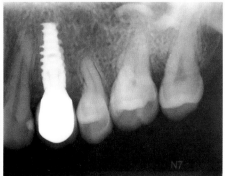

图 5-1-91　24 探诊出血

图 5-1-92　最终修复后 1 年根尖片示 24 种植体周骨维持稳定

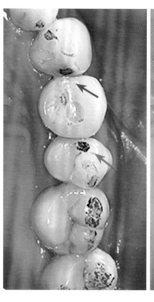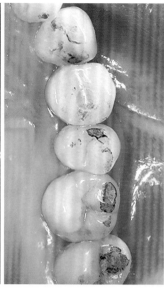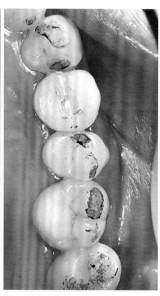

图 5-1-93　牙尖交错𬌗检查,23𬌗面远中可见重咬合点(红色箭头示),25𬌗面近中可见重咬合点(蓝色箭头示)

图 5-1-94　侧方𬌗检查未见咬合干扰

图 5-1-95　前伸𬌗检查未见咬合干扰

（1）抗菌治疗：①采用半导体激光（808nm，功率为 2W，频率为 20Hz）对种植体周出现炎症的软组织进行局部处理，以达到抗菌效果，并通过低能量激光的生物促进作用，加速局部软组织的恢复；②局部生理盐水冲洗后，在穿龈袖口内涂布盐酸米诺环素（图 5-1-96）。

（2）待局部炎症缓解后，进行对因治疗：①取下 24 上部修复体，对 24 修复体近远中邻面进行加瓷处理，恢复近远中邻接（图 5-1-97~图 5-1-99）；②对可能引起邻接松动的天然牙及种植体进行咬合调整，去除咬合干扰（图 5-1-100~图 5-1-102）。

经过 4 周的定期治疗后，24 种植体周软组织得到了良好恢复，探诊出血及瘘管消失，邻接关系良好。

在前文中，已提及修复体轮廓设计不当、消毒不足会对种植体周软组织造成局部刺激，导致种植体周黏膜炎。回顾病例 E₅，患者因戴牙 1 个月后右侧上颌种植牙牙龈肿痛不适而行复诊检查。口内检查见 16 种植修复体腭侧软组织红肿，腭侧探诊深度达 13mm，BOP（+），探诊时有脓液溢出（图 5-1-103，图 5-1-104），口腔卫生状况良好。根尖片检查示种植体周无明显骨吸收（图 5-1-105）。

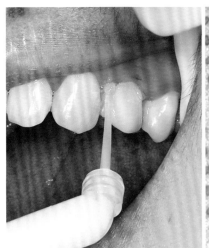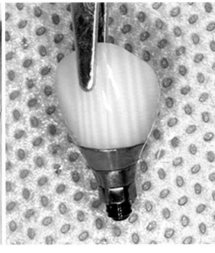

图 5-1-96　在 24 种植体周袋内涂布盐酸米诺环素

图 5-1-97　取下 24 上部修复体

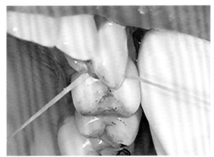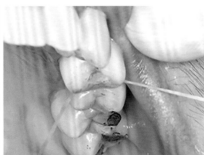

图 5-1-98　24 修复体近中邻接恢复,单股牙线有阻力通过且不拉丝

图 5-1-99　24 修复体远中邻接恢复,单股牙线有阻力通过且不拉丝

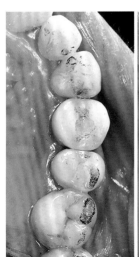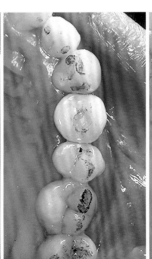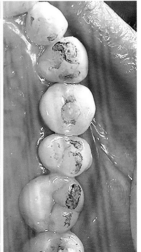

图 5-1-100　牙尖交错𬌗检查,23、25 未见异常咬合点

图 5-1-101　侧方𬌗检查未见咬合干扰

图 5-1-102　前伸𬌗检查未见咬合干扰

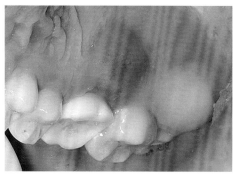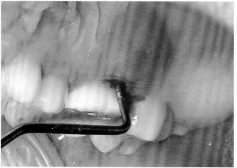

图 5-1-103　最终修复后 1 个月复查,16 种植修复体腭侧软组织肿胀

图 5-1-104　腭侧探诊检查可见探诊深度达 13mm,BOP(+)

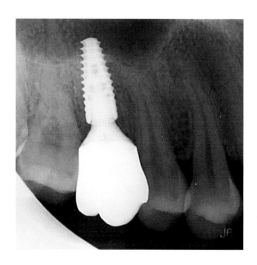

图 5-1-105　最终修复后 1 个月时,根尖片示种植体周无骨组织吸收

　　医师 E₅ 在排除邻接丧失、咬合异常和口腔卫生状况不佳等可疑致病因素后，由于无法明确致病原因，所以先对 16 种植体周黏膜炎进行了对症治疗（图 5-1-106），对种植体周软组织及上部修复体进行局部冲洗，并在穿龈袖口内涂布盐酸米诺环素进行抗菌治疗。然而在 1 周后复诊时，16 种植体周软组织未见明显好转，提示致病因素仍然存在。

　　医师 E₅ 进一步回顾戴牙时的操作记录，发现存在以下可疑致病因素：①16 修复体腭侧形态过凸，超出 14、15、17 腭侧轮廓（图 5-1-107，图 5-1-108），在咀嚼时易导致食物滞留在 16 修复体腭面外形高点之下，同时食物未能对牙龈形成按摩作用；②在调𬌗操作时，口内可见诸多碎屑残留（图 5-1-107），如医师消毒不足，则有可能残留碎屑或其他污染物在穿龈袖口内，引起软组织炎症。

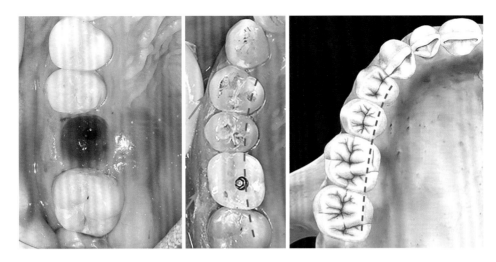

图 5-1-106　取下上部修复体,可见穿龈袖口红肿,种植体平台根方部分无法探入

图 5-1-107　16 修复体腭侧形态过凸,超出 14、15、17 腭尖连线(红色虚线示),并可见天然牙、16 上部修复体及牙龈表面大量碎屑残留(蓝色箭头示)

图 5-1-108　修复体腭侧理想轮廓
前磨牙、磨牙的腭尖相连,应形成一圆滑弧线(红色虚线示)。

　　医师 E₅ 针对上述致病因素进行了如下治疗。

　　(1)抗菌治疗:将 16 上部修复体取下,对 16 穿龈袖口进行局部冲洗及涂布盐酸米诺环素进行抗菌治疗,并更换为愈合基台(图 5-1-109~图 5-1-111)。

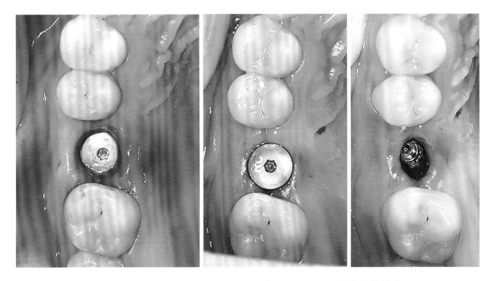

图 5-1-109　生理盐水冲洗 16 穿龈袖口,涂布盐酸米诺环素,更换为愈合基台

图 5-1-110　1 周后,16 种植体腭侧未见明显肿胀,未见瘘管

图 5-1-111　取下愈合基台,16 种植体腭侧未见瘘管

（2）对因治疗：①对 16 上部修复体进行返工调改，减小 16 牙冠腭侧突度及大小（图 5-1-112~图 5-1-116）；②在戴牙的过程中，修复体、操作器械在进入口内前均通过聚维酮碘、酒精棉球进行了良好清洁消毒，同时在就位基台、修复体前，穿龈袖口也用生理盐水反复冲洗，以确保袖口清洁。

通过上述治疗后，在 4 个月后复诊时，可见 16 种植体周软组织良好，未见红肿，探诊深度正常，BOP（－），根尖片显示种植体周骨维持良好（图 5-1-117~图 5-1-121）。

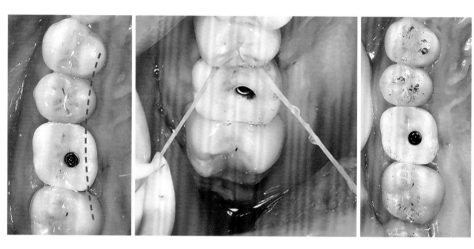

图 5-1-112　调改 16 修复体腭侧突度

图 5-1-113　16 近中邻接良好，单股牙线有阻力通过且不拉丝

图 5-1-114　牙尖交错𬌗检查未见咬合干扰

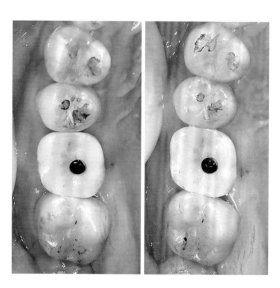

图 5-1-115　侧方𬌗检查未见咬合干扰

图 5-1-116　前伸𬌗检查未见咬合干扰

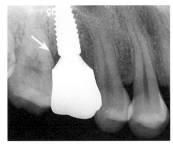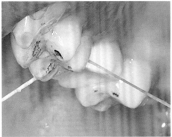

图 5-1-117　再次戴牙后 4 个月复查根尖片示 16 种植体周无明显骨吸收（黄色箭头示）

图 5-1-118　再次戴牙后 4 个月复查,16 近中邻接良好,单股牙线有阻力通过且不拉丝

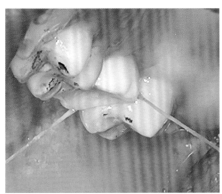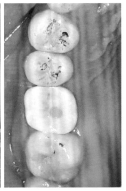

图 5-1-119　再次戴牙后 4 个月复查,16 远中邻接良好,单股牙线有阻力通过且不拉丝

图 5-1-120　再次戴牙后 4 个月复查𬌗面观

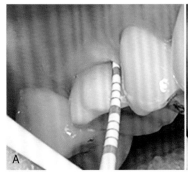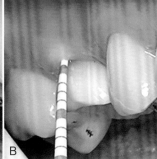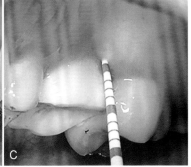

图 5-1-121　再次戴牙后 4 个月 16 探诊检查
A. 16 颊侧近中探诊深度为 3.5mm,BOP(-);B. 16 颊侧正中探诊深度为 3.0mm,BOP(-);C. 16 腭侧远中探诊深度为 3.5mm,BOP(-)。

前文中提及的粘接剂残留，也是种植体周黏膜炎的主要病因，如不及早处理，会累及种植体周骨支持组织，导致种植体周炎。患者 D_5 下颌后牙种植修复后 5 个月因"种植牙偶尔存在红肿出血"就诊，医师 D_5 排除了患者的全身情况、口腔卫生状况、咬合状态和修复体形态等因素后，未能发现可疑致病原因（图 5-1-122~图 5-1-124）。

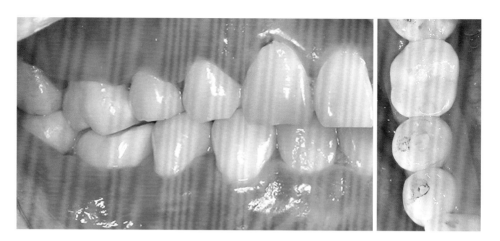

图 5-1-122　最终修复后 2 年复查颊面观

图 5-1-123　咬合检查 46 未见咬合干扰

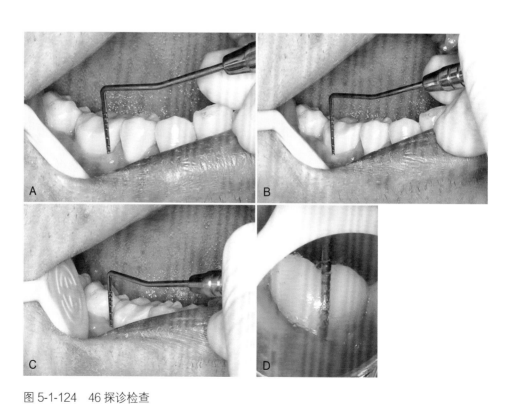

图 5-1-124　46 探诊检查

A. 46 颊侧近中探诊深度为 1.5mm，BOP（＋）；B. 46 颊侧正中探诊深度为 1.0mm，BOP（－）；
C. 46 颊侧远中探诊深度为 1.5mm，BOP（－）；D. 46 舌侧正中探诊深度为 1.5mm，BOP（－）。

当患者进一步拍摄根尖片后，在基台近中邻近种植体肩台部分可见阻射影，疑似粘接剂残留（图 5-1-125）。取下 46 修复体后，在基台近中部分确实有明显的粘接剂残留（图 5-1-126），同时可见 46 穿龈袖口红肿，伴少量出血，且在穿龈袖口近中位置同样残留有粘接剂（图 5-1-127）。

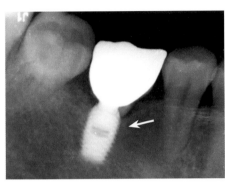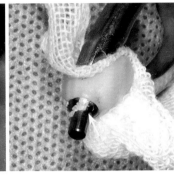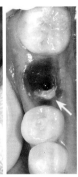

图 5-1-125　最终修复后 5 个月复查根尖片示 46 种植体周骨维持稳定（黄色箭头示基台近中可见阻射影）

图 5-1-126　取下 46 修复体，可见粘接剂残留（黄色箭头示）

图 5-1-127　46 穿龈袖口红肿（黄色箭头示粘接剂残留）

针对这一明确致病因素，医师 D_5 做出如下处理：①对 46 穿龈袖口及上部修复体表面残留的粘接剂进行了彻底清除，并通过聚维酮碘、生理盐水对穿龈袖口进行交替冲洗，保证穿龈袖口的清洁；②在戴牙的过程中，修复体、操作器械在进入口内前均通过聚维酮碘、酒精棉球进行了良好清洁消毒；③在重新就位上部修复体后，在种植体周袋内涂布盐酸米诺环素，加强局部抗菌治疗，提高治疗效果。

在完成上述治疗后 2 年复诊时，可见 46 种植义齿周软组织良好，未见红肿，探诊深度正常，BOP（－），根尖片显示种植体周骨维持良好（图 5-1-128~图 5-1-130）。

此外，咬合负荷过重、骨壁菲薄、角化黏膜不足及患者存在糖尿病等易感因素，均可能导致种植体周黏膜炎。一旦出现临床症状，就需要及早处理，解除病因，防止炎症进一步波及种植体周骨组织，导致种植体周炎等更严重的并发症。

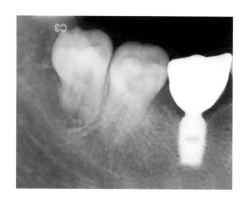

图 5-1-128　最终修复后 2 年复查根尖片示 46 种植体周骨维持稳定

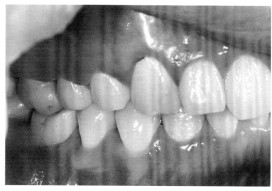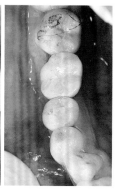

图 5-1-129　最终修复后 2 年复查颊面观,46 种植体周软组织未见红肿

图 5-1-130　最终修复后 2 年复查殆面观,咬合检查 46 未见咬合干扰

第二节 ▌ 种植体周炎的临床诊疗

      局部牙菌斑聚集所引起的种植体周黏膜炎，若未能得到及时治疗，牙菌斑长期存在，则种植体周黏膜炎病变可突破黏膜屏障，逐渐向深部组织发展，导致种植体周骨组织的破坏，形成种植体周炎。那么，种植体周炎在临床诊疗上与种植体周黏膜炎有何不同呢？

一、种植体周炎的致病因素及临床表现

      这是一例 14 种植修复的病例。

      患者 H_5，男，46 岁，在外院行右侧上颌后牙种植修复 8 年后就诊，自诉种植牙周围疼痛，要求治疗。问诊时患者表示会定期进行牙周洁治，但无使用牙线等口腔清洁习惯。

      口内检查见 14 种植体周近中颊侧软组织稍红肿，伴有探诊出血及探诊深度增加，14 修复体近中邻接丧失而远中邻接良好（图 5-2-1，图 5-2-2），咬合检查未见异常咬合点，影像学检查显示 14 种植体周骨出现明显吸收，存在约 4.5mm 的垂直骨丧失（图 5-2-3）。

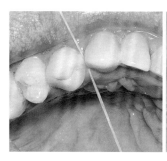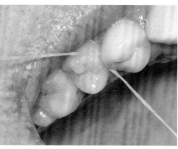

图 5-2-1　14 近中邻接丧失，单股牙线无阻力通过

图 5-2-2　14 远中邻接良好，单股牙线有阻力通过且不拉丝

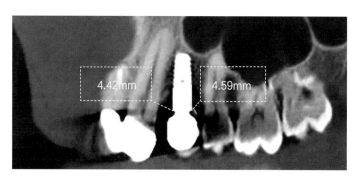

图 5-2-3　CBCT 矢状位示 14 种植体周骨高度吸收约 4.5mm

　　在本病例中，患者病因考虑为 14 修复体近中邻接丧失，易出现食物嵌塞，且未形成良好的口腔卫生习惯，从而引起局部牙菌斑聚集。临床检查结果虽与前文所述的种植体周黏膜炎的常见临床表现一致，均为种植体周软组织红肿，探诊出血、探诊深度增加，但影像学检查显示种植体周存在明显骨吸收，提示炎症病变不局限于黏膜组织，已向深层侵袭。

　　那么是否可诊断为种植体周炎呢？需要注意的是，由于患者 H_5 是在外院完成的种植修复，医师 H_5 无法获取 14 种植体完成最终修复时的影像学检查及探诊深度，故无法判断种植体周是否存在进行性骨吸收。

　　那么临床中在面临这类缺乏基线数据的病例时，如何判断是否存在种植体周炎呢？ 2018 年关于种植体周疾病的相关共识提出，如缺乏初始影像学检查及探诊深度，可根据影像学检查示种植体周骨吸收≥3mm，或探诊深度≥6mm，同时伴有明显探诊出血进行诊断。在本病例中，由于影像学检查可见种植体周骨高度吸收约 4.5mm（>3mm），同时存在 BOP（+），因此可诊断为 14 种植体周炎。

我们再来看这样一个病例。

患者 I₅，女，29 岁，在 21 种植修复 8 年后复诊，自觉种植体周牙龈溢脓，要求检查。问诊时患者自述平日喜欢用前牙啃咬硬物，无使用牙线等口腔清洁习惯。

口内检查见 21 种植体周软组织未见明显红肿，但唇侧有一瘘管，轻压见少量脓液溢出，伴有探诊出血及探诊深度增加（图 5-2-4~图 5-2-6），21 修复体近远中邻接均出现丧失（图 5-2-7，图 5-2-8），咬合检查未见异常咬合点（图 5-2-9），而影像学检查显示 21 牙冠与基台之间可见明显间隙，21 种植体周骨出现明显吸收（图 5-2-10~图 5-2-12）。

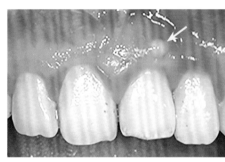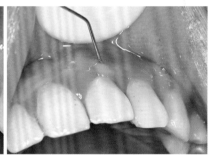

图 5-2-4　21 种植体唇侧软组织存在瘘管，局部溢脓（黄色箭头示）

图 5-2-5　探针探及瘘管来源于 21 种植体

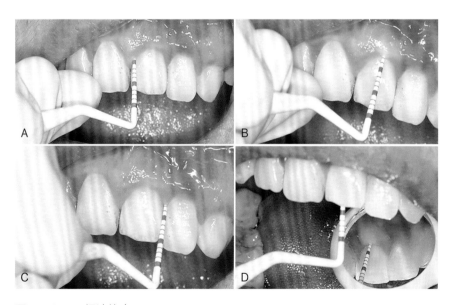

图 5-2-6　21 探诊检查

A. 21 颊侧近中探诊深度为 4mm，BOP(−)；B. 21 颊侧正中探诊深度为 2mm，BOP(−)；

C. 21 颊侧远中探诊深度为 2mm，BOP(−)；D. 21 腭侧正中探诊深度为 2mm，BOP(−)。

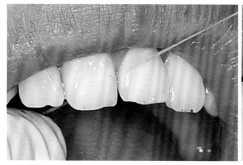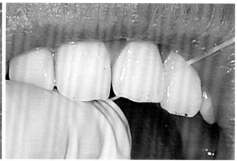

图 5-2-7　21 近中邻接丧失，单股牙牙线无阻力通过

图 5-2-8　21 远中邻接丧失，单股牙线无阻力通过

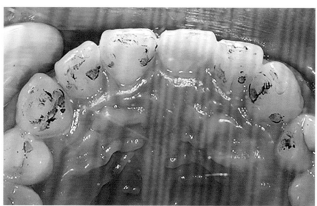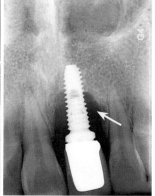

图 5-2-9　前伸殆检查未见咬合干扰

图 5-2-10　根尖片示 21 种植体周严重骨吸收（黄色箭头示）

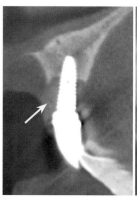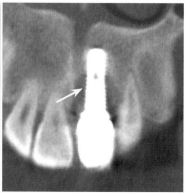

图 5-2-11　CBCT 矢状位示 21 种植体唇腭侧明显骨吸收（黄色箭头示）

图 5-2-12　CBCT 冠状位示 21 种植体近远中明显骨吸收（黄色箭头示）

在本病例中，局部感染已累及种植体周骨组织，而不局限于种植体周软组织。虽然种植体周软组织未见明显红肿，但是唇侧出现了瘘管、溢脓这类更为严重的炎症表现。

综合考虑病因，应包括：①修复体近远中邻接丧失，易出现食物嵌塞，引起局部牙菌斑聚集；②牙冠与基台之间未准确就位，形成局部间隙，不易清洁；③长期使用前牙啃咬硬物，虽咬合未见明显异常，但仍可能形成过重的咬合负荷，加重局部炎症。

通过上述两个病例的分析，不难看出种植体周炎在种植体周软组织上常常表现为可视的炎症改变，并不仅限于软组织充血、水肿及探诊出血。随着炎症的加重，还可能伴随软组织瘘管、局部溢脓等临床症状。而在骨组织上，由于炎症病变已突破黏膜屏障，累及骨组织，造成局部骨吸收，因此影像学检查可表现为相较最终修复时，种植体周出现进行性骨吸收。

随着种植体周骨吸收的不断进展，若患者未能及时发现或就诊处理，还可能会出现哪些问题呢？

以下为一例 10 余年前外院治疗的 46 种植修复病例。

患者 J_5，女，39 岁，半年前出现种植牙周围牙龈肿胀不适并伴有食物嵌塞，2 个月前在外院行龈上洁治时，医师告知其种植牙周围软组织退缩，建议进行专科治疗。

临床检查见 46 修复体颊侧角化黏膜缺如，按压溢脓，种植体螺纹暴露约 3mm（图 5-2-13）；探诊检查示探诊出血及探诊深度增加（图 5-2-14），同时近中邻接完全丧失，咬合检查见明显重咬合点（图 5-2-15~图 5-2-17）。为进一步明确种植体骨吸收程度，医师 J_5 嘱患者拍摄了 CBCT，显示种植体近远中、颊舌侧均存在骨吸收，种植体仍有超过 1/2 根长存在骨结合（图 5-2-18，图 5-2-19）。医师 J_5 根据上述临床症状及影像学检查诊断为种植体周炎。

综合分析，46 修复体近中邻接完全丧失及颊侧角化黏膜不足，是引起种植体周骨吸收严重的主要原因。患者 J_5 未能在发现症状后及时处理，导致种植体周骨组织严重吸收，伴随相应的软组织退缩及种植体螺纹暴露，使得大量牙菌斑聚集于粗糙的种植体表面，形成恶性循环并加剧炎症的进展。

随着炎症的发展，若患者未能及时就诊处理，种植体周骨吸收会逐渐加重，最终可能出现种植体松动脱落的情况。

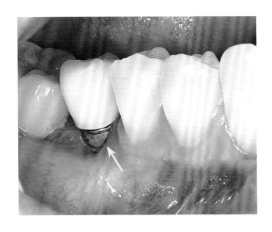

图 5-2-13　46 种植体颊侧软组织萎缩,螺纹暴露(黄色箭头示)

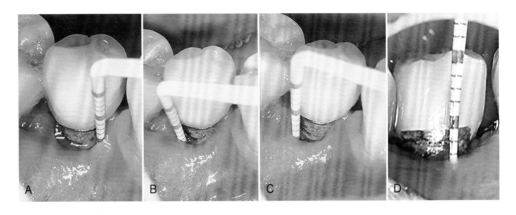

图 5-2-14　46 探诊检查
A. 46 颊侧近中探诊深度为 5.0mm,BOP(+);B. 46 颊侧正中探诊深度为 6.0mm,BOP(+);
C. 46 颊侧远中探诊深度为 5.0mm,BOP(+);D. 46 舌侧正中探诊深度为 1.5mm,BOP(-)。

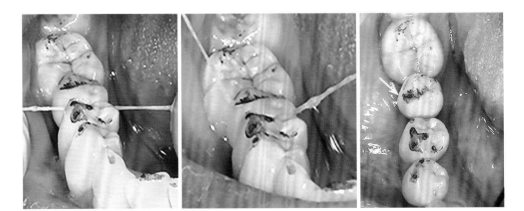

图 5-2-15　46 近中邻接丧失,单股牙线无阻力通过

图 5-2-16　46 远中邻接良好,单股牙线有阻力通过且不拉丝

图 5-2-17　牙尖交错𬌗检查可见 46 重咬合点(黄色箭头示)

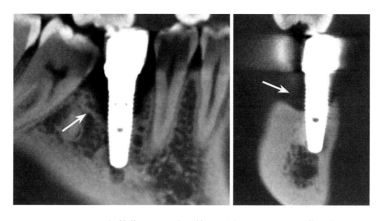

图 5-2-18　CBCT 矢状位示 46 种植体近远中明显骨吸收（黄色箭头示）

图 5-2-19　CBCT 冠状位示 46 种植体颊舌侧明显骨吸收（黄色箭头示）

患者 K_5，女，53 岁，在完成 26 种植修复后 2 年复诊，主诉"6 个月来时常出现种植牙牙龈出血，2 天前出现种植牙松动"。

在了解到这类主诉后，相信绝大多数医师所想到的是"到底是种植体松动，还是基台和牙冠松动呢？"

带着这样的问题，医师 K_5 先对患者进行了口内检查，发现 26 颊侧软组织红肿，在 26 修复体远中龈乳头根方可见一瘘管，轻压见少量脓液溢出（图 5-2-20，图 5-2-21）。在医师 K_5 对 26 牙冠松动度进行检查时，发现 26 牙冠存在明显晃动，动度范围大且晃动方向不受限，伴有疼痛，提示种植体周骨可能存在明显吸收，种植体可能已经出现松动。

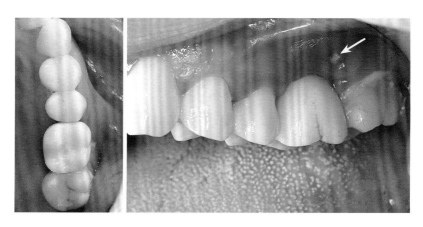

图 5-2-20　最终修复后 2 年复查拾面观

图 5-2-21　26 种植体颊侧软组织存在瘘管，局部溢脓（黄色箭头示）

随即医师 K₅ 对 26 修复体拍摄了根尖片，见 26 种植体远中骨吸收明显，但未见种植体与基台、基台与牙冠之间存在间隙（图 5-2-22），因此综合口内检查及影像学检查，医师 K₅ 诊断 26 种植体已出现松动。在告知患者相关情况并充分沟通后，医师 K₅ 通过牙钳轻松取下了 26 种植体，种植体表面可见大量感染物质（图 5-2-23）；在对种植窝洞进行搔刮冲洗时，可见内有大量肉芽组织（图 5-2-24）。

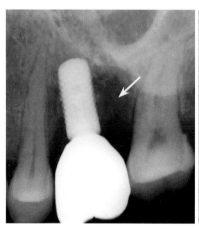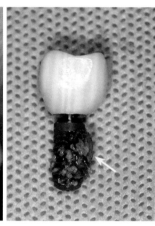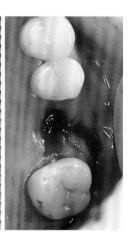

图 5-2-22　根尖片示 26 种植体远中严重骨吸收（黄色箭头示）

图 5-2-23　取出 26 上部修复体与种植体，见种植体表面附着大量炎性组织（黄色箭头示）

图 5-2-24　拔除种植体后搔刮种植窝洞

由于种植体周炎由未受控制的种植体周黏膜炎发展而来，在致病因素上两者无明显差异，因此在对种植体周炎患者的致病因素进行检查时，笔者建议参照种植体周黏膜炎的致病因素排查方式，从患者自身因素、修复阶段到手术阶段进行逆向排查。

经过前面详细的讲解，相信读者对种植体周炎的相关定义、临床表现及诊断标准也有了一定认识，笔者将其总结如下。

1. 定义　种植体周炎是指牙菌斑微生物等因素引起的不利于种植体周软硬组织整合的炎症性病变，属于不可逆性的炎症反应。

2. 临床表现　种植体周软组织红肿出血、支持骨组织吸收、种植体周袋形成，可伴有自发出血和溢脓，严重时可导致种植体骨结合失败，种植体松动、脱落。影像学检查可表现为种植体周透射影区。

3. 诊断标准

（1）种植体周软组织可见炎症变化，并伴有探诊出血和/或溢脓。

（2）与最终修复时相比，探诊深度增加。

（3）影像学检查可见种植修复1年后，种植体周出现进行性骨吸收。

（4）如缺乏初始影像学检查及探诊深度，可根据影像学检查见种植体周骨吸收≥3mm，或探诊深度≥6mm，同时伴有大量探诊出血进行诊断。

二、种植体周炎的治疗

当种植体周黏膜炎未得到有效控制，局部病变突破黏膜屏障，逐渐向深部组织发展到种植体周炎的程度时，种植体周出现骨支持组织的吸收，临床症状加重，同时处理的难度进一步增加。

（一）种植体周炎处理原则（治疗目标）

在第一节内容中，笔者提到种植体周黏膜炎治疗的首要目标为控制牙菌斑，去除局部刺激因素，恢复软组织健康。而种植体周炎的临床症状更加严重，已出现支持组织丧失，种植体周袋形成，常伴有自发出血和溢脓，严重时甚至出现种植体松动、脱落。

因此其治疗的目标除控制牙菌斑外，还需要去除种植体周感染组织（图5-2-25，图5-2-26），中断炎症进程，避免种植体周骨的进行性吸收，并尽可能实现组织重建（图5-2-27），以恢复种植体周健康。

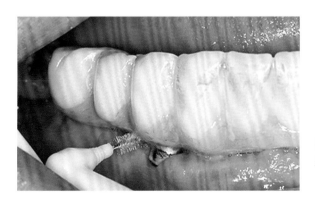

图 5-2-25　使用牙缝刷机械清洁种植体周,控制牙菌斑

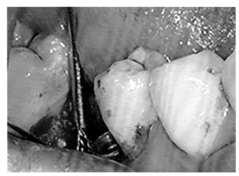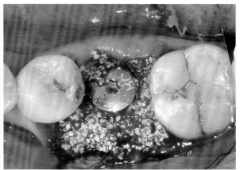

图 5-2-26　使用钛刷机械清洁种植体表面,去除种植体表面污染物

图 5-2-27　在种植体周骨缺损内填入骨代用品,进行组织重建

那么,种植体周炎的治疗应达到怎样的种植体周组织状态呢?

1. 无红肿热痛、溢脓等炎症表现。

2. 无探诊出血,PD ≤ 5mm 或与基线相比基本不变。

3. 可以存在已经发生过牙槽骨吸收的种植体,但此时骨吸收呈静止状态,无进展性骨丧失。

在前述病例中,患者 J_5、K_5 均出现了长达半年左右的种植体周症状,如种植体周牙龈肿胀不适、出血等,但患者均未在出现症状后及时就诊行早期处理,使得种植体周炎症持续进展,进而导致种植体周支持组织破坏严重,出现种植体周螺纹暴露,甚至种植体松动的情况(图 5-2-28,图 5-2-29)。因此,定期检查维护,出现症状后及时治,是预防种植体周炎的主要措施。

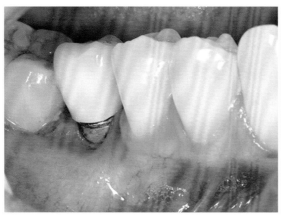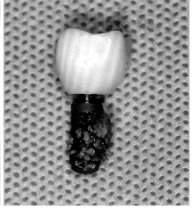

图 5-2-28　种植体螺纹暴露

图 5-2-29　种植体松动

由于在致病因素上，种植体周炎与种植体周黏膜炎无明显差异，因此在种植体周炎的预防中，应遵循与种植体周黏膜炎一致的治疗理念。首先，应控制风险因素，包括口腔卫生状况不佳、吸烟和未控制的糖尿病等；其次，须规避可能引起种植体周炎症的修复阶段和手术阶段因素；最后，需要患者定期维护，从而做到早发现、早诊断和早治疗。

（二）种植体周炎的常见临床治疗方法

尽管临床医师在诊疗过程中已告知患者需定期复诊检查，然而依从性差、患者工作原因和不可抗力因素等，常常导致患者无法定期复诊。待患者因种植牙不适而就诊时，往往已出现了种植体周软硬组织炎症。那么，当种植体周出现软组织红肿、溢脓及种植体周袋形成等种植体周炎症状时，应如何处理呢？

我们先回顾前文提到的种植体周炎病例 J_5，临床检查可见 46 修复体颊侧角化黏膜缺如，按压溢脓，种植体螺纹暴露约 3mm，46 修复体颊侧探诊出血及探诊深度增加（图 5-2-30，图 5-2-31），同时近中邻接完全丧失，咬合检查见明显重咬合点（图 5-2-32~图 5-2-34）。CBCT 示种植体近远中、颊舌侧均存在骨吸收，但骨吸收高度尚未超过根长 1/2（图 5-2-35，图 5-2-36）。

医师 J_5 分析，46 修复体颊侧角化黏膜不足、近中邻接丧失，这些综合因素是引起种植体周骨吸收严重的主要原因。患者 J_5 未能在发现症状后及时就诊处理，导致种植体周骨组织严重吸收，伴随相应的软组织退缩及种植体螺纹暴露，使得大量牙菌斑聚集于粗糙的种植体表面，形成恶性循环并加剧炎症的进展。

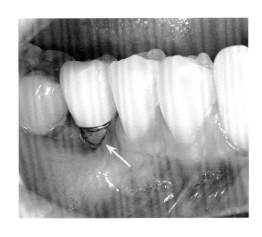

图 5-2-30　46 种植体颊侧软组织萎缩，螺纹暴露（黄色箭头示）

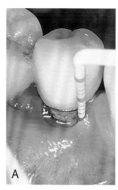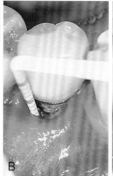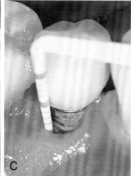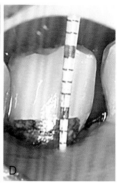

图 5-2-31　46 探诊检查

A. 46 颊侧近中探诊深度为 5.0mm，BOP（＋）；B. 46 颊侧正中探诊深度为 6.0mm，BOP（＋）；
C. 46 颊侧远中探诊深度为 5.0mm，BOP（＋）；D. 46 舌侧正中探诊深度为 1.5mm，BOP（－）。

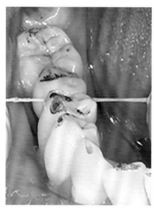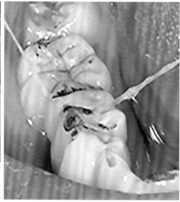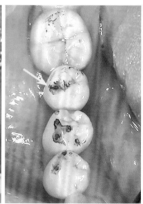

图 5-2-32　46 近中邻接丧失，单股牙线无阻力通过

图 5-2-33　46 远中邻接良好，单股牙线有阻力通过且不拉丝

图 5-2-34　牙尖交错𬌗检查𬌗面观（黄色箭头示重咬合点）

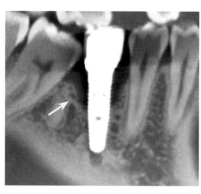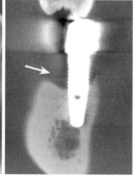

图 5-2-35　CBCT 矢状位示 46 种植体近远中明显骨吸收（黄色箭头示）

图 5-2-36　CBCT 冠状位示 46 种植体颊舌侧明显骨吸收（黄色箭头示）

该病例治疗的要点在于控制牙菌斑，去除局部炎性组织。医师J_5与患者沟通建议取下原修复体，待炎症控制后再行组织重建，延期修复。患者J_5考虑后决定暂不更换修复体，目前仅要求处理种植体周疼痛、溢脓及软组织退缩等问题。

　　针对上述问题，医师J_5采取了对因治疗与对症治疗相结合的治疗方式。首先，去除局部刺激因素，打开近中邻接（图5-2-37），并对患者进行口腔卫生指导，教会患者使用牙间隙刷配合牙线清洁口腔，控制全口牙周及种植体周卫生状况；其次，在保留原牙冠基础上，进行非手术治疗，通过刮治、喷砂，去除种植体表面牙菌斑和牙石，去除局部炎症因素，减轻局部软组织红肿、溢脓的临床症状。

　　待局部炎症控制后，医师J_5对患者进行了种植体周组织再生性手术治疗，即翻瓣下使用钛刷彻底处理种植体表面（图5-2-38~图5-2-40），盐酸米诺环素处理种植体表面（图5-2-41），随后填入骨代用品（图5-2-42），缝合关闭创口（图5-2-43），以重建种植体周组织（图5-2-44，图5-2-45）。那么治疗的结果如何呢？

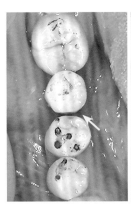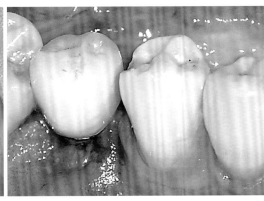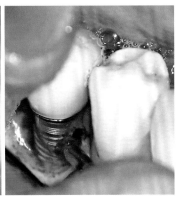

图5-2-37　牙尖交错𬌗检查𬌗面观示46调至轻咬合,打开近中邻接(黄色箭头示)

图5-2-38　刮治、喷砂去除种植体表面牙菌斑和牙石,种植体周袋内涂布盐酸米诺环素,控制炎症

图5-2-39　钛刷清洁种植体颊侧

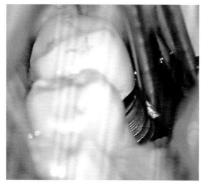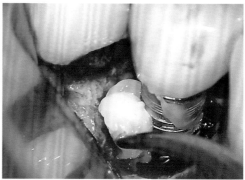

图 5-2-40　钛刷清洁种植体舌侧

图 5-2-41　盐酸米诺环素处理种植体表面

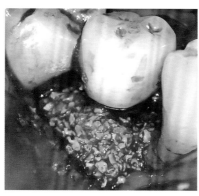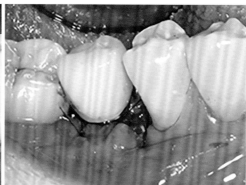

图 5-2-42　种植体周填入骨代用品

图 5-2-43　严密缝合关闭创口

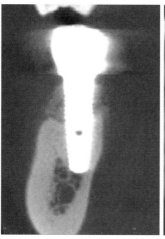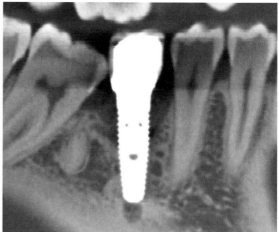

图 5-2-44　术后 CBCT 冠状位示 46 种植体颊舌侧骨代用品包绕

图 5-2-45　术后 CBCT 矢状位示 46 种植体近远中骨代用品包绕

术后 2 周拆线，可见种植体周仍有螺纹暴露，部分骨代用品流失，软组织愈合状况一般（图 5-2-46~图 5-2-49）。医师 J_5 再次对患者 J_5 进行口腔卫生宣教，保持随访。再生性手术后半年复查，种植体周软组织维持稳定，探诊深度正常，BOP（−），舌侧仍有龈缘退缩（图 5-2-50）。咬合检查无明显误差，46 修复体牙尖交错𬌗轻接触，前伸、侧方咬合无干扰（图 5-2-51，图 5-2-52）。根尖片检查示种植体周仍存在螺纹暴露（图 5-2-53），牙菌斑易聚集于种植体表面，若患者无法进行良好清洁及定期复诊，该病例的远期效果仍不可预期。

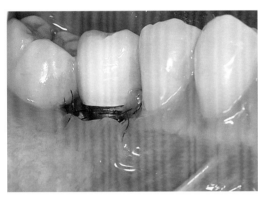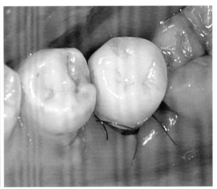

图 5-2-46　术后 2 周拆线前颊面观示 46 种植体螺纹暴露，骨代用品流失

图 5-2-47　术后 2 周拆线前舌面观示 46 种植体螺纹暴露，骨代用品流失

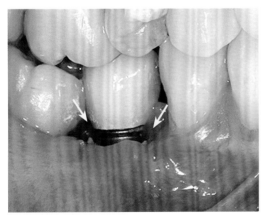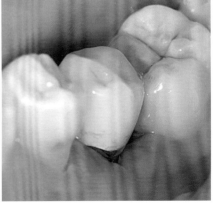

图 5-2-48　术后 2 周拆线后颊面观示软组织愈合状况一般，可见创缘表面有少量的骨代用品嵌入软组织（黄色箭头示）

图 5-2-49　术后 2 周拆线后舌面观示软组织愈合状况一般，螺纹暴露

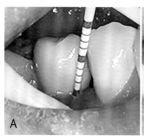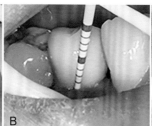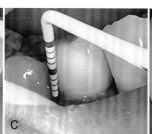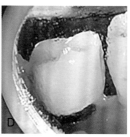

图 5-2-50　术后半年随访,46 探诊检查

A. 46 颊侧近中探诊深度为 4.0mm,BOP(-);B. 46 颊侧正中探诊深度为 5.0mm,BOP(-);

C. 46 颊侧远中探诊深度为 4.0mm,BOP(-);D. 46 舌侧可见牙龈退缩约 1.5mm。

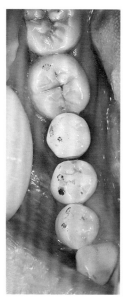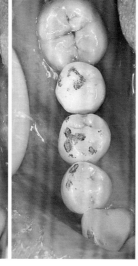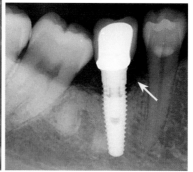

图 5-2-51　术后半年随访,牙尖交错𬌗检查未见咬合高点

图 5-2-52　术后半年随访,前伸、侧方𬌗检查未见咬合干扰

图 5-2-53　术后半年随访根尖片示 46 种植体周骨吸收(黄色箭头示)

那么,在种植体周炎治疗后,骨代用品流失,种植周螺纹仍有暴露,是否为个别现象呢? 回顾上文病例 H5,同样是种植治疗后未按时随访的病例。患者 H5 右侧上颌后牙区行种植义齿修复,8 年后复诊,自诉种植体周牙龈疼痛,要求处理。医师 H5 检查发现,14 种植体周颊侧软组织稍红肿,探诊检查近中 PD≈4mm,BOP(+);近中邻接松,但患者未诉食物嵌塞,咬合检查未见异常咬合点(图 5-2-54~图 5-2-56)。影像学检查显示种植体颊侧骨壁完整,近远中及腭侧均存在约 4.5mm 的垂直骨缺损(图 5-2-57)。

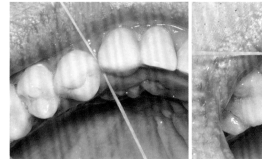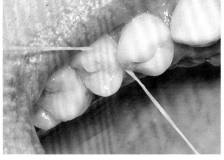

图 5-2-54　14 近中邻接丧失，单股牙线无阻力通过

图 5-2-55　14 远中邻接良好，单股牙线有阻力通过且不拉丝

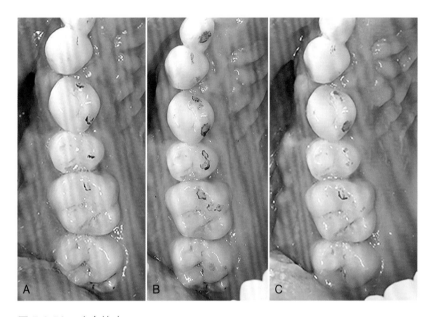

图 5-2-56　咬合检查

A. 牙尖交错𬌗；B. 侧方𬌗；C. 前伸𬌗。

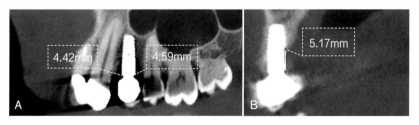

图 5-2-57　CBCT 示 14 种植体周明显骨吸收

A. 矢状位示近远中骨吸收约 4.5mm；B. 冠状位示腭侧骨吸收约 5mm。

医师 H$_5$ 诊断该病例为种植体周炎。14 种植体周软组织完整，软组织质地尚可，与患者沟通后，医师采用再生性手术的方式，希望恢复种植体周骨支持组织。首先对种植体周进行非手术抗感染治疗，即通过半导体激光处理、冲洗、涂布盐酸米诺环素，消除炎症及感染。

待局部炎症控制后，行再生性手术治疗，于颊侧行改良牙周微创手术技术（modified minimally invasive surgical technique，M-MIST）切口，腭侧行13—15 龈沟内切口（图 5-2-58），翻瓣后用小刮匙清理肉芽组织，钛刷、激光、EDTA 处理种植体表面，清除种植体表面感染组织，并用大量生理盐水冲洗，彻底清洁种植体表面（图 5-2-59），填入黏性骨饼，严密缝合关闭创口（图 5-2-60，图 5-2-61）。术后影像学检查显示种植体周骨组织重建良好（图 5-2-62，图 5-2-63）。

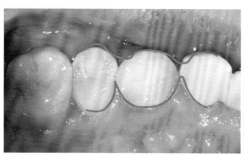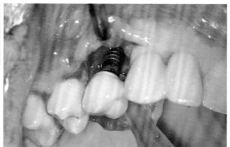

图 5-2-58　切口设计
颊侧行 M-MIST 切口，腭侧行 13—15 龈沟内切口（蓝色线示）。

图 5-2-59　翻瓣暴露骨缺损区，清理肉芽组织，钛刷清洁种植体表面，激光处理种植体表面及软组织瓣，EDTA 处理种植体表面，生理盐水彻底冲洗清洁

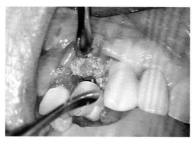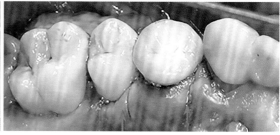

图 5-2-60　骨缺损区充分填塞骨代用品

图 5-2-61　严密缝合关闭创口（蓝色箭头示）

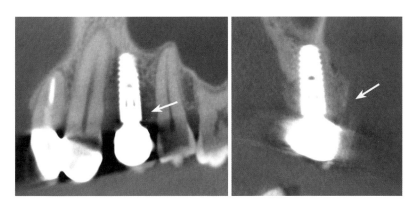

图 5-2-62　术后即刻 CBCT 矢状位示 14 种植体周骨代用品充填良好（黄色箭头示）

图 5-2-63　术后即刻 CBCT 冠状位示 14 种植体周骨代用品充填良好（黄色箭头示）

　　术后护理：多西环素 100mg 一天两次，持续 1 周；0.12% 的氯己定漱口水，每天清洗三次；3~4 周避免在治疗区域刷牙、使用牙线、咀嚼。

　　术后 1 周拆线，患者 H_5 表示术区无明显不适。术后 1 年复查，根尖片示 14 种植体周再次出现骨组织吸收现象（图 5-2-64，图 5-2-65），远期的治疗效果如何，同样存在疑问。

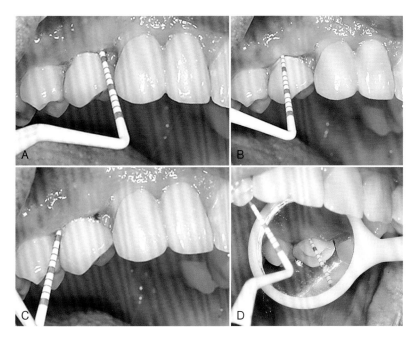

图 5-2-64　术后 1 年复查,14 探诊检查
A. 14 颊侧近中探诊深度为 3.0mm,BOP（-）;B. 14 颊侧正中探诊深度为 1.0mm,BOP（-）;C. 14 颊侧远中探诊深度为 3.5mm,BOP（-）;D. 14 腭侧正中探诊深度为 1.5mm,BOP（-）。

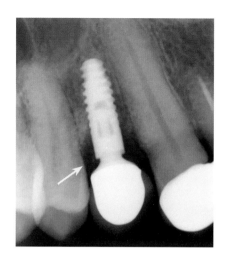

图 5-2-65　术后 1 年复查根尖片示 14 种植体周骨吸收（黄色箭头示）

　　回顾病例 H_5 和 J_5，两者均由种植体周炎导致不同程度的骨吸收，采用了再生性手术的方式进行种植体周骨组织重建，重建术后均在短时间内出现了骨代用品丧失。为何再生性手术的效果不佳呢？在对 H_5、J_5 这类病例治疗过程进行分析前，我们需要了解为何医师 H_5、J_5 需要采取非手术治疗与手术治疗的方式？临床中有哪些非手术与手术治疗方式，又是如何选择的呢？

　　牙周病学相关文献已充分证明非手术治疗在牙周病治疗中的临床有效性，天然牙周围软硬组织炎症会随着牙菌斑生物膜的减少而消退，使得探诊深度和探诊出血减少，并增加牙周附着水平。同样的，已有文献证明非手术治疗在治疗种植体周炎时，可有效减少种植体周牙菌斑生物膜，减轻临床症状。

　　临床中常用的非手术治疗，主要包括手用器械刮治（图 5-2-66）、局部/全身使用抗生素、喷砂抛光及激光治疗（图 5-2-67）等，旨在通过刮治、喷砂等机械清创操作及激光治疗清洁种植体表面，同时结合局部/全身使用抗生素，减轻种植体周软硬组织炎症。

　　需要注意的是，种植体螺纹、粗糙的种植体表面及外形过突的修复体等因素，导致清除出现骨吸收的种植体周牙菌斑生物膜时，存在一定困难（图 5-2-68，图 5-2-69）。因此仅依靠非手术治疗种植体周炎，不易获得良好的效果。此外，由于牙周组织和种植体周组织复合体的差异，种植体周的骨吸收不会自行停止，因此即使在消除现有牙菌斑后，也可能表现出自发性持续性的疾病进展和额外的骨吸收。

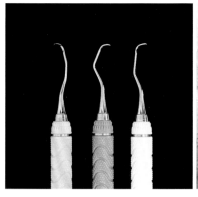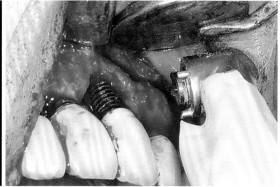

图 5-2-66　手用器械(金属刮治器需要严格用于骨下清创)

图 5-2-67　激光处理种植体表面

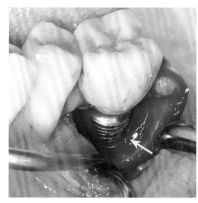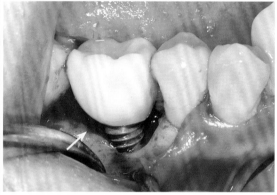

图 5-2-68　种植体螺纹影响牙菌斑生物膜的清除(黄色箭头示)

图 5-2-69　修复体外形过突,导致清除种植体周菌斑生物膜存在一定困难(黄色箭头示)

　　所以非手术治疗虽然有利于改善种植体周的临床参数,但是在绝大多数情况下,不足以彻底解决种植体周炎,往往需要与手术治疗相结合。通过手术治疗减少或消除患者难以自我清洁的区域,尽可能实现软硬组织的重建。

　　临床中常用的手术治疗,包括切除性手术和再生性手术。切除性手术通过切除环绕种植体周缺损的牙槽嵴顶,减小种植体周袋的深度。在切除性手术中,种植体表面成形术是重要的组成部分,通过钨钢钻、金刚砂钻等器械抛光种植体表面,使暴露的种植体表面变光滑,有利于后期清洁维护。再生性手术则是通过重建手术使种植体周组织再生。

那么，种植体周炎引起的软硬组织丧失是否均可行再生性手术呢？在病例 H_5、J_5 中，医师均进行了再生性手术以期重建种植体周组织，然而术后随访结果却事与愿违（图 5-2-70~图 5-2-75）。

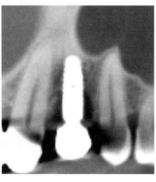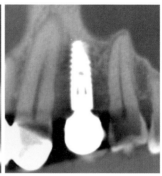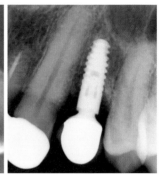

图 5-2-70　病例 H_5 再生性手术前
种植体周骨吸收。

图 5-2-71　病例 H_5 再生性手术后即刻
种植体周骨组织重建。

图 5-2-72　病例 H_5 再生性手术后 4 个月
种植体周再次出现骨吸收。

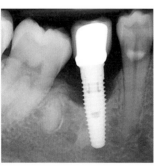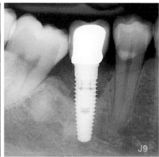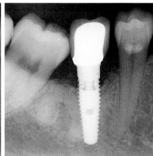

图 5-2-73　病例 J_5 再生性手术前
种植体周骨吸收。

图 5-2-74　病例 J_5 再生性手术后即刻
种植体周骨组织重建。

图 5-2-75　病例 J_5 再生性手术后 6 个月
种植体周再次出现骨吸收。

那么，临床中是如何决定采用哪类治疗方式呢？由于种植体周骨吸收的严重程度与致病因素不同，所形成的骨缺损形态也有所不同，因此种植体周骨缺损形态在制订治疗决策的过程中起着关键作用。相对来说，有利型骨缺损更容易通过再生性治疗得到有效控制，临床中需要根据不同的骨缺损形态制订相应的治疗方案。

临床中是如何对种植体周骨缺损形态进行分类的呢？

2019 年 Monje A 将种植体周骨缺损形态分为了 I 型骨缺损（骨下缺损，垂直骨吸收）、II 型缺损（骨上缺损，水平骨吸收）和 III 型骨缺损（联合型骨缺损）。而 I、III 型骨缺损又可分为 3 个亚型，具体如图 5-2-76~图 5-2-82 所示。

基于以上分类，Monje A 提出相关治疗建议。

1. 首先要评估翻瓣手术是否能充分清创，去除炎症。有研究表明，如果只是单纯进行翻瓣清创，种植体的表面处理是影响疗效的重要因素；如果种植体表面仍然是粗糙的，那手术的长期成功率低，需要选择合适的方式来避免细菌再次定植在种植体表面。

2. 对骨下袋而言，进行种植体表面的清创处理后，可以植入骨代用品进行再生性手术。当骨缺损深度达 3mm 以上时，在种植体周至少有 3~4 个骨壁残留且角化黏膜充足的情况下，再生手术的可预期性高。

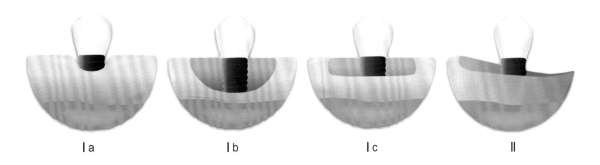

Ia   Ib   Ic   II

图 5-2-76　Ia 型骨缺损
种植体颊侧为裂开式骨缺损。

图 5-2-77　Ib 型骨缺损
种植体周存在二、三壁骨缺损。

图 5-2-78　Ic 型骨缺损
种植体周骨表面无缺损，但种植体四周均与骨组织之间有间隙。

图 5-2-79　II 型骨缺损
水平骨吸收。

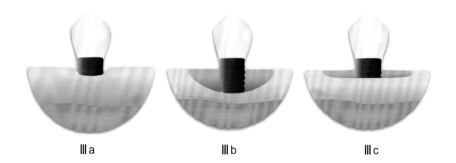

Ⅲa   Ⅲb   Ⅲc

图 5-2-80　Ⅲa 型骨缺损
种植体周骨存在水平骨吸收,种植体颊侧为裂开式骨缺损。

图 5-2-81　Ⅲb 型骨缺损
种植体周骨存在水平骨吸收,合并二、三壁骨缺损。

图 5-2-82　Ⅲc 型骨缺损
种植体周骨存在水平骨吸收,种植体周骨表面无缺损,但种植体四周均与骨组织
之间有间隙。

3. 对于联合型骨缺损的情况,再生性手术的效果相对不佳。这些垂直骨增量效果不佳的位点,需要选择其他术式,可通过磨除种植体表面的螺纹,进行彻底的清创,同时有利于后期清洁维护;而对骨下袋进行再生性手术,使用再生与非再生手术相结合的方式治疗种植体周炎相对更可预期。

总结这三种骨缺损分类方式,归纳起来有相通之处,如表 5-2-1 所示。

表 5-2-1　骨缺损分类及处理方法

骨缺损类型	处理方法
有利型骨缺损（骨下缺损）	再生性手术
联合型骨缺损（骨上缺损 + 骨下缺损）	再生性手术 + 非再生手术相结合
不利型骨缺损（骨上缺损）	微创/切除/根向复位瓣

1. 再生性手术　对于有利型骨缺损和联合型骨缺损,再生性手术可以在一定程度上改善种植体周表现型。

（1）有利型骨缺损（骨下缺损）:有利型骨缺损又称骨下缺损,是较常见的种植体周骨缺损类型,治疗的可预期性相对较高。如下方的病例所示。

患者 L_5,男,35 岁,7 年前行右侧下颌后牙种植修复,戴牙完成后未遵医嘱定期随访。当患者 L_5 再次就诊时,自述种植牙时常出血 1 年余。在了解该主诉后,医师 L_5 通过影像学检查,发现 46 种植体四周均存在透射影,但近远

中、颊舌侧骨壁高度未见明显吸收（图 5-2-83~图 5-2-85）。

由于 46 种植体存在明显骨吸收，需要对种植体周软硬组织进行积极处理，在与患者 L_5 充分沟通后，医师 L_5 及时拆除了 46 修复体，取下基台，在基台肩台的根方倒凹处发现残留的粘接剂（图 5-2-86），提示粘接剂残留可能是引起种植体周骨吸收的原因之一。

随即医师 L_5 对 46 种植体周进行处理，通过切开、翻瓣，充分暴露骨缺损区域后，利用刮匙清理术区肉芽组织（图 5-2-87~图 5-2-89），而种植体表面则采用钛刷进行彻底清理，并用过氧化氢擦拭种植体表面以去除局部碎屑，最后通过铒激光再次对术区进行清洁（图 5-2-90~图 5-2-92）。

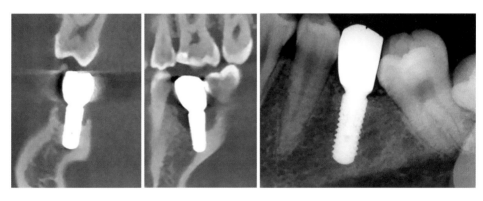

图 5-2-83　最终修复后 7 年复查 CBCT 冠状位示 46 种植体颊舌侧骨吸收

图 5-2-84　最终修复后 7 年复查 CBCT 矢状位示 46 种植体近远中骨吸收，呈四壁骨吸收

图 5-2-85　完成修复时根尖片示 46 种植体周骨高度良好

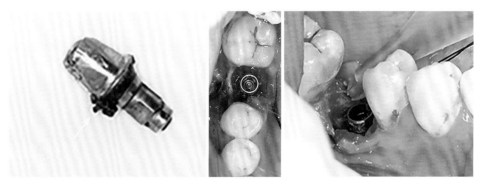

图 5-2-86　取下修复基台，基台肩台根方可见粘接剂残留（黄色箭头示）

图 5-2-87　翻瓣暴露种植体周骨缺损𬌗面观

图 5-2-88　翻瓣暴露种植体周骨缺损颊面观

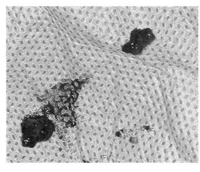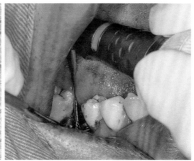

图 5-2-89　刮匙清理骨缺损处肉芽组织

图 5-2-90　钛刷清洁暴露的种植体表面

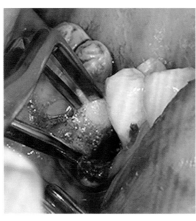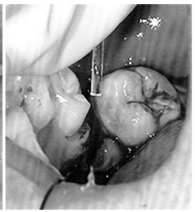

图 5-2-91　过氧化氢棉球清洁种植体表面

图 5-2-92　铒激光处理术区

　　而当医师 L₅ 完成上述处理后，检查见种植体颊侧仍残留污物（图 5-2-93），那么，此时还可用什么方法对种植体表面进行清洁呢？由于种植体表面微小、粗糙螺纹的存在，种植体表面有时难以通过钛刷、激光等手段达到良好清洁，此时可使用前文所提到的种植体成形术，一方面可清除残留污物；另一方面可使种植体表面变光滑，更有利于抵抗牙周致病菌的黏附。

　　医师 L₅ 遂采用种植体抛光套装对 46 种植体行种植体成形术，并利用铒激光对术区再次进行清洁（图 5-2-94，图 5-2-95），检查确定种植体周已达到良好清洁后，于种植体周骨缺损内填入骨代用品，就位愈合基台，严密缝合关闭创口（图 5-2-96~图 5-2-98）。

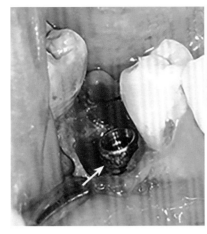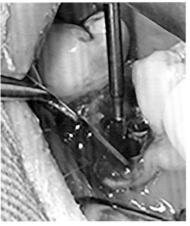

图 5-2-93　46 种植体颊侧仍残留污物,钛刷等机械操作无法去除(黄色箭头示)

图 5-2-94　采用种植体抛光套装行种植体成形术

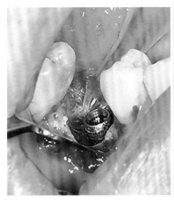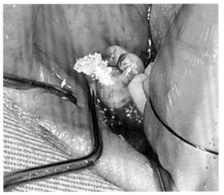

图 5-2-95　利用铒激光再次处理种植体表面

图 5-2-96　在 46 种植体周填充骨代用品

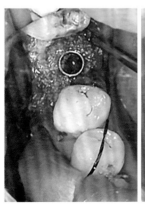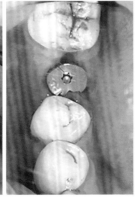

图 5-2-97　在骨缺损区充分填充骨代用品

图 5-2-98　就位愈合基台,严密缝合关闭创口

2 周后拆线时，口内可见种植体周软组织愈合良好，根尖片示种植体周骨代用品稳定（图 5-2-99，图 5-2-100）。在该病例中，46 种植体周骨缺损表现为明显的骨下袋，种植体周为四壁骨缺损，当临床医师通过钛刷、激光和过氧化氢棉球等手段实现了种植体及其周围术区的良好清洁时，种植体周的重建效果可获得良好的预期。

术后 3 个月行最终修复时，可见种植体周软组织稳定，龈乳头及龈缘高度得到一定恢复（图 5-2-101~图 5-2-105）。根尖片辅助检查示种植体周无透射影，种植体周骨愈合良好（图 5-2-106）。

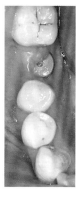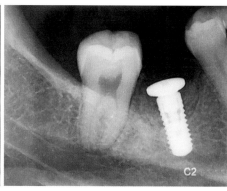

图 5-2-99　术后 2 周口内可见种植体周软组织愈合效果尚可，颊侧软组织部分覆盖愈合基台

图 5-2-100　术后根尖片示种植体周骨代用品在位

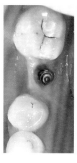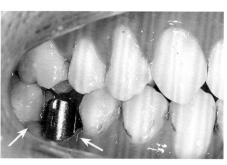

图 5-2-101　种植体周软组织恢复良好，未见红肿、渗出

图 5-2-102　46 种植体近远中龈乳头高度恢复良好（黄色箭头示）

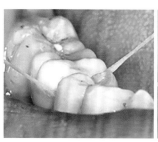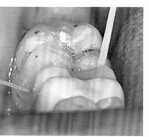

图 5-2-103　46 近中邻接良好，单股牙线有阻力通过且不拉丝

图 5-2-104　46 远中邻接良好，单股牙线有阻力通过且不拉丝

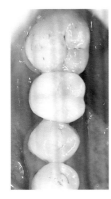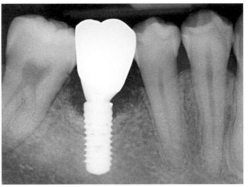

图 5-2-105　完成最终修复

图 5-2-106　根尖片示 46 种植体周有新生骨影像,种植体周骨愈合良好

（2）联合型骨缺损：由于致病因素的不同及种植体周炎症的不断进展，种植体周骨可出现水平性吸收，即Ⅱ型与Ⅲ型骨缺损。水平性吸收的出现，使再生性手术的效果相对不佳。那么临床中通常是如何处理的呢？

患者 M_5，男，58 岁，7 年前行右侧下颌后牙种植修复，戴牙完成后未遵医嘱定期随访。当患者 M_5 再次就诊时，自觉种植体周牙龈溢脓，要求检查。问诊时其自述每日抽烟达 40 支左右，且无使用牙线等口腔卫生习惯。口内检查见 46 种植体颊侧软组织暗红，轻压见脓液溢出，伴有探诊深度增加（图 5-2-107~图 5-2-110）。影像学检查显示 46 种植体周可见水平性吸收与垂直性吸收（图 5-2-111~图 5-2-114）。

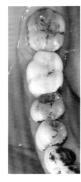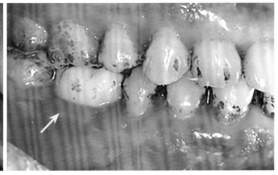

图 5-2-107　最终修复后 7 年复查𬌗面观

图 5-2-108　最终修复后 7 年复查颊面观示 46 颊侧软组织色暗红（黄色箭头示）

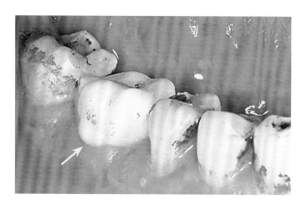

图 5-2-109　46 修复体颊侧轻压可见脓液溢出（黄色箭头示）

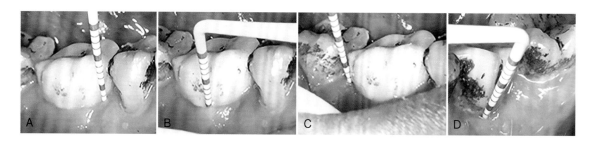

图 5-2-110　46 探诊检查
A. 46 颊侧近中探诊深度为 2.0mm，BOP（-）；B. 46 颊侧正中探诊深度为 4.5mm，BOP（-）；C. 46 颊侧远中探诊深度为 1.0mm，BOP（-）；D. 46 舌侧正中探诊深度为 2.5mm，BOP（-）。

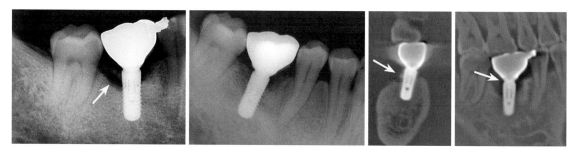

图 5-2-111　最终修复后 7 年复查根尖片示 46 种植体周明显骨吸收（黄色箭头示）

图 5-2-112　最终修复时根尖片示 46 种植体周骨高度位于种植体肩台水平

图 5-2-113　CBCT 冠状位示 46 种植体颊舌侧水平骨吸收（黄色箭头示）

图 5-2-114　CBCT 矢状位示 46 种植体近远中垂直骨吸收（黄色箭头示）

结合上述检查，医师 M_5 诊断该病例为种植体周炎。46 种植体周软组织完整，软组织质地尚可，但种植体周存在联合型骨缺损。与患者沟通后，医师 M_5 决定采用再生性手术与非再生性手术联合治疗的方式，希望恢复种植体周支持组织。首先对 46 种植体周进行非手术抗感染治疗，即通过半导体激光处理、冲洗、涂布盐酸米诺环素，消除炎症及感染。

待局部炎症控制后，行手术治疗，于 46 颊侧做龈乳头保护切口（图 5-2-115），翻瓣后用小刮匙清理肉芽组织（图 5-2-116，图 5-2-117），钛刷、激光处理种植体表面（图 5-2-118~图 5-2-121），清除种植体表面感染组织，并用过氧化氢擦拭种植体表面以去除局部残留感染组织（图 5-2-122），当医师 M_5 完成上述处理后，检查种植体表面未见明显感染组织。

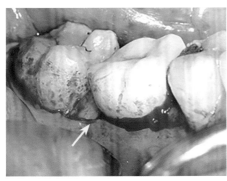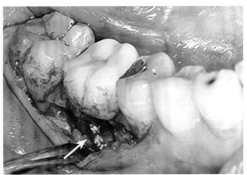

图 5-2-115 46 颊侧龈乳头保护切口（黄色箭头示）

图 5-2-116 翻瓣暴露术区，可见大量肉芽组织（黄色箭头示）

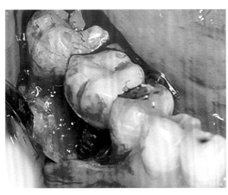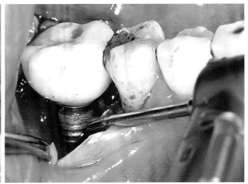

图 5-2-117 清除种植体术区表面肉芽组织

图 5-2-118 钛刷清洁种植体表面颊侧

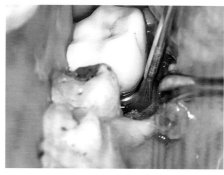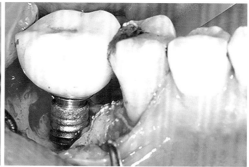

图 5-2-119 钛刷清洁种植体表面舌侧

图 5-2-120 钛刷清洁后可见种植体表面无明显污物残留

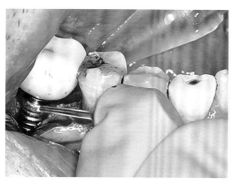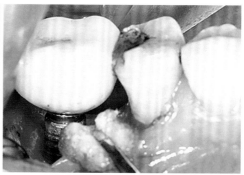

图 5-2-121 铒激光清洁术区

图 5-2-122 过氧化氢棉球清洁种植体表面

但由于 46 种植体颊侧存在明显的水平性骨吸收，此时若仅行再生性手术治疗，长期效果不可预期。因此为获得更好的骨结合重建效果，医师 M₅ 采用种植体抛光套装对 46 种植体行种植体成形术（图 5-2-123，图 5-2-124），检查确定种植体周已达到良好清洁后，于 46 种植体周骨缺损内填入骨代用品（图 5-2-125），并严密缝合关闭创口（图 5-2-126）。

术后 4 个月复查，可见 46 种植体周软组织愈合良好，探诊检查正常，BOP（−）（图 5-2-127~图 5-2-130）。

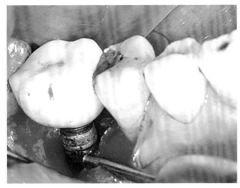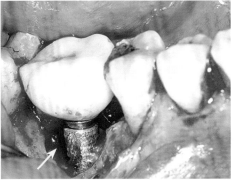

图 5-2-123　采用种植体抛光套装行种植体成形术

图 5-2-124　完成种植体成形术后可见种植体表面光滑（黄色箭头示）

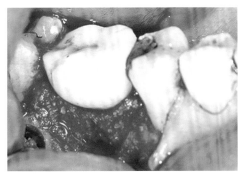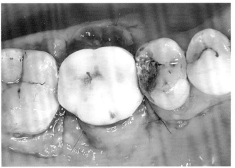

图 5-2-125　在骨缺损区充分填充骨代用品

图 5-2-126　龈乳头处行 Gottlow 缝合关闭创口

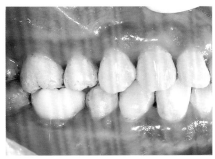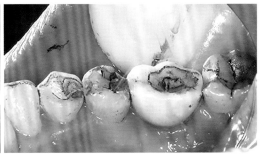

图 5-2-127　术后 4 个月复查颊面观示 46 颊侧软组织愈合良好，未见红肿

图 5-2-128　术后 4 个月复查舌面观示 46 舌侧软组织愈合良好，未见红肿

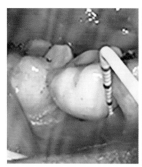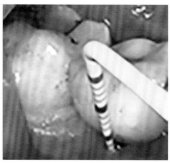

图 5-2-129　46 颊侧近中探诊深度为 1.5mm，BOP（-）

图 5-2-130　46 颊侧正中探诊深度为 2.0mm，BOP（-）

在临床中处理种植体周联合型骨缺损时，首先，需要通过临床检查、影像学检查明确骨上缺损与骨下缺损的范围，制订详细的手术计划，术中通过钛刷、喷砂和激光治疗等对术区进行良好清创，如修复体影响器械进入，不利于术区清创，可在术前取下修复体，更换为愈合基台。其次，骨下缺损可进行再生性手术，骨上缺损则可行种植体成形术，通过再生与非再生手术相结合的方式重建术区组织。最后，须应用适宜的缝合术式对术区创口进行良好封闭。

2. 切除性手术/根向复位瓣　对于水平骨吸收形成的骨上缺损，再生性手术效果不可预期，往往难以获得可接受的重建效果。当种植体周骨组织出现水平性吸收时，会产生如下问题：一方面，由于炎症的长期刺激，种植体周探诊深度增加，形成较深的种植体周袋；另一方面，种植体周软组织随着骨组织的吸收出现不同程度的退缩，造成种植体螺纹暴露，粗糙的表面易造成牙菌斑的聚集。

以上问题的出现使得患者难以在日常生活中对种植体周进行良好清洁，从而形成恶性循环，进一步加剧种植体周组织的破坏。因此，当临床中无法通过再生性手术对种植体周组织行"加法"来解决上述问题时，为解决深牙周袋、种植体表面难以清洁等问题，临床医师可采用切除性手术/根向复位瓣与种植体成形术相结合的方式，进行"减法"治疗。那么，临床中是如何通过"减法"治疗处理种植体周骨上缺损的呢？

患者 N_5，女，55 岁，5 年前于外院行 32、41 种植体与 42 共同支持的 32—42 固定桥修复，1 个月前因下颌前牙不适，于外院行 41、42 牙间修复体截断，拔除松动 42。现自觉种植体周牙龈出血伴不适，要求检查。

口内检查见 32—41 为桥体修复，唇侧颈部为龈瓷（图 5-2-131），32、41 种植体周软组织探诊深度增加，41 种植体周存在探诊出血（图 5-2-132，图 5-2-133），32 远中邻接丧失（图 5-2-134），轻压 41 周围软组织，可见脓液渗出（图 5-2-135）。而影像学检查显示 32、41 种植体周可见明显的水平性骨吸收（图 5-2-136）。

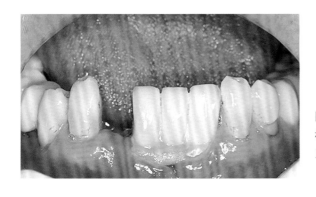

图 5-2-131 32—41 种植修复，可见余留天然牙牙龈退缩明显

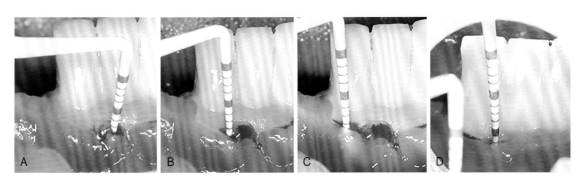

图 5-2-132 41 探诊检查
A. 41 唇侧近中探诊深度为 6mm，BOP（+）；B. 41 唇侧正中探诊深度为 5mm，BOP（+）；C. 41 唇侧远中探诊深度为 5mm，BOP（+）；D. 41 舌侧探诊深度为 3mm，BOP（+）。

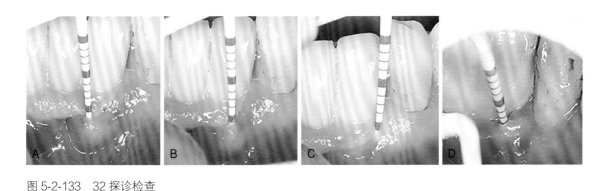

图 5-2-133 32 探诊检查
A. 32 唇侧近中探诊深度为 3mm，BOP（-）；B. 32 唇侧正中探诊深度为 4mm，BOP（-）；C. 32 唇侧远中探诊深度为 4mm，BOP（-）；D. 32 舌侧探诊深度为 6mm，BOP（+）。

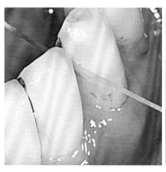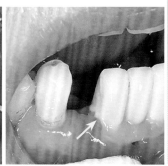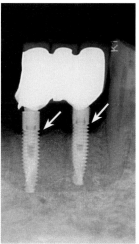

图 5-2-134　32 远中邻接丧失,单股牙线无阻力通过

图 5-2-135　由根方向冠方拂诊 41,可见脓液渗出(黄色箭头示)

图 5-2-136　最终修复后 5 年复查根尖片示 32、41 种植体周水平骨吸收(黄色箭头示)

　　通过上述检查,医师 N_5 诊断该病例为种植体周炎。41 种植体周软组织炎症明显,32、41 种植体周骨缺损形态为骨上缺损,如采用再生性手术,骨代用品难以获得良好的空间维持与稳定,进而无法良好重建。与患者沟通后,医师 N_5 决定采用切除性手术的方式,在清除种植体周炎性组织后,通过根向复位瓣及种植体表面成形术,在种植体周形成良好的自洁空间。

　　首先,医师 N_5 通过半导体激光、盐酸米诺环素等对 46 种植体周进行非手术抗感染治疗,控制局部炎症。待局部炎症控制后,进行切除性手术治疗,行 33、43 龈沟内切口、42 牙槽嵴顶切口及 32—41 修复体周龈沟内切口(图 5-2-137),充分翻瓣后,通过探针检查可见修复体根方存在明显倒凹(图 5-2-138)。随即医师 N_5 通过金刚砂车针,对局部倒凹进行调磨(图 5-2-139),便于患者后期自我清洁。

　　在完成修复体的调磨后,医师 N_5 通过钛刷、激光,对种植体表面进行充分清洁(图 5-2-140,图 5-2-141),清除种植体表面感染组织,并采用种植体抛光套装对 32、41 种植体行种植体成形术,形成光滑的种植体表面(图 5-2-142~图 5-2-144)。完成上述操作后,医师 N_5 通过垂直外褥式缝合,对修复体唇舌侧黏膜瓣进行了根向复位及压迫,最后严密缝合关闭术区创口(图 5-2-145)。

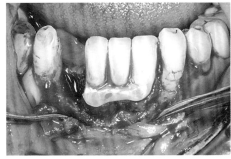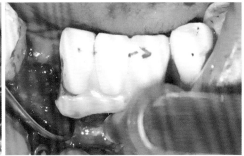

图 5-2-137　33、43 龈沟内切口，42 牙槽嵴顶切口及 32—41 修复体周龈沟内切口

图 5-2-138　探针检查可见修复体根方存在倒凹

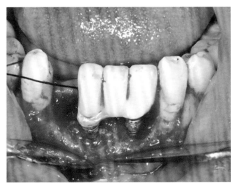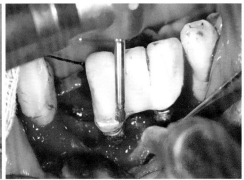

图 5-2-139　完成 32—41 修复体调磨，清除局部倒凹

图 5-2-140　钛刷清理种植体表面

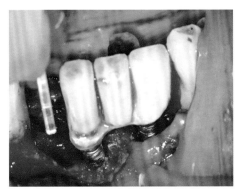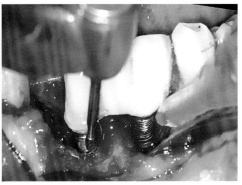

图 5-2-141　铒激光清洁术区

图 5-2-142　采用种植体抛光套装行 41 种植体表面成形术

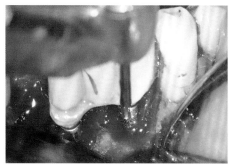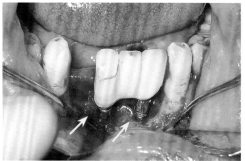

图 5-2-143　采用种植体抛光套装行 32 种植体表面成形术

图 5-2-144　完成 32、41 种植体表面成形术,形成光滑表面(黄色箭头示)

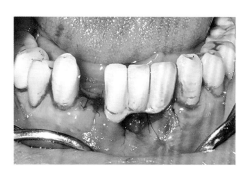

图 5-2-145　术区软组织根向复位,严密缝合关闭创口

术后 2 周复查,可见种植术区软组织愈合良好,修复体周形成了良好的清洁通道(图 5-2-146,图 5-2-147)。术后 1 个月时,可见种植体周软组织稳定,探诊深度正常,BOP(−)(图 5-2-148~图 5-2-151)。根尖片辅助检查示 32、41 种植体周骨高度维持稳定,无进行性骨吸收(图 5-2-152,视频 9)。

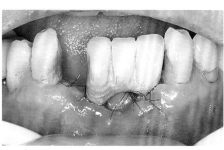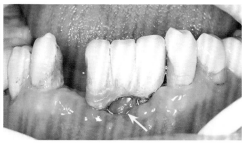

图 5-2-146　术后 2 周拆线前,软组织愈合良好

图 5-2-147　完成拆线,可见修复体周形成良好的清洁通道(黄色箭头示)

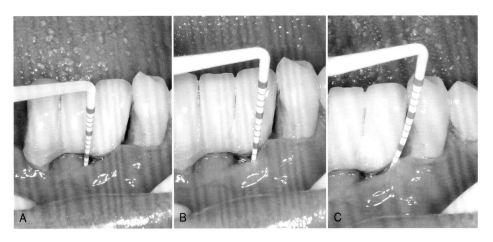

图 5-2-148　术后 1 个月 32 探诊检查

A. 32 唇侧近中探诊深度为 2mm，BOP（-）；B. 32 唇侧正中探诊深度为 2mm，BOP（-）；C. 32 唇侧远中探诊深度为 2mm，BOP（-）。

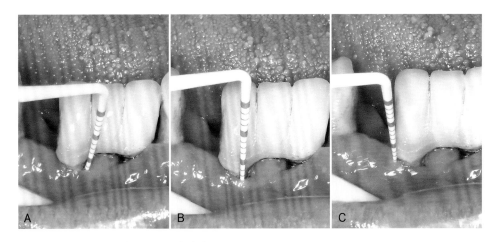

图 5-2-149　术后 1 个月 41 探诊检查

A. 41 唇侧近中探诊深度为 2mm，BOP（-）；B. 41 唇侧正中探诊深度为 1mm，BOP（-）；C. 41 唇侧远中探诊深度为 1mm，BOP（-）。

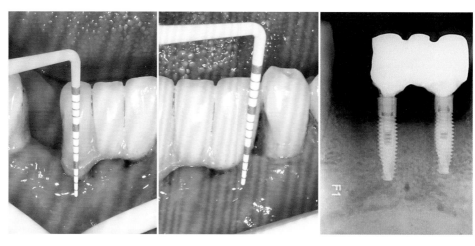

图 5-2-150　41 唇侧角化黏膜宽度约 2mm

图 5-2-151　32 唇侧角化黏膜宽度约 3mm

图 5-2-152　术后 1 个月根尖片示 32、41 种植体周骨高度维持稳定，无进行性骨吸收

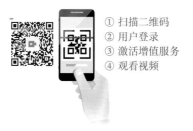

① 扫描二维码
② 用户登录
③ 激活增值服务
④ 观看视频

视频 9　切除性手术治疗种植体周炎

在本病例中，32、41 种植体周骨缺损形态为骨上缺损，同时患者本身存在牙周炎，全口牙槽骨均已出现水平吸收，如采用再生性手术，骨代用品难以获得良好的空间维持与稳定，无法进行良好重建。

采用根向复位瓣与种植体成形术相结合的方式，可在种植体周建立良好的清洁通道，便于患者达到良好的自我清洁。另外，已有临床文献表明，对于这类存在骨上缺损、再生性手术效果不佳的种植体周炎，采用根向复位瓣/切除性手术，结合种植体成形术，有望获得可预期的临床效果。

由于切除性手术的目的是在消除种植体周炎性组织的同时，建立有效的自洁通道，从而维持种植体周组织的长期稳定，属于"减法"治疗，因此用于美学区种植体周炎时，将产生显著的美学风险。**那么对于美学区的种植体周炎，临床上是如何处理的呢？**

（三）美学区种植体周炎

在种植义齿修复的诊疗过程中，前、后牙区种植治疗因美学与功能侧重不同，而在设计原则、种植手术和种植修复等方面有所差异。那么，在治疗种植义齿修复后生物学并发症方面，两者又有什么区别呢？后牙区种植体周炎的处理原则以消除种植体周感染、保存功能为主。根据骨缺损的类型，选择重建手术、种植体成形联合重建手术、切除手术等方式。但是当美学区出现种植体周炎合并不同类型骨缺损时，处理的原则是否与后牙相同呢？

如图 5-2-153 所示，这是一例美学区种植修复病例。

患者 O_5，男，37 岁，11、21 位点 2 颗种植体修复 12—22 的 4 颗牙冠。2 年后复诊，自诉种植体周曾有出血症状。医师 O_5 检查发现 11、21 种植区域软组织红肿，根尖片辅助检查可见 11 种植体远中存在垂直性骨吸收，21 种植体周出现水平性骨吸收（图 5-2-153~图 5-2-155）。探诊检查见 11 唇腭侧探诊深度基本正常，BOP（－）；21 唇侧探诊深度约 8mm，腭侧探诊深度约 5mm，BOP（＋）（图 5-2-156，图 5-2-157）。

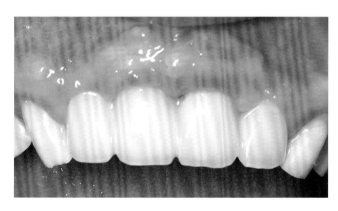

图 5-2-153　11、21 种植体支持式固定桥修复 12—22，种植体周软组织红肿

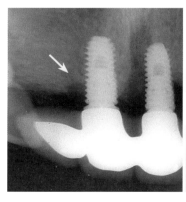 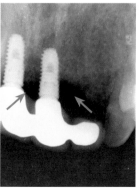

图 5-2-154　根尖片示 11 种植体远中骨吸收（黄色箭头示）

图 5-2-155　根尖片示 21 种植体周骨吸收至根中 1/2（蓝色箭头示）

259

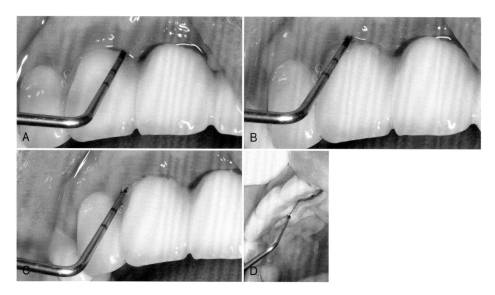

图 5-2-156　11 探诊检查

A. 11 唇侧近中探诊深度为 4.0mm,BOP(-);B. 11 唇侧正中探诊深度为 3.5mm,BOP(-);
C. 11 唇侧远中探诊深度为 4.0mm,BOP(-);D. 11 腭侧正中探诊深度为 3.5mm,BOP(-)。

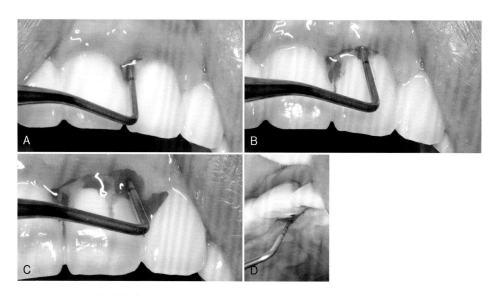

图 5-2-157　21 探诊检查

A. 21 唇侧近中探诊深度为 8mm,BOP(+);B. 21 唇侧正中探诊深度为 8mm,BOP(+);
C. 21 唇侧远中探诊深度为 8mm,BOP(+);D. 21 腭侧正中探诊深度为 5mm,BOP(+)。

　　根据临床检查及影像学检查的结果，医师 O_5 诊断该病例为种植体周炎。
为了实现种植体周骨组织重建，医师 O_5 在与患者 O_5 沟通后，拟行种植体周
骨增量处理。术中唇侧切开、翻瓣，可见种植体螺纹暴露，颈部肉芽组织包绕
（图 5-2-158）。

医师 O_5 遂用碳纤维刮治器清理种植体周肉芽组织（图 5-2-159），铒激光再次清理种植体表面炎性组织（图 5-2-160），于种植体表面螺纹暴露区填入骨代用品，覆盖胶原膜，缝合关闭创口（图 5-2-161~图 5-2-163）。术后影像学检查显示种植体周水平骨缺损得到重建，11、21 唇侧骨量充足，但 21 腭侧仍可见骨缺损（图 5-2-164~图 5-2-166）。

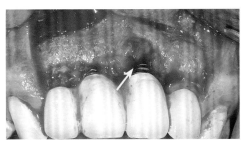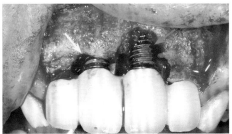

图 5-2-158　切开、翻瓣，暴露种植体唇侧，见肉芽组织包绕种植体颈部（黄色箭头示）

图 5-2-159　碳纤维刮治器清理种植体周肉芽组织后，可见 11 种植体暴露 2 个螺纹（黄色箭头示），21 种植体暴露 7 个螺纹（蓝色箭头示）

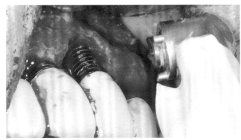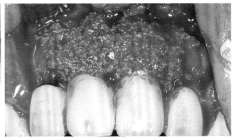

图 5-2-160　铒激光清理术区

图 5-2-161　在种植体表面螺纹暴露区充填骨代用品

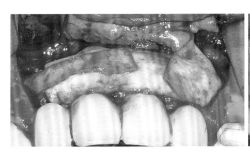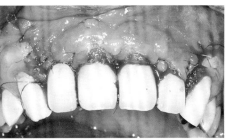

图 5-2-162　覆盖胶原膜

图 5-2-163　严密缝合关闭创口

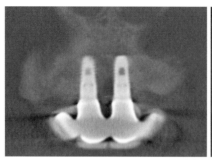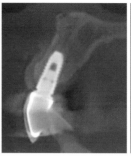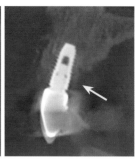

图 5-2-164　术后 CBCT 冠状位示 11、21 种植体周水平向骨缺损得到重建

图 5-2-165　术后 CBCT 矢状位示 11 种植体唇侧骨组织充足

图 5-2-166　术后 CBCT 矢状位示 21 种植体唇侧骨组织充足,腭侧仍可见骨缺损(黄色箭头示)

　　那么重建手术的结果如何呢? 术后 2 周拆线可见术区愈合不佳,种植体周软组织出现根面退缩,软组织的生物封闭作用进一步被破坏(图 5-2-167,图 5-2-168),这样的术后结果是令人担忧的。

　　术后 3 个月复查可见 21 种植体螺纹暴露(图 5-2-169)。术后 1 年复查见种植体周软组织红肿,再次出现探诊出血、溢脓现象(图 5-2-170~图 5-2-173)。根尖片检查示 11、21 种植体周均有不同程度骨吸收,11 骨吸收比术前更加严重(图 5-2-174,图 5-2-175)。

　　这样的手术结果显然不尽如人意。医师 O_5 分析该病例的处理,发现处理过程中存在如下误差。

　　1. 患者 O_5 就诊时软组织红肿,但此时种植体周龈缘水平尚可,医师 O_5 行重建手术前并未对软组织进行抗感染处理,可能是术后软组织退缩的原因之一。

　　2. 骨代用品在不利型骨缺损的位点重建效果不佳。

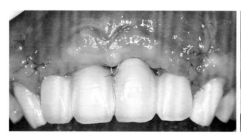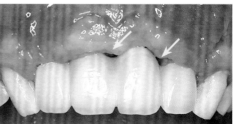

图 5-2-167　术后 2 周拆线前,术区愈合不佳

图 5-2-168　术后 2 周拆线后,种植体周软组织退缩(黄色箭头示)

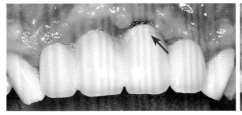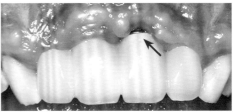

图 5-2-169　术后 3 个月复查,21 种植体螺纹暴露(红色箭头示)

图 5-2-170　术后 1 年复查,种植体周软组织水肿,21 螺纹暴露(红色箭头示)

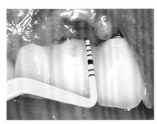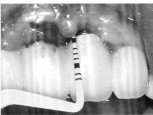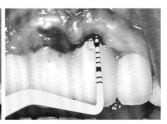

图 5-2-171　术后 1 年复查,11 唇侧近中探诊深度为 5mm,BOP(+),溢脓

图 5-2-172　术后 1 年复查,21 唇侧近中探诊深度为 4mm,BOP(+)

图 5-2-173　术后 1 年复查,21 唇侧正中探诊深度为 3mm,BOP(+)

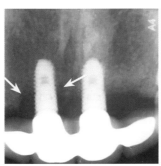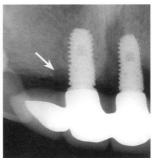

图 5-2-174　术后 1 年复查根尖片示 11、21 种植体周骨吸收,11 种植体周骨吸收较术前更加严重(黄色箭头示)

图 5-2-175　术前根尖片示 11 种植体近中未见明显骨吸收,远中可见骨吸收(黄色箭头示)

3. 未排除影响种植体周炎的其他干扰因素。医师 O_5 术后检查发现种植体存在侧方干扰因素（图 5-2-176~图 5-2-178），对术后种植体周组织的稳定性产生了一定的影响。

上述病例给了我们美学区种植体周炎处理的警示：美学区种植体周炎处理的难点是不仅需要恢复种植体周组织的稳定性，还要重建其美观。因此，治疗必须更加谨慎，防止出现上述病例中越处理越失败的现象。**那么美学区种植体周组织重建应如何进行呢？**

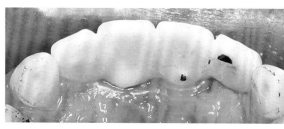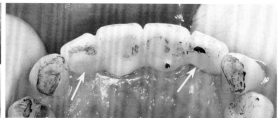

图 5-2-176 术后复查牙尖交错𬌗检查未见咬合干扰

图 5-2-177 术后复查侧方𬌗检查存在干扰（黄色箭头示）

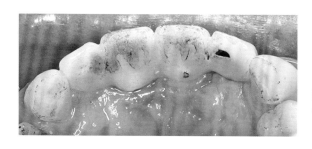

图 5-2-178 术后复查前
伸𬌗检查均匀引导

对于上述病例，如果采用切除手术的方式，或许可以控制种植体周炎症，但美学区种植体的暴露难以被患者接受（图 5-2-179，图 5-2-180）。而种植体周重建手术后常常出现唇侧软组织厚度降低的风险。Schwarz F 的团队在 2014 年发表的文献中提出，在种植体周炎重建手术中进行结缔组织移植，或者使用其他的胶原基质，可以补偿术后唇侧软组织厚度的降低。这给了我们处理美学区种植体周炎的思考，在治疗种植体周炎的同时进行软组织增量，或许可以降低术后软组织退缩的概率。

这是一例已完成 21 种植修复 5 年的病例。

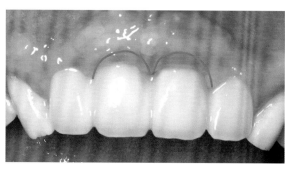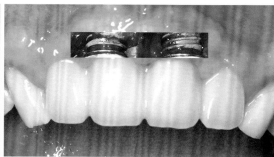

图 5-2-179 如沿蓝线所示行切除手术，会导致种植体螺纹暴露

图 5-2-180 如行切除手术，会导致种植体螺纹暴露

患者 P₅，男，24 岁，主诉"种植牙不适"。口内检查可见 21 唇侧存在一瘘管，探针可通过瘘管探及种植体表面（图 5-2-181，图 5-2-182），同时伴有探诊出血及探诊深度增加（图 5-2-183，图 5-2-184）。咬合检查可见 21 修复体前伸引导重，存在前伸咬合问题（图 5-2-185，图 5-2-186），可能导致种植体受力过大。影像学检查显示 21 种植体周骨出现明显吸收，并可见钛网影像（图 5-2-187）。通过上述检查，不难作出种植体周炎的临床诊断。

　　通过回顾临床记录，医师 P₅ 发现种植体唇侧钛网在种植修复过程中并未取出（图 5-2-188），因此在该病例中，咬合负荷过重及钛网存留是种植体周炎的可疑致病因素。为达到种植体周炎的治疗目标，即去除炎症组织和实现组织重建，医师 P₅ 首先通过局部冲洗、激光处理及抗生素治疗，消除炎症及感染（图 5-2-189~图 5-2-191），对种植体周软组织炎症进行有效控制。

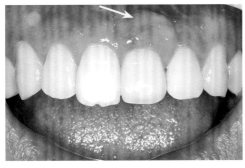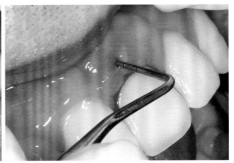

图 5-2-181　最终修复后 5 年复查唇面观示 21 唇侧瘘管（黄色箭头示）

图 5-2-182　探针检查可探及种植体表面，明确瘘管来源

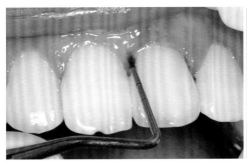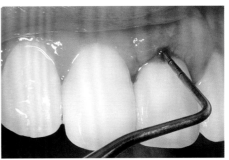

图 5-2-183　21 种植体探诊深度为 5mm

图 5-2-184　种植体周 BOP（+）

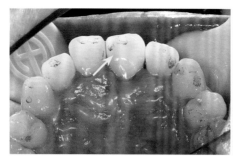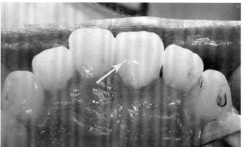

图 5-2-185　调𬌗前,前伸𬌗检查见前伸干扰(黄色箭头示)

图 5-2-186　调𬌗后,前伸𬌗检查未见咬合干扰(黄色箭头示前伸干扰消除)

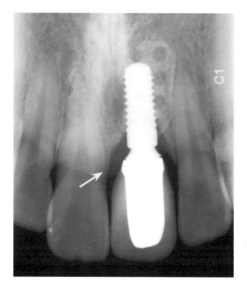

图 5-2-187　根尖片示 21 种植体周骨吸收
(黄色箭头示)

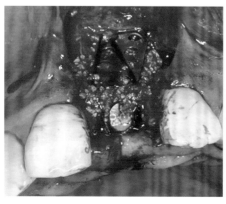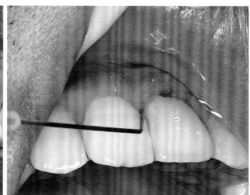

图 5-2-188　回顾手术记录见种植体唇侧钛网

图 5-2-189　生理盐水冲洗种植体周软组织

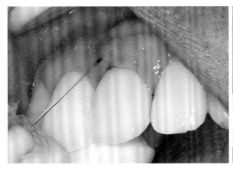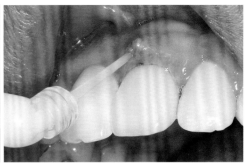

图 5-2-190　半导体激光处理种植体周软组织

图 5-2-191　种植体周袋内涂布盐酸米诺环素

　　2 周后医师 P_5 对 21 进行了重建手术处理，行 11—21 唇腭侧龈沟内切口，充分暴露炎症区域，磨除局部钛网，并通过钛刷、铒激光和 EDTA 处理种植体表面（图 5-2-192，图 5-2-193），用大量生理盐水冲洗，彻底清洁种植体表面。

　　为重建种植体周软组织，医师 P_5 自腭侧获取了游离结缔组织，将其移植至 21 种植体唇侧，通过双交叉悬吊缝合，对唇腭侧龈乳头进行良好固定（图 5-2-194~图 5-2-197）。

　　术后 2 周（图 5-2-198，图 5-2-199）、1 个月（图 5-2-200，图 5-2-201）及 1 年（图 5-2-202~图 5-2-206）随访，可见种植体周软硬组织恢复良好，探诊正常，种植体周健康得到良好恢复。

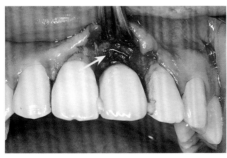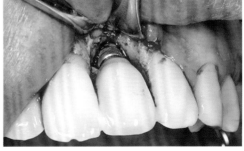

图 5-2-192　翻瓣可见钛网局部暴露（黄色箭头示），钛网周围可见肉芽组织

图 5-2-193　磨除暴露钛网，铒激光去除局部炎症

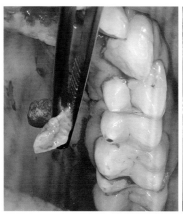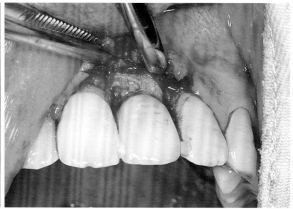

图 5-2-194　自腭侧获取游离结缔组织

图 5-2-195　将结缔组织移植至 21 种植体唇侧

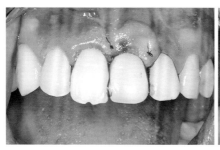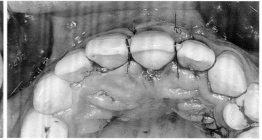

图 5-2-196　严密缝合关闭创口唇面观

图 5-2-197　严密缝合关闭创口𬌗面观

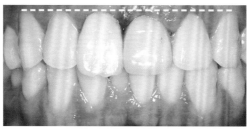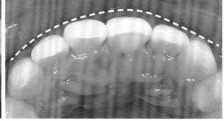

图 5-2-198　术后 2 周复查唇面观示 21 种植体周软组织愈合良好,软组织未见明显红肿(黄色虚线示 21 龈缘与 11 龈缘基本平齐)

图 5-2-199　术后 2 周复查𬌗面观(黄色虚线示 21 唇侧丰满度良好)

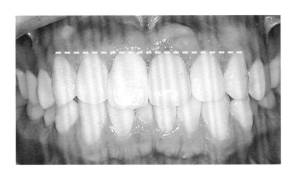

图 5-2-200　术后 1 个月复查,21 种植体周黏膜未见红肿,愈合良好(黄色虚线示 21 龈缘与 11 龈缘平齐)

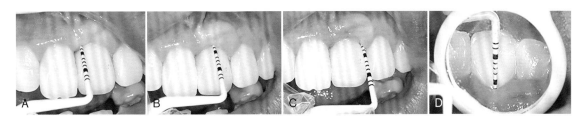

图 5-2-201　术后 1 个月复查 21 探诊检查

A. 21 唇侧近中探诊深度为 2.5mm,BOP(-);B. 21 唇侧正中探诊深度为 2.5mm,BOP(-);C. 21 唇侧远中探诊深度为 2.0mm,BOP(-);D. 21 腭侧正中探诊深度为 3.0mm,BOP(-)。

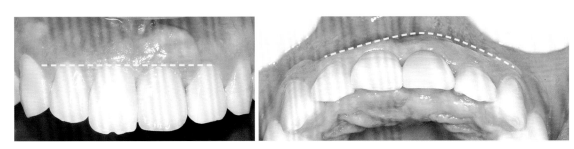

图 5-2-202　术后 1 年复查唇面观示 21 种植体周软组织色形质良好(黄色虚线示 21 龈缘与 11 平齐)

图 5-2-203　术后 1 年复查𬌗面观(黄色虚线示 21 种植体唇侧丰满度良好)

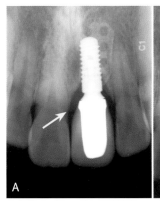
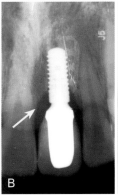
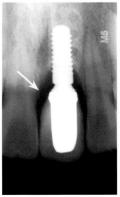

图 5-2-204　术前与术后 1 个月复查根尖片对比

A. 术前根尖片示 21 种植体周存在骨吸收(黄色箭头示);B. 术后 1 个月复查根尖片示 21 种植体周牙槽骨高度维持稳定,未再次出现吸收(黄色箭头示)。

图 5-2-205　术后 1 年复查根尖片示 21 种植体周牙槽骨高度维持稳定,未再次出现吸收(黄色箭头示)

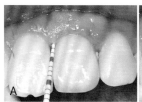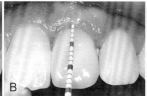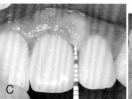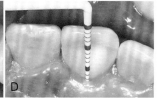

图 5-2-206　术后 1 年复查 21 探诊检查
A. 21 唇侧近中探诊深度为 1.0mm,BOP(-);B. 21 唇侧正中探诊深度为 0.5mm,BOP(-);C. 21 唇侧远中探诊深度为 1.0mm,BOP(-);D. 21 腭侧正中探诊深度为 1.5mm,BOP(-)。

　　病例 P_5 给了我们治疗美学区种植体周炎的启示,即种植体周重建不仅可以采用骨组织重建,还可以采用软组织重建的方式。但是,与天然牙不同,种植体周软组织重建不仅仅需要恢复邻面附着水平,还需要结合种植体周软组织退缩的位置和范围、龈乳头的高度、种植体的唇腭向位置,以及种植修复体龈缘位置与邻牙或同名天然牙的位置关系综合评估。

　　2019 年,Zuchelli 教授的一篇文献对美学区单颗种植体唇侧软组织退缩进行了分类,针对每种类型给出不同的治疗决策,也给了我们临床上种植体周软组织重建的启示。文献根据龈缘的位置,以及种植修复体牙冠轮廓与邻近天然牙龈缘轮廓连线的位置关系,将种植体周软组织退缩先分为四大类(图 5-2-207~图 5-2-210),在此基础上,又进一步根据种植位点龈乳头的高度细分成三个亚类(图 5-2-211~图 5-2-213)。

　　除 I 分类中不存在 C 亚类外,4 大类 3 个亚类共有 11 种临床情景,均有针对性的处理方案,为我们提供了应对美学区软组织退缩的策略(表 5-2-2)。

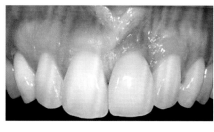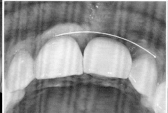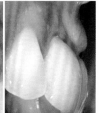

图 5-2-207　种植体周软组织退缩 I 分类
种植修复体龈缘位置正常,与同名天然牙的龈缘处于同一水平,种植体/基台透色。

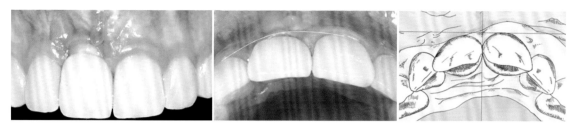

图 5-2-208　种植体周软组织退缩 II 分类
种植修复体的龈缘位于同名天然牙理想龈缘的根方,修复体轮廓位于邻牙龈缘处轮廓连线腭侧。

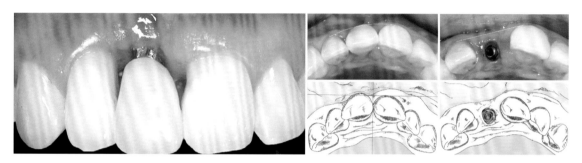

图 5-2-209　种植体周软组织退缩 III 分类
种植修复体的龈缘位于同名天然牙理想龈缘的更根方,修复体轮廓位于邻牙龈缘处轮廓连线唇侧,拆除种植体
上部牙冠后,种植体顶部位于邻牙龈缘处轮廓连线腭侧。

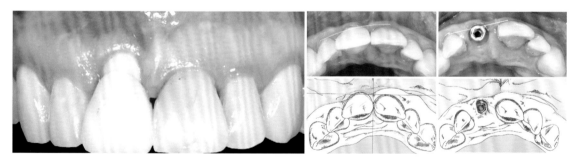

图 5-2-210　种植体周软组织退缩 IV 分类
龈缘位置与 III 类相似,拆除种植体上部牙冠后,种植体顶部位于邻牙龈缘处轮廓连线唇侧。

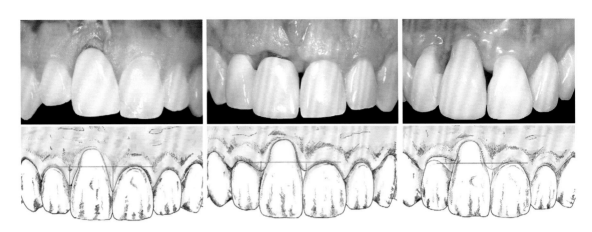

图 5-2-211　种植体周软组织退缩 A 亚类
双侧龈乳头尖部位于理想龈缘冠方,龈乳头高度≥3mm。

图 5-2-212　种植体周软组织退缩 B 亚类
至少一侧龈乳头尖部位于理想龈缘冠方,龈乳头高度<3mm。

图 5-2-213　种植体周软组织退缩 C 亚类
至少一侧龈乳头尖部与理想龈缘高度平齐或位于其根方。

表 5-2-2　美学区种植体周软组织退缩分类及治疗策略

分类	I 分类	II 分类	III 分类	IV 分类
A 亚类	1. 冠向复位瓣术 + 结缔组织移植术 2. 隧道技术 + 软组织替代物	冠向复位瓣术 + 结缔组织移植术（无须拆除种植体上部牙冠）	1. 拆冠（无须拆除基台） 2. 冠向复位瓣术 + 结缔组织移植术	修复 + 外科结合方案
B 亚类	修复 + 外科结合方案	修复 + 外科结合方案	修复 + 外科结合方案	平台技术 + 埋置愈合
C 亚类		平台技术 + 埋置愈合	平台技术 + 埋置愈合	取出种植体

结合美学区种植体周软组织重建的研究,当临床医师再遇到美学区种植体周炎的病例时,处理起来也会更加得心应手。我们来看这样一个病例。

患者 Q_5,女,25 岁,5 年前行 12、22 种植修复,主诉种植体周唇侧黏膜透青。患者自述半个月前种植位点曾出现"肿包",口服消炎药后消退。

医师 Q_5 对患者 Q_5 检查见 12、22 种植体唇侧黏膜略红肿,透金属色,唇侧根方黏膜可见瘘管已愈合,种植体周龈乳头未见退缩（图 5-2-214）,咬合、邻接检查未见误差。探诊检查正常,深度约 2~3mm,BOP（-）（图 5-2-215,图 5-2-216）。影像学检查示 12、22 种植体周无明显透射影,种植体唇侧骨壁菲薄,颈部可见骨缺损（图 5-2-217~图 5-2-220）。

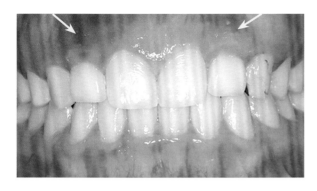

图 5-2-214　最终修复后 5 年复查唇面观
示 12、22 唇侧黏膜可见透青(黄色箭头示)，
根方可见瘘管愈合点

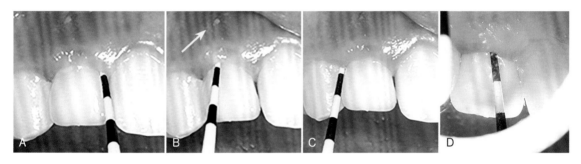

图 5-2-215　12 探诊检查
A. 12 唇侧近中探诊深度为 1.5mm，BOP(-)；B. 12 唇侧正中探诊深度为 2.0mm，BOP(-)，唇侧根方可见瘘管
愈合点(黄色箭头示)；C. 12 唇侧远中探诊深度为 2.0mm，BOP(-)；D. 12 腭侧正中探诊深度为 2.0mm，BOP(-)。

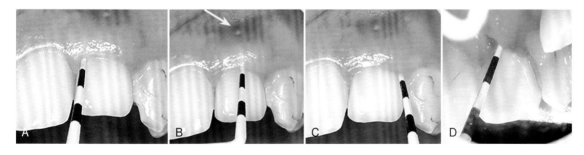

图 5-2-216　22 探诊检查
A. 22 唇侧近中探诊深度为 1.0mm，BOP(-)；B. 22 唇侧正中探诊深度为 1.5mm，BOP(-)，唇侧根方可见瘘管
愈合点(黄色箭头示)；C. 22 唇侧远中探诊深度为 1.5mm，BOP(-)；D. 22 腭侧正中探诊深度为 1.0mm，BOP(-)。

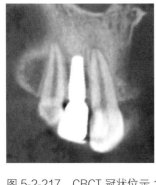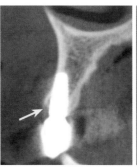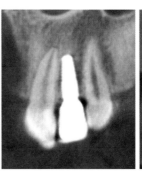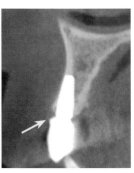

图 5-2-217　CBCT 冠状位示 12 种植体近远中未见骨吸收

图 5-2-218　CBCT 矢状位示 12 种植体唇侧骨壁菲薄,颈部骨缺损(黄色箭头示)

图 5-2-219　CBCT 冠状位示 22 种植体近远中未见骨吸收

图 5-2-220　CBCT 矢状位示 22 种植体唇侧骨壁菲薄,颈部骨缺损(黄色箭头示)

　　医师 Q₅ 首先使用半导体激光对 11、21 种植体唇侧瘘管处进行了局部处理,以达到抗菌、促进局部软组织愈合的效果。为了防止种植体周再次出现软组织并发症,造成种植体周软硬组织的进一步退缩,进而导致更严重的种植体周炎,医师 Q₅ 在与患者 Q₅ 充分沟通后,拟行种植体周软组织重建,来增加软组织和角化黏膜的量。但医师 Q₅ 在术前设计时面临着如下问题:软组织增量手术是否需要取下上部修复体?是否需要取下基台?软组织增量的范围如何?

　　医师 Q₅ 分析该病例,种植体三维位置尚可,龈乳头位置理想,无须取下上部修复体及基台,可以直接采用软组织增量的方式,行游离结缔组织移植(connective tissue graft, CTG)。通过术前 CBCT 测量,医师 Q₅ 计算出 12、22 区域所需软组织的尺寸(图 5-2-221~图 5-2-224),指导术区翻瓣范围及供区游离软组织瓣的制取(图 5-2-225,图 5-2-226)。于腭侧取下带上皮结缔组织(图 5-2-227,图 5-2-228),去除表面角化组织,分为两半,湿润保存备用(图 5-2-229~图 5-2-231)。

　　与骨组织重建相同,软组织重建成功的关键因素也是彻底清洁种植体表面,使种植体表面光滑,有利于组织附着。医师 Q₅ 于 12、22 位点微创翻瓣,暴露种植体唇侧,使用牙周探针确定 12 瘘管来源后,进一步探诊种植体周可否探入。如探针可探入,则提示种植体与软组织分离,可能存在牙菌斑生物膜及感染组织,而可探入区域即为需要处理的种植体范围。

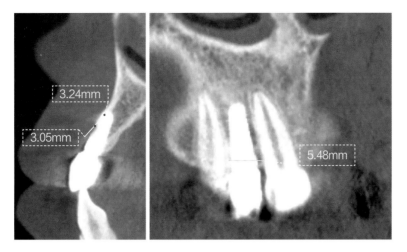

图 5-2-221　CBCT 矢状位示 12 种植体唇侧牙槽嵴顶下约 3.05mm 处骨壁菲薄,骨壁菲薄范围约 3.24mm,翻瓣范围至唇侧至少 3.05+3.24=6.29mm

图 5-2-222　CBCT 冠状位示牙槽嵴顶处 11 与 13 之间距离约为 5.48mm,所需结缔组织约 6.29mm×5.48mm

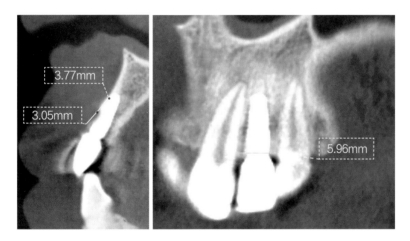

图 5-2-223　CBCT 矢状位示 22 种植体唇侧牙槽嵴顶下约 3.05mm 处骨壁菲薄,骨壁菲薄范围约 3.77mm,翻瓣范围至唇侧至少 3.05+3.77=6.82mm

图 5-2-224　CBCT 冠状位示牙槽嵴顶处 21 与 23 之间距离约为 5.96mm,所需结缔组织约 6.82mm×5.96mm

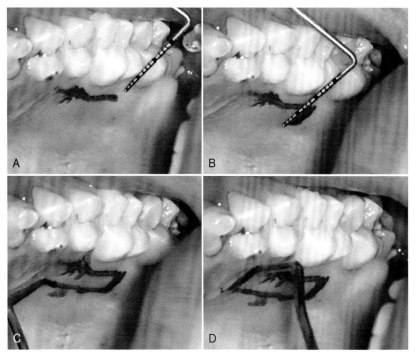

图 5-2-225 标记腭侧结缔组织瓣边缘

A. 冠方边缘位于 25、26 腭侧龈缘下 2mm，长度约 12mm；B. 远中边缘位于 26 远中，与冠方边缘垂直，宽度约 6mm；C. 根方边缘位于 25、26 腭侧龈缘下 8mm，长度约 12mm；D. 近中边缘位于 25 近中，与冠方边缘垂直，宽度约 6mm。

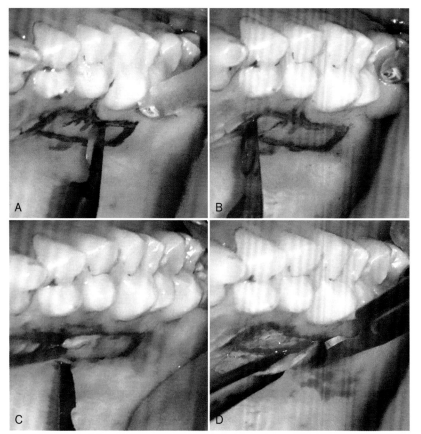

图 5-2-226 制取带上皮腭侧结缔组织

A. 15C 刀片沿冠方标记边缘做半厚切口；B. 15C 刀片沿近中标记边缘做半厚切口；C. 15C 刀片沿根方标记边缘做半厚切口，逐渐分离半厚瓣；D. 15C 刀片沿远中标记边缘做半厚切口，取下带上皮腭侧结缔组织。

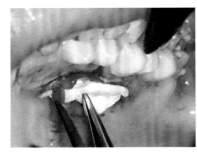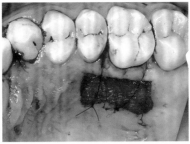

图 5-2-227　腭侧结缔组织供区置片状胶原塞

图 5-2-228　腭侧结缔组织供区单侧水平外褥式缝合

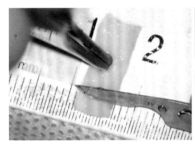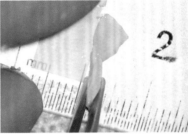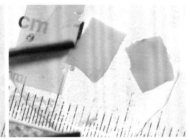

图 5-2-229　15C 刀片进行结缔组织去上皮处理

图 5-2-230　去上皮后结缔组织厚度约 2mm

图 5-2-231　平分结缔组织,湿润保存

在明确需要处理的种植体范围后,医师 Q_5 先使用钛刷机械清洁,去除种植体表面污染;再使用铒激光处理种植体及种植体周组织;然后使用种植体抛光套装抛光暴露的种植体,生理盐水彻底冲洗(图 5-2-232~图 5-2-243)。

完成种植体表面处理后,医师 Q_5 于 12、22 位点覆盖游离结缔组织,缝合固定(图 5-2-244~图 5-2-246),术后 2 周可见 12、22 软组织增量愈合良好(图 5-2-247~图 5-2-249,视频 10)。

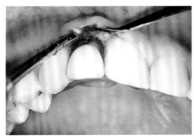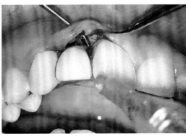

图 5-2-232　12 龈沟内切口与 11、13 邻牙轴角龈沟内切口,翻瓣

图 5-2-233　探针经唇侧瘘管确认 12 种植体感染来源

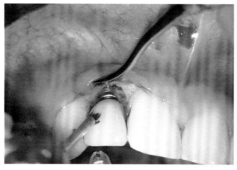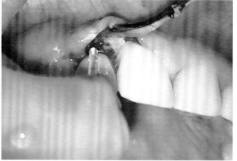

图 5-2-234　钛刷处理 12 种植体周,去除种植体表面及螺纹内的污染物

图 5-2-235　铒激光处理 12 种植体及种植体周骨组织

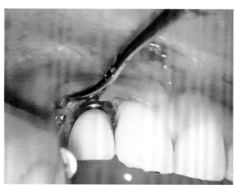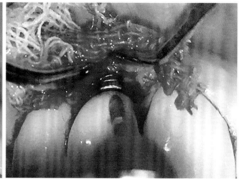

图 5-2-236　铒激光处理 12 种植体周软组织

图 5-2-237　种植体抛光套装抛光暴露的 12 种植体,为防止成形时金属碎屑残留,需要先在种植体周填塞纱布

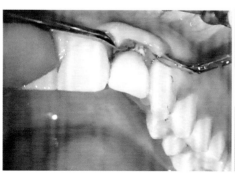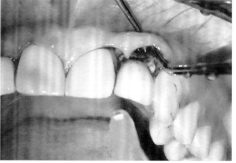

图 5-2-238　22 龈沟内切口 +21、23 邻牙轴角龈沟内切口,翻瓣

图 5-2-239　探针经唇侧瘘管确认 22 种植体感染来源

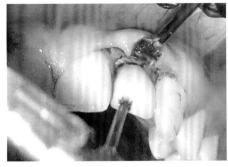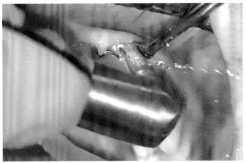

图 5-2-240　钛刷处理 22 种植体周感染组织

图 5-2-241　铒激光处理 22 种植体周软组织

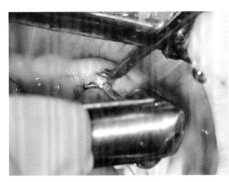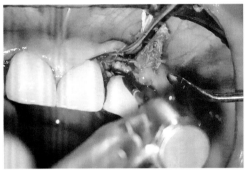

图 5-2-242　铒激光处理 22 种植体及种植体周骨组织

图 5-2-243　种植体抛光套装抛光暴露的 22 种植体

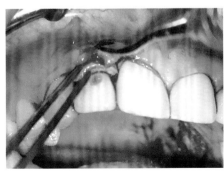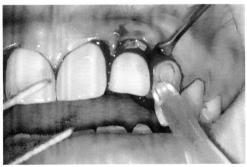

图 5-2-244　将去上皮结缔组织置于 12 种植体唇侧

图 5-2-245　将去上皮结缔组织置于 22 种植体唇侧

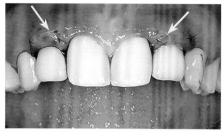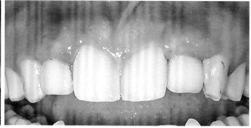

图 5-2-246　5-0 可吸收缝线水平内褥式固定结缔组织（黄色箭头示），6-0 不可吸收缝线单侧垂直内褥式固定龈乳头

图 5-2-247　术后 2 周复查唇面观示 12、22 软组织愈合良好，软组织未见明显红肿，龈缘未见退缩

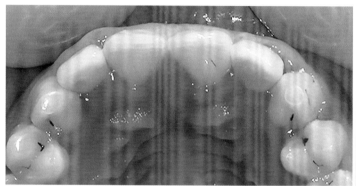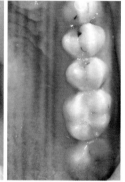

图 5-2-248　术后 2 周复查𬌗面观示 12、22 唇侧丰满度良好

图 5-2-249　术后 2 周复查𬌗面观示腭侧供区愈合良好，软组织未见红肿

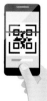

① 扫描二维码
② 用户登录
③ 激活增值服务
④ 观看视频

视频 10　软组织增量手术处理种植体透色

术后 1 个月复查,可见 12、22 唇侧黏膜透青改善(图 5-2-250,图 5-2-251)。术后 7 个月随访可见 12、22 种植体周软硬组织良好,探诊正常(图 5-2-252~图 5-2-256)。

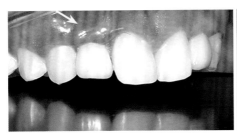 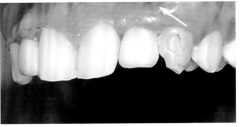

图 5-2-250　术后 1 个月复查唇面观示 12 唇侧黏膜透青改善(黄色箭头示)

图 5-2-251　术后 1 个月复查唇面观示 22 唇侧根方瘘管愈合点消失(黄色箭头示)

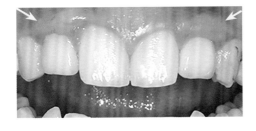

图 5-2-252　术后 7 个月复查唇面观示 12、22 唇侧黏膜色形质良好(黄色箭头示)

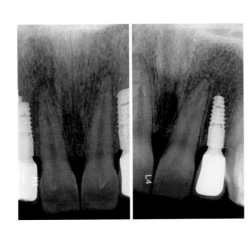

图 5-2-253　术后 7 个月复查根尖片示 12 种植体周骨维持良好

图 5-2-254　术后 7 个月复查根尖片示 22 种植体周骨维持良好

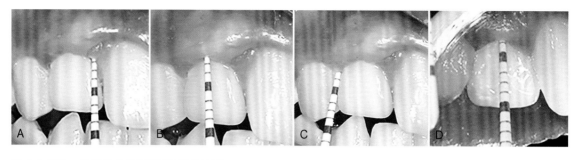

图 5-2-255　术后 7 个月复查 12 探诊检查

A. 12 唇侧近中探诊深度为 1.0mm，BOP（-）；B. 12 唇侧正中探诊深度为 1.5mm，BOP（-）；C. 12 唇侧远中探诊深度为 2.0mm，BOP（-）；D. 12 腭侧正中探诊深度为 3.0mm，BOP（-）。

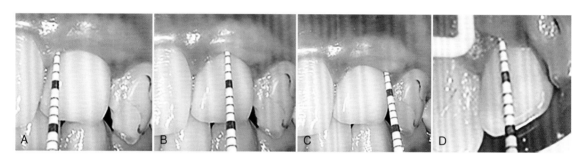

图 5-2-256　术后 7 个月复查 22 探诊检查

A. 22 唇侧近中探诊深度为 1.0mm，BOP（-）；B. 22 唇侧正中探诊深度为 0.5mm，BOP（-）；C. 22 唇侧远中探诊深度为 2.0mm，BOP（-）；D. 22 腭侧正中探诊深度为 1.0mm，BOP（-）。

上述病例中，种植体周并未出现明显的软组织退缩，且患者及时发现问题，医师及时处理问题，取得了可预期的效果。**但是，当美学区出现明显的组织退缩时，是否也可行软组织增量呢？**

患者 R_5，女，27 岁，7 年前因外伤而行 21 种植修复、11 单冠修复，主诉 21 牙龈退缩、出血。医师 R_5 检查见 21 牙龈退缩（图 5-2-257，图 5-2-258），探诊出血，溢脓，PD 为 2~3mm。CBCT 显示 21 种植体唇侧约有 8mm 骨缺损，而近远中、腭侧及种植体根尖周均未见明显异常（图 5-2-259~图 5-2-261）。

21 切缘比其余天然牙短，医师 R_5 追述病史，患者 R_5 于 7 年前种植修复时仅 20 岁，可能由于种植时年龄过小，天然牙继续生长所致。结合临床及影像学检查分析，不难诊断该病例为种植体周炎。

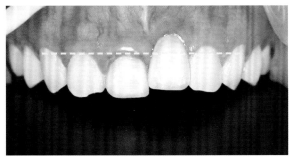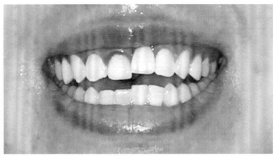

图 5-2-257 术前口内照示 21 种植修复,龈缘退缩,切缘比其余天然牙短;11 单冠修复,龈缘红肿(黄色虚线示 21 修复体龈缘明显退缩)

图 5-2-258 术前口外照示患者为高位笑线

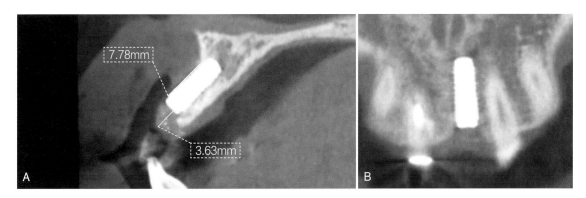

图 5-2-259 拆除修复体后 CBCT 检查
A. CBCT 矢状位示 21 种植体唇侧约有 8mm 骨缺损,腭侧骨壁完整;B. CBCT 冠状位示 21 种植体近远中未见明显骨吸收。

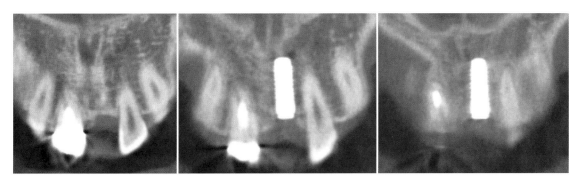

图 5-2-260 CBCT 冠状位示 21 种植体近远中无明显骨吸收,种植体根尖周无异常

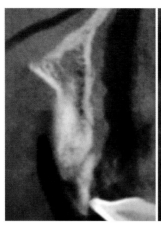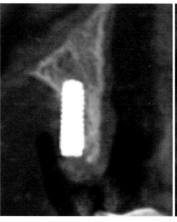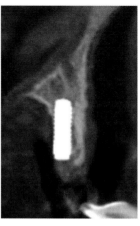

图 5-2-261　CBCT 矢状位示 21 种植体唇侧骨吸收,腭侧无明显骨吸收,种植体根尖周无异常

　　美学区如此严重的并发症应该如何处理呢?是拔除种植体后重新种植,还是保留种植体再重建呢?医师 R₅ 与患者沟通,如果拔除种植体,等待 8 周软组织愈合后,需要先行骨增量手术,4~6 个月骨愈合后再行种植手术,此后再经过 4~6 个月种植体完成骨结合后,进行临时冠塑形,直至永久修复,整个治疗过程需要 1 年半左右的时间。

　　患者 R₅ 表示不考虑拔除种植体重新种植的方案,希望尽可能保留原种植体,同时尽可能地恢复美观。此外,患者自觉 11 牙冠较短,希望加长 11 牙冠。对于该病例,能否通过软组织重建的方式实现患者的诉求呢?

　　医师 R₅ 首先拆除 21 种植体上部牙冠及基台,安装覆盖螺丝(图 5-2-262);拆除 11 牙冠,行临时冠修复,使用盐酸米诺环素联合半导体激光,先行局部抗感染治疗,治疗 1 个月后,11、21 牙龈红肿消退,21 瘘管愈合(图 5-2-263)。

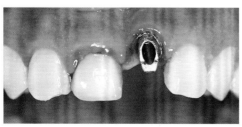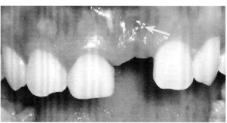

图 5-2-262　拆除 21 种植体上部牙冠及基台,安装覆盖螺丝

图 5-2-263　使用盐酸米诺环素联合半导体激光进行局部抗感染治疗后,11、21 牙龈红肿消退,21 瘘管愈合(黄色箭头示)

医师 R5 分析该病例，21 种植位点龈缘位置偏根方，冠轮廓位于龈缘高度轮廓连线的唇侧，种植体顶部位于邻牙轮廓连线的唇侧；种植体两侧龈乳头退缩，龈乳头尖端均位于理想龈缘冠方（图 5-2-264~图 5-2-266）。

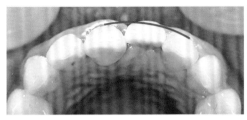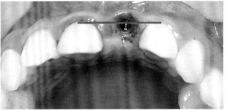

图 5-2-264　21 龈缘位置偏根方,21 修复体轮廓位于龈缘高度轮廓连线的唇侧（蓝线示龈缘高度轮廓连线）

图 5-2-265　21 种植体顶部位于邻牙轮廓连线唇侧（蓝线示邻牙轮廓连线）

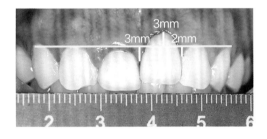

图 5-2-266　参照 12 龈缘位置,种植体周两侧龈乳头尖部位于理想龈缘冠方,近中龈乳头高度约 3mm,远中龈乳头高度约 2mm

根据 Zuchelli 的治疗建议，该病例属于Ⅳ分类的 B 亚类，可以保留种植体，采用结缔组织平台技术进行软组织增量。结合软组织 inlay 移植技术，医师 Q5 拟行软组织增量手术，希望在保留种植体功能的同时，恢复美观。

软组织增量术前取下 11 临时修复体，按照术前设计的切口翻起唇侧黏膜瓣，种植体螺纹暴露区域为全厚瓣，暴露种植体的根方为半厚瓣（图 5-2-267~图 5-2-269）。于腭侧轴角处做水平切口，翻半厚瓣至牙槽骨水平（图 5-2-270）。颊腭侧切口之间的牙槽嵴顶平台处去上皮化（图 5-2-271）。

使用牙周探针确定瘘管来源在种植体顶部后，进一步探诊种植体周可否探入。如探针可探入，则提示种植体与软组织分离，可能存在牙菌斑生物膜及感染组织，而可探入区域即为需要处理的种植体范围。明确需要处理的种植体范围后，医师 R5 通过过氧化氢棉球、盐酸米诺环素对种植体表面进行处理，去除感染物质（图 5-2-272~图 5-2-274）。

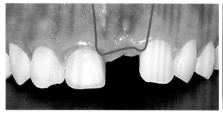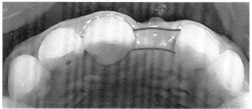

图 5-2-267　切口设计唇面观

近远中垂直切口,龈乳头斜向下切口(龈乳头尖端至切口距离为牙龈退缩量+1mm),唇侧轴角水平切口(蓝线示)。

图 5-2-268　切口设计殆面观

腭侧轴角水平切口(颊腭侧水平切口之间距离为3mm)(蓝线示)。

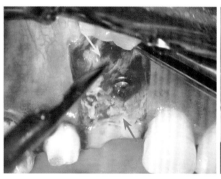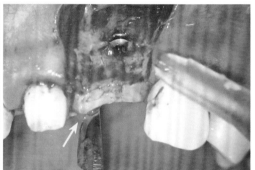

图 5-2-269　唇侧翻瓣

种植体螺纹暴露区域为全厚瓣(蓝色箭头示),暴露种植体的根方为半厚瓣(黄色箭头示)。

图 5-2-270　于腭侧轴角处做水平切口(黄色箭头示)

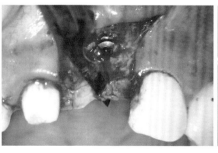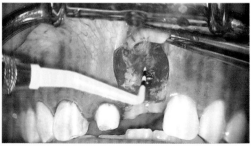

图 5-2-271　颊腭侧切口之间的牙槽嵴顶平台处去上皮化

图 5-2-272　用牙周探针确定瘘管来源位于种植体顶部,并探诊种植体周可否探入,可探入区域即为需要处理的种植体范围

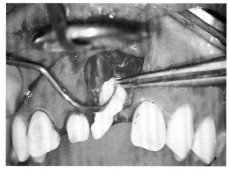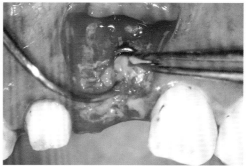

图 5-2-273　过氧化氢棉球处理种植体表面

图 5-2-274　盐酸米诺环素处理种植体表面

　　按照术前测量的数据，于腭侧取带上皮结缔组织，去上皮化后分为两部分（图 5-2-275~图 5-2-277），分别置于平台上方（种植体冠方-牙槽嵴顶偏唇侧）和种植体唇侧，用可吸收缝线缝合固定（图 5-2-278，图 5-2-279）。然后，在充分减张的基础上，采用不可吸收缝线进行间断缝合，以完成牙槽嵴顶及垂直切口的关闭（图 5-2-280，图 5-2-281）。

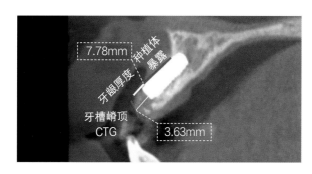

图 5-2-275　术前测量所需的结缔组织

长度为种植体暴露约8mm+ 牙龈厚度 4mm+ 牙槽嵴顶 3mm=15mm；厚度为原牙龈厚度 1.0mm+CTG 厚度 1.5mm=2.5mm；宽度为缺牙区宽度 8mm。

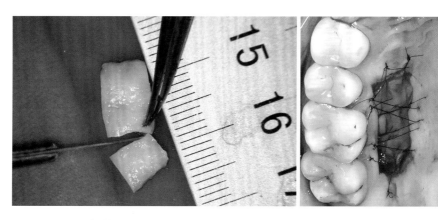

图 5-2-276　腭侧获取带上皮结缔组织,去上皮化后分为两部分

图 5-2-277　腭侧供区覆盖浓缩生长因子(concentrated growth factor,CGF),缝合固定关闭创口

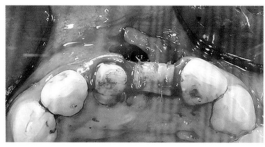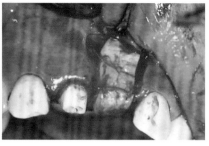

图 5-2-278　6-0 可吸收缝线间断缝合,固定牙槽嵴顶游离结缔组织

图 5-2-279　6-0 可吸收缝线间断缝合,固定唇侧游离结缔组织

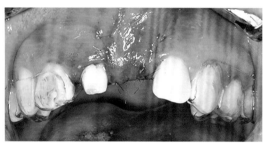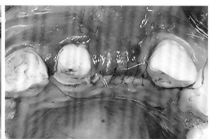

图 5-2-280　间断缝合关闭牙槽嵴顶切口

图 5-2-281　间断缝合关闭垂直切口

　　术后 3 个月复查, 21 软组织增量稳定, 唇侧丰满度恢复 (图 5-2-282, 图 5-2-283)。医师 R$_5$ 遂对天然牙 11 进行牙冠延长, 并行 11 临时修复及 21 种植位点临时修复 (图 5-2-284)。临时义齿塑形 3 个月后, 行最终修复, 可见 11、21 种植位点的功能及美观得到恢复 (图 5-2-285, 图 5-2-286)。

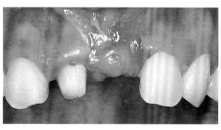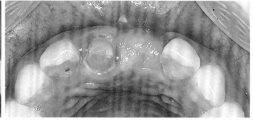

图 5-2-282　术后 3 个月复查唇面观示软组织无明显异常

图 5-2-283　术后 3 个月复查𬌗面观示软组织无明显异常

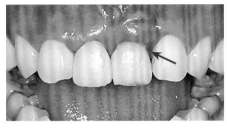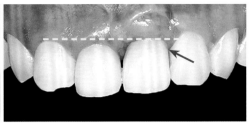

图 5-2-284　21 戴入临时修复体,进行软组织塑形,可见 21 远中龈乳头高度不佳(红色箭头示)

图 5-2-285　临时修复体调改塑形 3 个月,完成最终修复,可见 21 远中龈乳头高度有所恢复(红色箭头示),龈缘位置与 11 龈缘基本一致(黄线示)

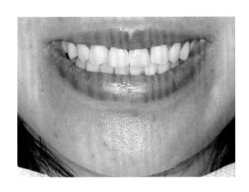

图 5-2-286　完成最终修复

　　软组织增量手术后的随访和维护同样重要。医师 R₅ 每次随访都会对患者进行口腔卫生宣教,维护患者种植体周健康。最终修复后 3 个月复查,21 种植体行使功能良好,种植体周软组织稳定,近中龈乳头及远中轴角龈缘高度逐渐恢复(图 5-2-287)。根尖片辅助检查示 21 种植体近远中未见明显骨吸收(图 5-2-288)。探诊检查示 21 探诊深度约 1.5~2.0mm,BOP(−)(图 5-2-289)。

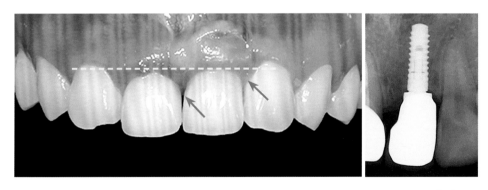

图 5-2-287　最终修复后 3 个月复查唇面观示 21 龈缘位置与最终修复时基本一致(黄线示),21 近中龈乳头和远中轴角龈缘高度恢复(蓝色箭头示)

图 5-2-288　最终修复后 3 个月复查根尖片示 21 骨结合稳定,21 近远中未见明显骨吸收

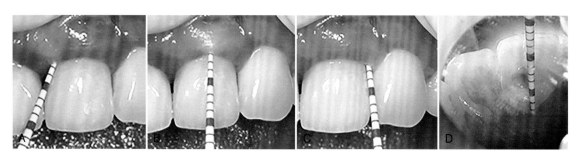

图 5-2-289 最终修复后 3 个月复查 21 探诊检查
A. 21 唇侧近中探诊深度为 1.5mm,BOP(-);B. 21 唇侧正中探诊深度为 2.0mm,BOP(-);C. 21 唇侧远中探诊深度为 1.5mm,BOP(-);D. 21 腭侧正中探诊深度为 1.0mm,BOP(-)。

最终修复后 9 个月复查,21 种植体周软组织维持稳定,近中龈乳头充盈良好(图 5-2-290)。探诊检查示 21 探诊深度约 1.5~2.0mm,BOP(-)(图 5-2-291)。根尖片辅助检查示种植体周无透射影,种植体骨结合良好(图 5-2-292,视频 11)。

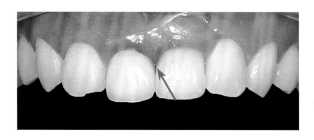

图 5-2-290 最终修复后 9 个月复查,21 龈缘位置维持稳定,21 近中龈乳头充盈良好(蓝色箭头示)

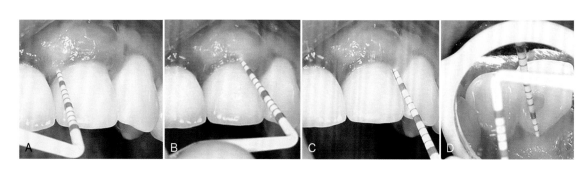

图 5-2-291 最终修复后 9 个月复查 21 探诊检查
A. 21 唇侧近中探诊深度为 1.5mm,BOP(-);B. 21 唇侧正中探诊深度为 2.0mm,BOP(-);C. 21 唇侧远中探诊深度为 2.0mm,BOP(-);D. 21 腭侧正中探诊深度为 1.5mm,BOP(-)。

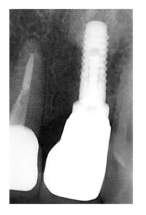

图 5-2-292　最终修复后 9 个月复查根尖片示 21 骨结合稳定,种植体周无透射影

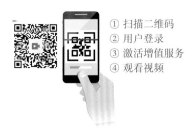

① 扫描二维码
② 用户登录
③ 激活增值服务
④ 观看视频

视频 11　美学区平台技术

以上两个病例通过软组织重建的方式处理美学区种植体周炎,取得了可以接受的效果。但是,软组织手术的技术敏感性高,对缝合要求严格,不同医师操作时不可预期性差别较大。

美学区种植体周软组织退缩最关键的诱发因素是种植体的三维位置不佳。预防总是优于治疗,对于美学区的种植,应以修复为导向,按照"3A-2B-1P"的原则指导,尽可能地将种植体置于未来修复体唇侧理想龈缘下 3mm、唇侧龈缘内 2mm,以及腭侧龈缘内 1mm 的位置,在保证美学、功能可预期的同时,提高患者的舒适度,从而最大程度降低美学区种植体周生物学并发症的风险。

综上所述,临床常见的种植体周生物学并发症出现支持组织丧失后,根据缺损的部位和缺损的类型不同,处理的方式也不同。当种植体尚存 1/3 以上的骨结合面积时,笔者建议尽可能地保存种植体的功能。结合骨缺损的类型,选择微创手术、切除手术或再生手术等方式(图 5-2-293)。前、后牙区的处理方式既有相同又有不同:后牙区主要以恢复功能为治疗目标;而前牙区,尤其是美学区的病例,在保存功能的同时,还需尽可能地重建美观(表 5-2-3)。

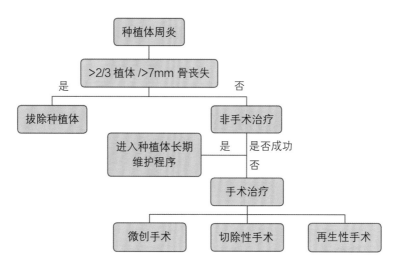

图 5-2-293 种植体周炎决策树

表 5-2-3 种植体周炎治疗中美学区与非美学区的区别

治疗	非美学区	美学区
术前处理	局部抗炎处理：半导体激光 + 盐酸米诺环素	同"非美学区"
种植体表面处理	彻底清除种植体表面感染组织 1. 骨下袋　钛刷、激光 2. 骨上袋　种植体成形术 + 激光 + 钛刷 + 过氧化氢溶液	同"非美学区"
根据骨缺损类型选择术式	1. 如果是骨壁完整的环形骨袋，再生性手术可以达到较好的效果 2. 如果完全是骨上袋，可以考虑进行非再生的彻底清创 3. 混合骨袋则应该考虑将两种术式结合	同"非美学区"
支持治疗	治疗完成后，进入支持维护流程	同"非美学区"
软组织退缩	根向复位瓣	软组织增量：结缔组织瓣移植 + 冠向复位瓣

（四）逆行性种植体周炎

大部分的种植体周炎都是从颈部向根方发展的。与牙周炎类似，**种植体周也存在逆行性感染，那么处理的方式又是怎样的呢？**

这是一例 21 种植术后的病例。

患者 S₅，男，28 岁，种植后 4 个月复查。影像学检查可见种植体根尖周透射影（图 5-2-294，图 5-2-295）。医师 S₅ 回顾该病例的治疗过程，种植术后即刻影像学检查示种植体邻牙 11 存在根尖周阴影（图 5-2-296，图 5-2-297）。到修复前，11 根尖周阴影范围进一步扩大。结合术前影像学检查、种植手术记录，以及牙体牙髓科专科会诊讨论，诊断为 11 根尖周炎症向 21 种植体扩散，引起 21 逆行性种植体周炎。

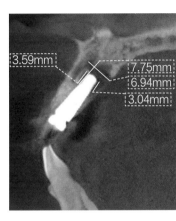
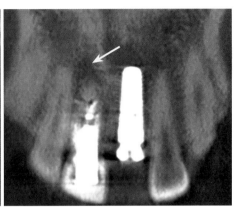

图 5-2-294　21 修复前 CBCT 矢状位示 21 种植体根尖周透射影，范围约 7mm×7mm，根尖暗影与腭侧骨壁相通

图 5-2-295　21 修复前 CBCT 冠状位示邻牙 11 根尖周阴影范围较术前增加（黄色箭头示）

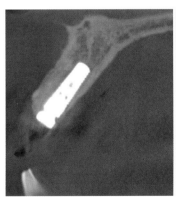
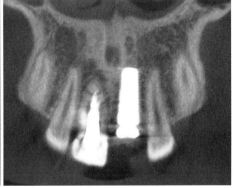

图 5-2-296　21 种植术后即刻 CBCT 矢状位示 21 种植体唇腭向位置良好，周围骨组织情况良好

图 5-2-297　21 种植术后即刻 CBCT 冠状位示 21 种植体近远中向位置良好，邻牙 11 根尖周存在阴影

在逆行性牙周炎的处理中，对于可以保留的天然牙，可行根尖切除手术。那么，逆行性种植体周炎可否行种植体根尖切除手术呢？该病例中种植体邻近的天然牙同样存在根尖周炎，可否同期处理呢？

医师 S_5 与患者 S_5 沟通后，给出三种治疗方案。

方案一：21 种植体尖端切除 +11 显微根尖联合手术。

方案二：21 种植体尖端切除 +11 拆冠 +11 根管再治疗 +11 全冠修复。

方案三：21 种植体尖端切除 +11 拔除 +11 择期种植。

经与患者充分交流沟通后，患者选择方案一。

结合患者 S_5 意愿，医师 S_5 拟行 11 天然牙、21 种植体根尖切除手术，保留天然牙和种植体。首先，于 12—22 龈缘上 3mm 处做保护角化黏膜的水平切口，12、22 远中延伸垂直切口，切开翻瓣，暴露 11、21 根方（图 5-2-298，图 5-2-299）。使用超声骨刀于 11 根尖开窗并切除根尖（图 5-2-300），剥离根尖及肉芽组织，取下外层骨块，用生理盐水大量冲洗，铒激光处理骨板表面、彻底清除感染，以备后续植骨时覆盖根尖区域。

以同样的方式处理 21 种植体，于 21 根尖开窗，取下骨块（图 5-2-301），切除种植体根尖（图 5-2-302）。

确认 11 根尖切除后牙根完整，行 11 根管倒充填（图 5-2-303）。

最后，于 11、21 根尖切除处植骨、覆膜，缝合关闭创口（图 5-2-304~图 5-2-306）。术后根尖片检查，11、21 根尖切除约 3mm，根尖周均未见根方透射影（图 5-2-307）。术后 2 周拆线，创口愈合良好（图 5-2-308）。术后 1 个月复查，可见天然牙及种植体根方的透射影消失，骨代用品在位良好（图 5-2-309）。术后 1 年完成最终修复，11、21 周围软组织稳定，根尖片示 11、21 根方牙槽骨维持良好，未见透射影像（图 5-2-310，图 5-2-311）。

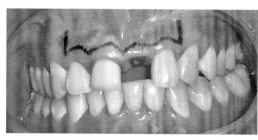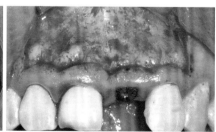

图 5-2-298 切口设计
保护角化黏膜，沿 12—22 龈缘上 3mm 处做水平切口；12、22 远中延伸垂直切口。

图 5-2-299 切开、翻瓣，暴露至鼻底

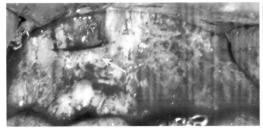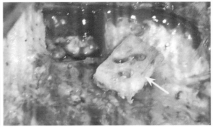

图 5-2-300　暴露 11 根尖（黄色箭头示）

图 5-2-301　21 种植位点根尖开窗，取下骨块（黄色箭头示）

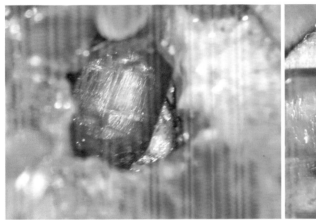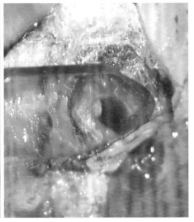

图 5-2-302　切除 21 种植体根尖，确认根尖截面平整，未穿通内部结构

图 5-2-303　去除断面下 3mm 牙胶尖，超声清理 11 根管，确保根管侧壁干净

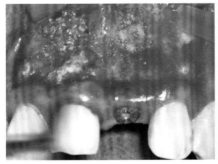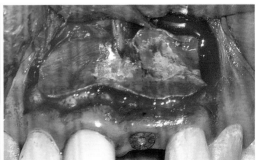

图 5-2-304　11 根尖切除位点植骨，覆盖胶原膜

图 5-2-305　21 种植体根尖切除位点植骨，覆盖胶原膜

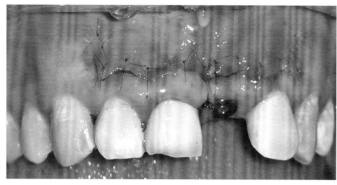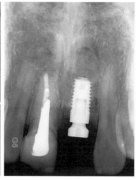

图 5-2-306　严密缝合关闭创口

图 5-2-307　术后根尖片示 11、21 根尖切除约 3mm,未见根方透射影

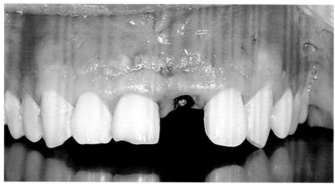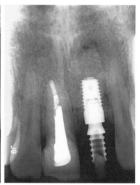

图 5-2-308　术后 2 周复查拆线,创口愈合良好,术区软组织未见明显红肿

图 5-2-309　术后 1 个月根尖片复查可见 11、21 根方骨代用品在位,无透射影

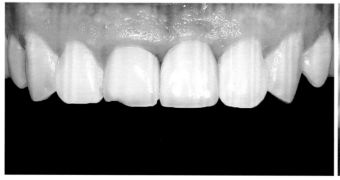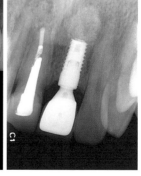

图 5-2-310　术后 1 年完成最终修复,11、21 周围软组织稳定

图 5-2-311　术后 1 年根尖片复查可见 11、21 根方牙槽骨维持良好,未见透射影像

（五）种植体下沉/邻接点丧失

前面详细介绍了临床上较常见的种植义齿生物学并发症。那么，还有没有其他并发症呢？有一类生物学并发症常常被大家忽视，我们来看几个病例。

前文提到的患者 R$_5$，女，27 岁，7 年前因外伤行 21 种植修复、11 单冠修复。7 年后复查发现，21 种植义齿切缘明显低于对侧同名天然牙 11（图 5-2-312）。

患者 T$_5$，女，18 岁，11 行种植修复。2 年后复查发现 11 种植义齿切缘明显低于对侧同名天然牙 21（图 5-2-313）。

患者 U$_5$，女，19 岁，11 行种植修复。4 年后复查发现 11 种植义齿切缘明显低于对侧同名天然牙 21（图 5-2-314）。

我们可以看到，多个前牙区种植的病例在后期复查中都出现了类似的种植义齿切缘明显低于对侧同名牙的情况，这又是什么原因导致的呢？

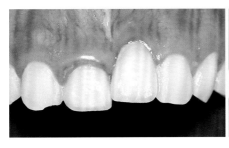 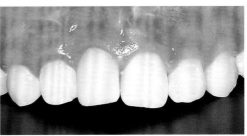

图 5-2-312　口内唇面观示 21 修复体切缘明显低于 11

图 5-2-313　口内唇面观示 11 修复体切缘明显低于 21

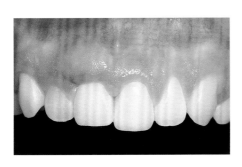

图 5-2-314　口内唇面观示
11 修复体切缘明显低于 21

查阅文献发现，成人依然具有颌骨生长发育和牙齿萌出的潜力。研究表明，在25岁以下，15%的男性和25%的女性颌骨每年生长速度可以超过1mm。由于种植体周没有与天然牙类似的牙周支持组织，种植体与牙槽骨结合后，处于固连状态，导致牙槽骨不能与颌骨保持一致的生长速率，而种植体也无法与邻牙保持一致的萌出状态，便会逐渐出现与患者 R_5 类似的种植修复体切缘明显低于天然牙的情况，即种植体下沉（implant infraposition，IIP）。

此外，一项 Meta 分析表明，种植体下沉的发生率为50.5%，平均 IIP=0.58mm，20.8%的种植体 IIP>1mm。上述研究表明，种植体下沉并非偶然出现的并发症。同时，年轻患者的 IIP 发展速度更快。这也提示我们，在治疗前有必要告知年轻患者相关风险。

那么，除了种植体下沉，还有没有其他由患者自身发育导致的并发症呢？我们来看这几个病例。

患者 V_5，女，32岁，2年前因26缺失而行种植修复（图5-2-315，图5-2-316），主诉食物嵌塞并加重。医师 V_5 进行口内检查，发现26修复体与25间有近1mm的间隙（图5-2-317，图5-2-318）。

患者 W_5，女，54岁，4年前36、37位点行种植修复（图5-2-319）。最终修复后2.5年复查，医师 W_5 口内检查发现36修复体与35间存在明显间隙（图5-2-320）。

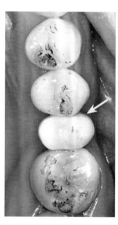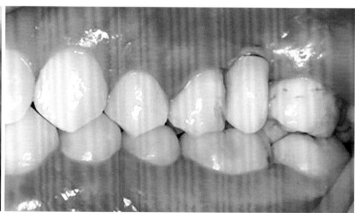

图 5-2-315　26 最终修复𬌗面观（黄色箭头示 26 近中邻接正常）

图 5-2-316　26 最终修复颊面观

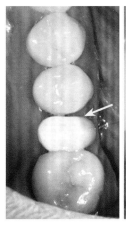
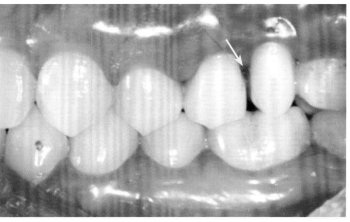

图 5-2-317　最终修复后 1.5 年复查𬌗面观（黄色箭头示 26 近中间隙）

图 5-2-318　最终修复后 1.5 年复查颊面观（黄色箭头示 26 近中间隙）

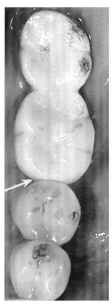
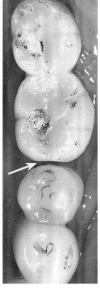

图 5-2-319　36、37 最终修复𬌗面观（黄色箭头示 36 近中邻接正常）

图 5-2-320　最终修复后 2.5 年复查𬌗面观（黄色箭头示 36 近中间隙）

那么，患者 V_5 和患者 W_5 的种植修复体为何会出现近中间隙呢？

医师查阅文献得知，天然牙的牙长轴与咬合力的方向存在一定的角度，会产生一个水平方向的分力，引起天然牙的近中漂移（mesial drift）。但种植体周缺乏正常牙周组织，种植体无法像天然牙一样向近中漂移，同时也阻碍了远中天然牙向近中移动。久而久之，便造成了种植体近中邻接点的丧失，甚至出现明显的间隙，从而引起食物嵌塞。

前文提到，年轻患者有一定的颌骨生长发育潜力，那么中青年患者的颌骨生长发育潜力又如何呢？一般情况下，男性在30~40岁年龄阶段，面部生长速度仅为每5年0.05mm，而女性在30~40岁却依然具有每5年0.30mm的发育速度。但对于患者 V_5，医师询问后得知其在接受种植修复后怀孕，在此期间体内激素水平发生变化，可能又加速了颌骨的向前、向下生长，为天然牙的移动和持续萌出提供了空间，进一步导致上述邻接点丧失和间隙出现。

那么，当出现上述种植体下沉或邻接点丧失时，我们应该如何处理呢？

患者 X_5，女，33岁，12年前行21种植修复，主诉11、22伸长，与21修复体不协调，要求重新修复。医师 X_5 进行口内检查，发现21修复体切缘明显低于11的切缘（图5-2-321）。与患者沟通后，医师 X_5 拟采用临时冠塑形后重新戴牙。于是，医师 X_5 拆冠排龈后使用聚醚硅橡胶取模，嘱患者配戴临时牙塑形。7个月后复查，患者 X_5 对龈缘位置满意，随后取模戴牙，完成最终修复（图5-2-322~图5-2-326）。

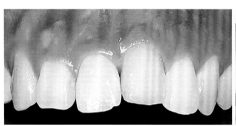
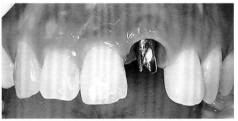

图 5-2-321　初诊唇面观,21修复体切缘明显低于11的切缘

图 5-2-322　拆除21修复体

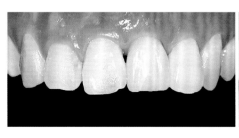
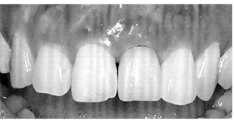

图 5-2-323　21戴入临时修复体,进行软组织塑形

图 5-2-324　临时修复体调改塑形7个月复查

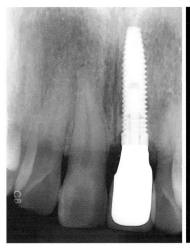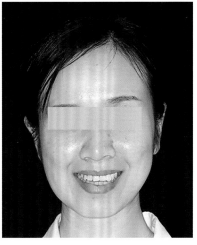

图 5-2-325　根尖片示最终修复体就位

图 5-2-326　最终修复后

　　综上所述，笔者建议，对于年轻患者，尤其是女性患者行种植修复时，要充分告知患者相关风险，尊重患者意愿进行治疗；而在出现种植体下沉、邻接点丧失，甚至食物嵌塞等情况时，可以考虑更换修复体。

第六章

口腔种植戴牙后可能
发生的机械及工艺
并发症

第一节 ▎上部修复结构相关机械并发症

崩瓷

在上一章中，我们详细讲述了种植相关生物学并发症的内容。但在戴牙后，除了遇到生物并发症，还有可能出现什么问题呢？在完成种植修复后，不仅需要考虑种植修复体是否能与口内软硬组织形成稳定良好的共存关系，还需要考虑种植体或修复体本身在每天上万次的咀嚼过程中，是否会发生强度不足导致的自身折裂或折断。

下面我们一起看一个病例。

患者 A_6，女，28岁，16、17缺失，完成种植治疗（图6-1-1）。根尖片显示修复体就位良好（图6-1-2）。在2年后进行复查时，医师 A_6 发现16修复体远中颊尖及17修复体近中颊尖出现了崩瓷（图6-1-3）。

这种崩瓷既影响患者美观，也降低了患者的体验。这类并发症虽然不一定会导致种植失败，但是会增加患者的就诊次数和维护成本，并且此类并发症在临床中并不少见。研究发现，种植体支持的全瓷单冠5年崩瓷发生率达9.0%，基底冠折裂5年发生率为1.9%。

那么，有哪些因素可能导致崩瓷的发生呢？

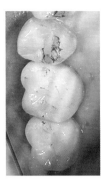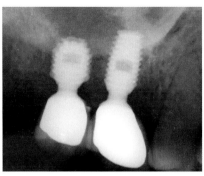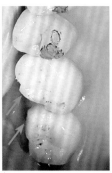

图 6-1-1　戴牙后𬌗面观示 16、17 修复体颊尖斜度较大

图 6-1-2　戴牙后根尖片示 16、17 基台及修复体完全就位

图 6-1-3　最终修复后 2 年复查𬌗面观示 16 修复体远中颊尖及 17 修复体近中颊尖崩瓷（绿色箭头示）

1. 生理因素　因为种植体与骨之间不存在天然牙周膜，所以种植体与骨之间的刚性连接缺少缓冲和衰减，增加了饰面材料折裂的风险；同时也因为缺少天然牙周膜的反馈作用，在遇到较大的咬合力时，患者缺乏相应的避让。

2. 工艺因素　崩瓷的发生与修复体制作工艺也有很大关系。研究表明，不同的基底冠设计会影响种植冠的咬合承载力。参考未来牙冠形态将基底冠设计为解剖形态，可以使饰面瓷厚度均一，从而减少崩瓷发生的概率。

3. 咬合因素　从临床角度来说，如果种植体三维位置设计不合理、𬌗力传导时侧向力过大，或者采用过长的悬臂设计等，均可能造成崩瓷。在戴牙时是否做到了被动就位、精确调𬌗，以及使修复体均匀受力，也是需要考虑的因素。

4. 习惯因素　从患者角度来说，有咬合过载或磨牙症等副功能运动，也可能会造成修复体的崩瓷。磨牙症患者比非磨牙症患者发生饰面瓷折裂的风险高 20 倍。

让我们一起来回顾前文提到的这一病例，**有哪些可能原因导致了修复体的崩瓷呢？**患者未诉明显磨牙症或偏侧咀嚼的习惯，口内其他牙齿也未见明显磨耗。回顾该患者记录，医师推测可能是最初的修复体颊侧牙尖恢复过高，或瓷层过厚导致。有限元分析研究表明，较高的牙尖斜度会显著增加牙冠的受力。

医师 A₆ 首先建议患者重新更换修复体，但患者自述未影响咀嚼，且因工作繁忙不愿意更换。医师对 2 颗种植体进行了影像学检查，并对种植体周进行探诊，明确种植体周软硬组织健康（图 6-1-4~图 6-1-6），并未出现其他风险因素。最终根据患者意愿，给予调磨后继续使用。

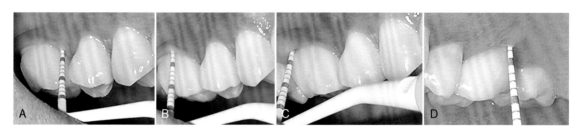

图 6-1-4　16 探诊检查
A. 16 颊侧近中探诊深度为 2mm，BOP（-）；B. 16 颊侧正中探诊深度为 1mm，BOP（-）；C. 16 颊侧远中探诊深度为 2mm，BOP（-）；D. 16 腭侧正中探诊深度为 2mm，BOP（-）。

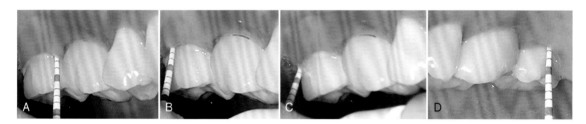

图 6-1-5　17 探诊检查
A. 17 颊侧近中探诊深度为 1.0mm，BOP（-）；B. 17 颊侧正中探诊深度为 1.0mm，BOP（-）；C. 17 颊侧远中探诊深度为 2.5mm，BOP（-）；D. 17 腭侧正中探诊深度为 1.5mm，BOP（-）。

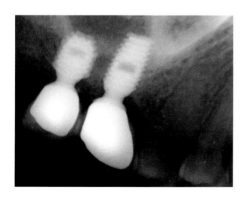

图 6-1-6　最终修复后 2 年复查根尖片示 16、17 种植体周未见明显骨吸收

医师 A$_6$ 调磨崩瓷处修复体后，同时降低了未崩瓷的 16 近中颊尖的高度，反复检查了调磨后的咬合状态，确保前伸拾及侧方拾无咬合干扰（图 6-1-7~图 6-1-9），并建议患者每年进行复查。

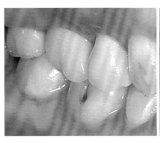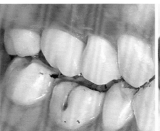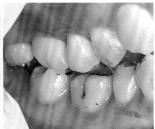

图 6-1-7　调磨后牙尖交错拾检查咬合稳定

图 6-1-8　调磨后侧方拾检查无咬合干扰

图 6-1-9　调磨后前伸拾检查无咬合干扰

前述病例仅发生了较小范围崩瓷，调磨后对功能及美观影响较小，但在临床中我们还会遇到一些崩瓷范围较大的修复体。此时，不仅需要排查崩瓷的原因，还需要及时更换新修复体。

患者 B$_6$，女，35 岁，21—23 缺失。在 21、23 位点分别植入 1 颗种植体后，以桥体修复缺失牙（图 6-1-10）。但戴牙 1 周后，患者复诊发现 21 近中切角崩瓷（图 6-1-11）。分析原因可能为对颌牙 31、41 唇倾扭转，前伸引导不均衡，崩瓷处可能形成应力集中点。同时为保证美观，修复体饰瓷过厚，切端饰瓷厚度约 4mm。

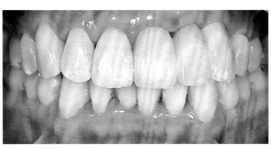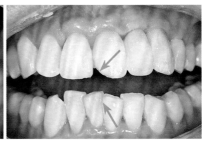

图 6-1-10　完成戴牙

图 6-1-11　戴牙后 1 周复查唇面观（绿色箭头示 21 近中切角崩瓷，此处对颌牙牙尖尖锐且明显扭转）

为解决这一问题，医师 B_6 取下旧冠重新取模制作了高通透性全锆冠，以减少饰瓷厚度。拍摄根尖片确认修复体就位（图 6-1-12）。戴牙调𬤊时，使牙冠均匀引导前伸，并适当调磨对颌牙的尖锐牙尖，减少应力集中（图 6-1-13）。

在重新戴牙 3 年 11 个月后，患者 B_6 复查可见口内修复体完好，未发生崩瓷，牙龈未见明显异常（图 6-1-14）。根尖片辅助检查可见种植体周骨水平稳定（图 6-1-15，图 6-1-16）。

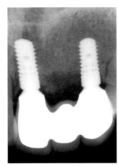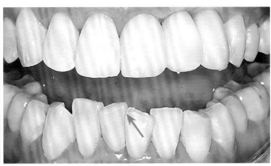

图 6-1-12　重新戴牙后根尖片示新修复体及基台完全就位

图 6-1-13　更换新修复体，并调磨对颌牙的尖锐牙尖（蓝色箭头示）

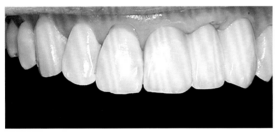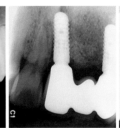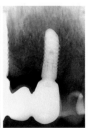

图 6-1-14　重新戴牙后 3 年 11 个月复查唇面观示修复体完整，未出现崩瓷情况

图 6-1-15　重新戴牙后 3 年 11 个月复查根尖片示 21 种植体骨结合未见明显异常

图 6-1-16　重新戴牙 3 年 11 个月复查根尖片示 23 种植体骨结合未见明显异常

回顾该病例，为了达到修复效果的美观，我们将上颌前牙尽量排齐，但由于对应的下颌牙拥挤扭转或过长，反而造成了应力集中崩瓷的情况。那么临床遇到此类患者，应该怎样从设计之初预防该类问题的发生呢？我们看下一个病例。

患者 C₆，男，18 岁，11、21 缺失，牙槽嵴狭窄，口内余留牙浅覆𬌗、浅覆盖，31、41 过长（图 6-1-17~图 6-1-19）。如果直接参照侧切牙轴向进行修复体制作，虽然美观较佳，但前伸侧方引导时咬合力集中于种植体上，远期可能会增加机械并发症发生的概率。

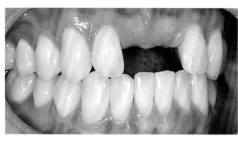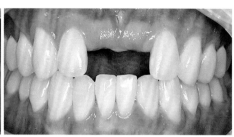

图 6-1-17　术前右侧面观示邻牙浅覆𬌗、浅覆盖

图 6-1-18　术前正面观示 11、21 缺失，对颌牙过长

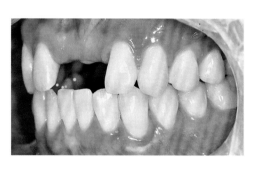

图 6-1-19　术前左侧面观
示邻牙浅覆𬌗、浅覆盖

因此医师 C₆ 为患者设计了个性化排牙。通过口内 mock-up 与患者做好术前沟通，也提前将咬合进行了精细设计。正面观修复体长度形态与邻牙协调匹配；侧面观修复体稍微向外倾斜，未完全按照侧切牙轴向进行内收（图 6-1-20~图 6-1-22）。

𬌗面观示该设计可以避免前伸、侧方引导时应力集中于修复体（图 6-1-23）。患者对修复体外形也较满意。后续在导板引导下植入了 2 颗种植体（图 6-1-24）。术后种植体位置良好（图 6-1-25）。最终完成了修复体制作（图 6-1-26~图 6-1-28）。

患者 C₆ 戴牙后 3 个月进行了常规复查，患者对修复体外形满意（图 6-1-29）。根尖片辅助检查示戴牙后 3 个月，种植体周未见明显骨吸收（图 6-1-30）。

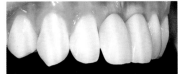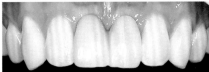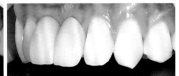

图 6-1-20　右侧面观示修复体进行了稍偏唇侧的个性化设计

图 6-1-21　正面观示修复体形态与邻牙协调

图 6-1-22　左侧面观示修复体进行了稍偏唇侧的个性化设计

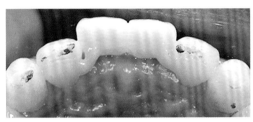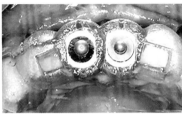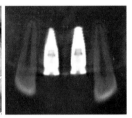

图 6-1-23　前伸、侧方引导集中于双侧天然牙

图 6-1-24　导板引导下植入种植体

图 6-1-25　术后 CBCT 冠状位示种植体位置良好

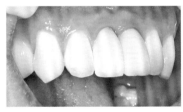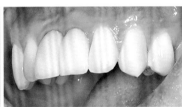

图 6-1-26　完成戴牙右侧面观

图 6-1-27　完成戴牙左侧面观

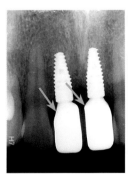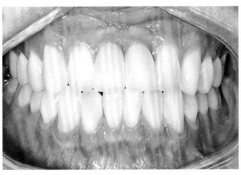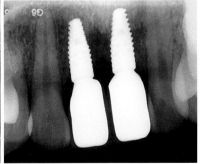

图 6-1-28　戴牙后根尖片示基台及修复体完全就位（绿色箭头示）

图 6-1-29　最终修复后 3 个月复查,修复体未见明显异常

图 6-1-30　最终修复后 3 个月复查根尖片示种植体及修复体未见明显异常

前面我们讨论了崩瓷相关的并发症，对于种植体支持的多单位桥和全口固定义齿，支架和饰面材料折裂是最常见的机械并发症，5年发生率分别为22.8%和34.8%。这提醒我们，对于多单位桥及全口固定义齿患者，应在完善咬合调整的同时，对患者进行定期复查。

为了预防崩瓷的发生，笔者建议大家在做好种植体位置和修复体形态的设计、保证精准临床操作的同时，还要评估患者是否有磨牙症等副功能运动，可以嘱患者夜间配戴𬌗垫。

前面我们对修复体崩瓷的原因及处理方法进行了讨论，现总结如下（图6-1-31）。笔者建议在处理前一定要分析原因，尽量去除相关因素，避免崩瓷再次发生。

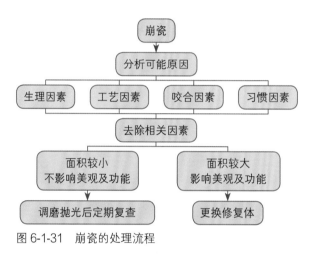

图6-1-31　崩瓷的处理流程

在种植修复体复查时，我们发现不仅修复体可能发生崩瓷，基台中央螺丝等连接配件，甚至种植体本身，也都有可能因长期反复的不良应力而发生相关的折裂。这一类并发症在2009年国际种植学会共识性声明中，统称为机械及工艺并发症（mechanical and technical complications）。

机械并发症（mechanical complication）是指机械力量导致的种植体及预成部件在种植体植入过程中或负荷之后发生的并发症，包括种植体、基台、基台螺钉和修复螺钉的断裂，以及螺钉和基台的松动等。

工艺并发症（technical complication）是指技工室加工的修复部件在负荷后发生的并发症，包括瓷或树脂崩裂，以及树脂基托、支架或基底折断等。

本节主要讨论了工艺并发症的情况，但临床中如果发现基台及螺丝断裂，则处理更耗时，比崩瓷更具挑战性。下一节内容中，将继续讨论如何避免种植体连接结构机械并发症的发生，以及如果发生，可以采取哪些措施应对。

第二节 ▍连接部件相关机械并发症

一、牙冠松动的鉴别诊断

上一节中我们讨论了修复体崩瓷的情况及解决方法，崩瓷在机械及工艺并发症中是相对低风险的并发症。但如果不良应力集中在连接部件，例如基台或中央螺丝上，则可能引起更难以处理的并发症，甚至有可能需要最终拔除种植体。

患者 D_6，男，66 岁，左侧上颌后牙种植修复后自觉牙冠松动，未诉明显疼痛。医师 D_6 对患者进行了局部检查，发现 26 种植修复体松动，局部未见明显出血、流脓及肿胀，未见瘘管。影像学检查显示 26 种植体周没有明显骨吸收（图 6-2-1），27 种植体周存在一定骨吸收，但无明显症状，计划进行非手术方式治疗后密切观察该牙情况。

为明确 26 种植修复体松动的原因，医师 D_6 进行了进一步检查。使用镊子摇动牙冠，发现牙冠在有限范围内松动但并未脱落。然后取出螺丝孔填塞物，打开螺丝通道后，发现螺丝接口处边缘不规则（图 6-2-2），与标准的螺丝口原始形态不一致，可能已发生破坏，需要后续尝试取出螺丝进行进一步评价。

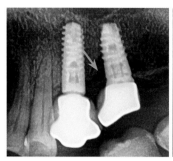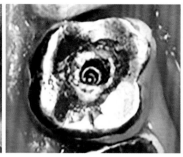

图 6-2-1　全口牙位曲面体层片示 26 种植体周未见明显骨吸收，27 种植体周明显骨吸收（绿色箭头示）

图 6-2-2　螺丝接口处变形

　　首先，医师 D_6 反复用生理盐水对通道进行冲洗，在显微镜直视下确保通路顺畅，清晰暴露中央螺丝，用镊子晃动牙冠后，观察到中央螺丝随牙冠轻微晃动。采用原系统螺丝刀尝试反旋螺丝，但是无法反旋取出（图 6-2-3）。医师采用超声振荡器械尝试振松螺丝，发现螺丝仍可转动但无法取下，因此怀疑形变发生在螺丝深处。医师继续尝试用种植体螺丝取出工具盒进行取出，但仍未能取出螺丝（图 6-2-4），最终经与患者协商，拔除了种植体（图 6-2-5~图 6-2-9）。

　　该病例最初仅仅是患者觉得牙冠轻微松动，最后却不得不取出种植体，这类机械并发症不仅给患者带来了麻烦，也给医师的临床工作带来了很大的挑战。因此笔者想提醒大家，在遇到种植修复后患者诉牙冠松动时，一定要尽快请患者复诊，如果在松动情况下继续使用，可能会增加各种配件变形折裂的风险。因此需要医师尽快排查原因，避免发展为更难处理的并发症。

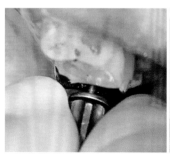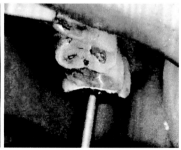

图 6-2-3　采用原厂螺丝刀无法旋松中央螺丝

图 6-2-4　尝试用螺丝取出工具盒，但未能取出螺丝

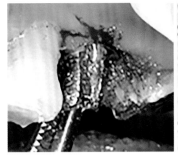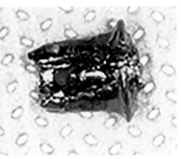

图 6-2-5 破除牙冠以便在直视下操作

图 6-2-6 取出已破坏的基台

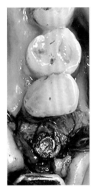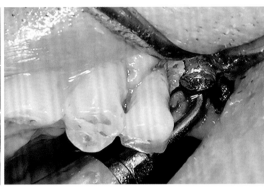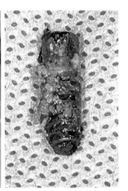

图 6-2-7 翻瓣可见折断基台位于种植体内,无法取出

图 6-2-8 采用超声骨刀在种植体周增隙

图 6-2-9 完整取出种植体

那么,在遇到此类牙冠松动的情况时,我们应该进行哪些检查?又如何对不同原因进行辨别和处理呢?

患者 E_6,男,58 岁,在完成 36 种植体修复后,近日自觉咬合时牙冠松动。医师详细询问了患者的具体情况,患者仅有牙冠松动的感觉,未诉明显疼痛。然后医师尽快预约患者进行了检查,并嘱患者在就诊前不要用患牙咀嚼。

在就诊时患者自述牙冠已经脱落,医师 E_6 对局部进行了影像学检查,未见明显骨吸收。口内检查发现基台完整,未见明显松动(图 6-2-10,图 6-2-11)。医师判断种植体未见明显异常。进一步分析原因,医师发现基台粘接高度较短,且抗旋结构不足,因此没有对脱粘接的修复体直接进行粘接,而是重新取模并采用了研磨基台(图 6-2-12)。在设计基台时,满足形态为备牙形态,形

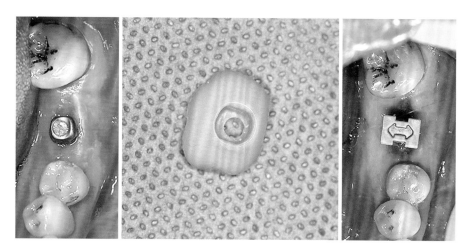

图 6-2-10　口内殆面观示 36 牙冠脱落,可见基台完整但抗旋结构不佳

图 6-2-11　已脱落的修复体完整

图 6-2-12　采用非开窗式转移体重新取模

成足够的抗旋结构,检查其各面的粘接高度均≥5mm,且轴面增加了固位沟槽。最终重新戴入修复体,调整咬合(图 6-2-13~图 6-2-15)。

该病例中医师 E₆ 为患者提供了及时恰当的检查和处置,并得到了较好的效果。但除了前述的螺丝松动或脱粘接,还有很多可能导致牙冠松动的原因,从种植体、中央螺丝,到基台、修复体,任何一个部件的变形或折裂都可能导致牙冠松动。因此提示我们在遇到患者牙冠松动时,需要先进行详细的问诊,再进行影像学检查,最后动作轻柔地进行口内检查,切忌直接暴力操作,造成二次并发症。

笔者根据临床中可能遇到的情况进行了总结(图 6-2-16),以帮助医师进行初步判断。

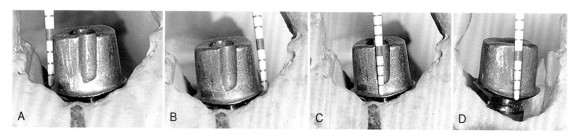

图 6-2-13　重新制作研磨基台,36 基台各面粘接高度检查
A. 基台近中粘接高度为 5.0mm;B. 基台远中粘接高度为 5.0mm;C. 基台颊侧正中粘接高度为 5.0mm;D. 基台舌侧粘接高度为 5.5mm。

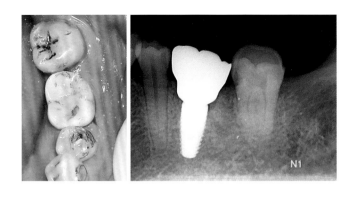

图 6-2-14　重新戴牙殆面观

图 6-2-15　重新戴牙根尖片示基台及修复体完全就位

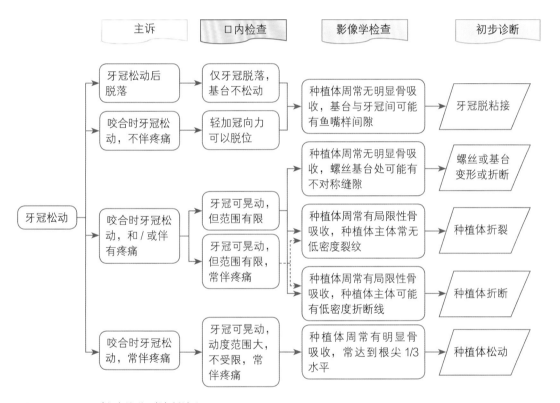

图 6-2-16　牙冠松动的鉴别诊断流程

二、中央螺丝松动、变形及折断

在本节第一部分我们讨论了牙冠松动应如何进行鉴别诊断。那么在进行初步诊断后，针对不同类型的机械并发症，又需要采取哪些对应的措施，以及如何避免呢?

首先，我们一起来分析下面这位患者牙冠松动的可能原因。

患者 F₆，男，43 岁，45 种植位点永久修复（图 6-2-17，图 6-2-18），2 个月后自觉牙冠松动，遂来复诊。患者自觉牙冠松动 1 天，不伴有疼痛。临床检查显示患者 45 修复体可以晃动，范围有限，不伴疼痛，且轻微向冠方施力，修复体未发生脱落。根尖片显示基台与种植体远中间隙不均匀，双侧不对称（图 6-2-19）。

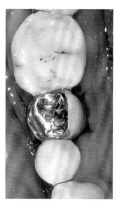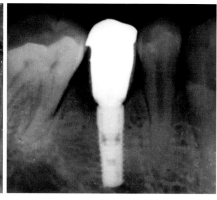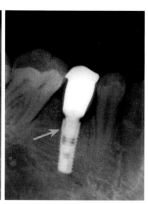

图 6-2-17　完成戴牙

图 6-2-18　完成戴牙根尖片示基台及修复体完全就位

图 6-2-19　最终修复 2 个月后复查根尖片示基台远中与种植体接缝宽窄不均匀（绿色箭头示）

因此，医师 F₆ 根据患者主诉及以上检查结果，结合前述牙冠松动的鉴别诊断流程进行了分析，初步判断该患者为螺丝或基台的变形或折断（图 6-2-20）。

在进行了初步诊断后，我们应该如何处理呢？首先，需要取下修复体，进一步明确诊断。由于本病例为粘接固位，所以此类牙冠发生松动时，建议在牙冠上磨出可能的螺丝通道，进行类似开髓的操作，以尝试进入螺丝孔，进一步分析牙冠松动的原因，再制订治疗计划。在寻找螺丝孔时，可以结合患者曾经的手术、戴牙或模型记录，通过已有记录辅助寻找开孔标志点（图 6-2-21）。

医师 F₆ 在患者 45 𬌗面磨出孔道，取出封孔材料，发现中央螺丝头完整，但螺丝松动，用螺丝刀可以旋紧或旋松螺丝。取下修复体，可见基台结构完整，种植体内连接未见明显异常（图 6-2-22，图 6-2-23）。至此，可以诊断该病例发生了中央螺丝松动的并发症。然后医师为患者重新取模（图 6-2-24），拍摄根尖片确认转移体就位（图 6-2-25），接着更换螺丝及基台，制作了新的修复体（图 6-2-26）。

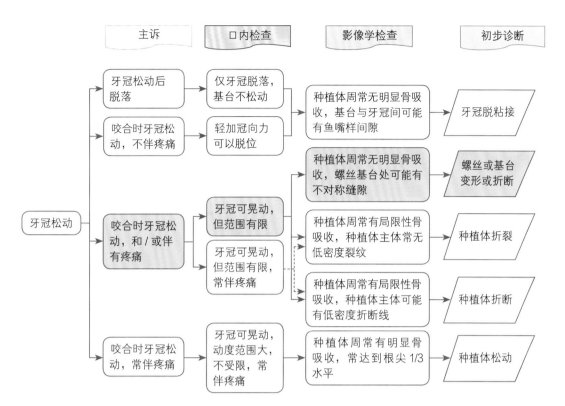

图 6-2-20　根据牙冠松动的鉴别诊断流程,医师 F_6 初步判断该患者发生了螺丝或基台的变形或折断

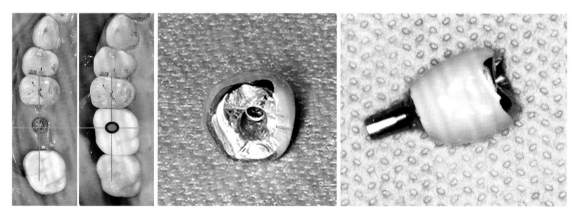

图 6-2-21　借助前期记录判断可能的螺丝孔位置

图 6-2-22　已磨出孔道的修复体

图 6-2-23　口外检查基台完整

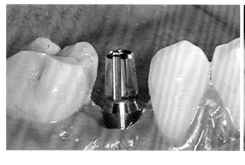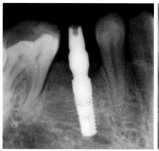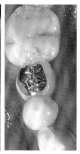

图 6-2-24　重新就位转移体拟取模

图 6-2-25　根尖片示转移体就位

图 6-2-26　完成重新戴牙

　　在发现螺丝松动的病例中，我们能否直接拧紧，不更换新的配件呢？笔者不建议这样做。Lkbal 等发现，在扫描电子显微镜下观察松动后的中央螺丝，螺丝螺纹处有明显形变，在螺纹凸起处甚至可见裂纹出现。即使没有发生形变，松动后的中央螺丝也可能已经产生了金属疲劳，因此建议一旦松动就更换螺丝。

　　仅有螺丝松动相对来说还是比较好处理的，但是如果患者发生松动后不及时就诊，就可能发生更加难以处理的并发症。除了螺丝松动，还有哪些中央螺丝相关的并发症会引起牙冠松动呢？

　　患者 G_6，男，40 岁，36 缺失。医师为患者植入了 1 颗种植体后完成骨结合，戴入修复体（图 6-2-27）。据患者回忆，在戴牙后不久就出现了轻微的牙冠松动，但未引起患者重视，未就诊处理。患者 G_6 继续使用松动修复体反复咀嚼了一段时间后，在戴牙后仅 11 个月，便牙冠脱落。医师进行影像学检查，发现基台及中央螺丝折断（图 6-2-28）。

　　遇到这种情况我们应该如何处理呢？为了找到合适的处理方法，医师查阅了相关文献及资料。根据现有证据提示（图 6-2-29），首先，需要建立可视化通道；然后，应该从低风险到高风险操作尝试取出折断螺丝，如果无法在不破坏种植体的情况下取出折断螺丝，可以考虑将种植体当作天然牙牙根进行桩核冠修复，或者取出种植体重新进行植入。

　　首先，在尝试取出螺丝前，要充分暴露视野，便于后续操作。一般建议在显微镜下进行操作。建立通道后，通过显微镜能清晰观察到中央螺丝断面及种植体内部。然后，用低风险的器械如超声工作尖或普通探针，尝试将螺丝取出。如仍然无法取出，可以考虑使用相对风险较高的专用螺丝取出工具盒或改造螺丝断端，利用自有工具取出。

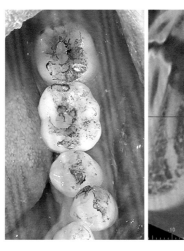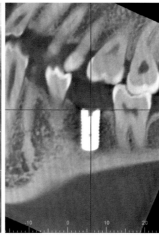

图 6-2-27　完成戴牙

图 6-2-28　戴牙后 11 个月复查 CBCT 矢状位示种植体内螺丝折断

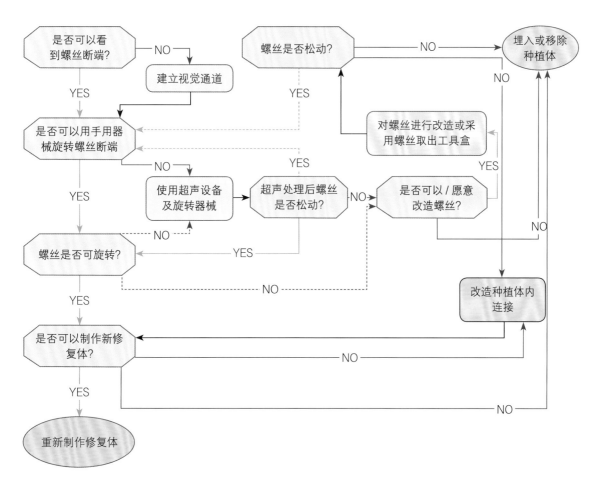

图 6-2-29　中央螺丝折断决策树

本病例所用的种植体品牌有对应的急救套装。首先建议使用断裂螺钉取出器（图6-2-30）。该器械头部两侧凸起，中间凹陷，类似"爪"的形状，便于钳住螺丝碎片的凸起处。在尝试取出螺丝时，将断裂螺钉取出器插入种植体内，稍微施加垂直向力，同时逆时针旋转（图6-2-31）。待螺丝松动后，再用镊子将断裂螺丝取出（图6-2-32）。

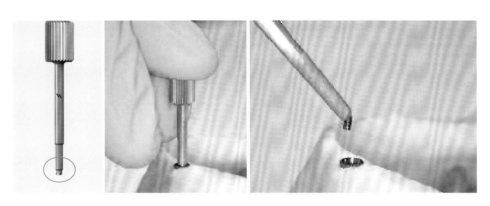

图 6-2-30　断裂螺钉取出器，尖端呈"爪"形（绿色圈示）

图 6-2-31　插入断裂螺钉取出器，稍加力尝试逆时针旋转

图 6-2-32　用镊子夹出断裂螺丝

文献中还报道了一些可以参考的取出方法，例如可以在螺丝断端磨出沟槽，以利于放置自有工具，进行反旋取出。在螺丝已经松动时，可以用修复用黏着棒辅助螺丝反旋。

如果断裂螺丝最终无法取出，该急救套装中还提供了可以**重新攻丝**的螺纹切削钻和用于**精准定位**、防止钻针误伤内连接的定位装置——钻导向器。操作时注意钻导向器不能触碰到邻牙。检查种植体上的定位装置是否紧密贴合，定位装置不得妨碍操作者的视野（图6-2-33，图6-2-34）。由于该螺纹切割钻是左旋螺纹，因此手机必须逆时针旋转，确保连续冷却且最大转速不要超过600r/min。同时可以在螺纹切削钻上涂抹凡士林，避免楔入。每次切削完都要冲洗种植体内部。完成重新攻丝后可以放入新基台。

还可以考虑**磨除中央螺丝**，也有文献报道可以进行桩核冠修复，或取出种植体后重新植入。

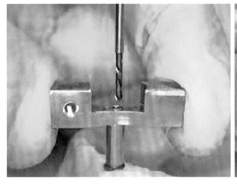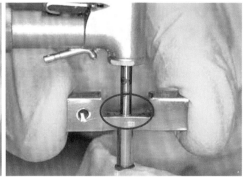

图 6-2-33　固定好定位装置

图 6-2-34　螺纹切削钻到达深度,钻柄到达定位装置的停止位置(红圈示)

医师 G_6 在进行了相关知识的收集和整理，经过与患者的充分沟通后，决定尝试取出折断基台及中央螺丝，尽量保留种植体。首先进行牙槽嵴顶切口联合邻牙沟内切口，翻瓣暴露种植体；然后尝试使用低风险工具进行螺丝取出；最后用探针顺利勾出基台后，结合原厂断裂螺钉取出器，顺利取出了中央螺丝（视频 12，图 6-2-35~图 6-2-38）。医师 G_6 观察取出的种植体内连接完好，旋紧愈合基台后进行缝合（图 6-2-39）。

除了通过直视及旋紧愈合基台的方式，Igarashi 等还报道了一种采用硅橡胶制作内连接印模的间接观察，来对比内连接是否完好。

在软组织愈合后，医师重新取模制作了上部修复体。就位后，医师确认扭矩加载到位，拍摄根尖片确认就位良好，进行封孔，调𬌗（图 6-2-40~图 6-2-42）。

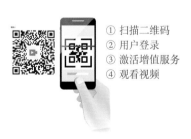

① 扫描二维码
② 用户登录
③ 激活增值服务
④ 观看视频

视频 12　患者 G_6 折断基台及中央螺丝取出

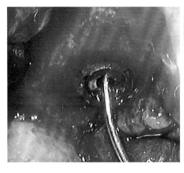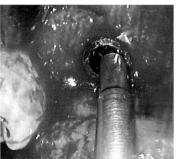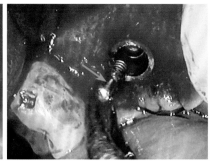

图 6-2-35　探针勾出断裂基台

图 6-2-36　断裂螺钉取出器反旋中央螺丝

图 6-2-37　精细止血钳夹出断裂螺丝（绿色箭头示）

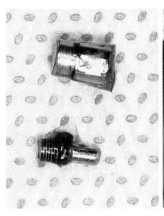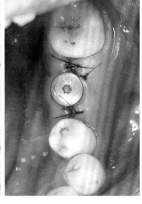

图 6-2-38　取出折断的基台及中央螺丝

图 6-2-39　置入愈合基台，严密缝合

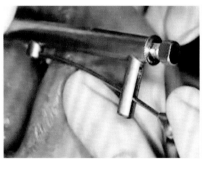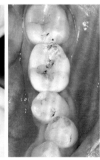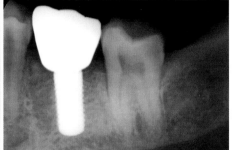

图 6-2-40　就位新修复体，施加扭矩负荷

图 6-2-41　重新戴牙

图 6-2-42　重新戴牙根尖片示基台及修复体完全就位

在上述病例中，中央螺丝顺利取出，但如果折断的螺丝卡抱较紧，则取出难度较大。如本章第一节提到的患者 D_6 的病例，医师 D_6 首先在显微镜下，打开螺丝通道，反复冲洗后尝试使用原厂螺丝刀进行螺丝取出，但由于螺丝头变形，无法旋松。医师 D_6 尝试使用市售种植螺丝取出工具盒（图 6-2-43）。具体操作方法为先用合适直径的 claw 工具（图 6-2-44），尝试拨松取出螺丝碎片。该工具与前述提到的断裂螺钉取出器形状类似，尖端形成钳爪样结构，以卡住断裂螺丝的凸起处反旋螺丝。如果无法用 claw 工具取出，则需要在合适的引导定位器的辅助下，避免钻针偏差损伤内连接，使用打孔钻对螺丝进行打孔，在断裂螺丝顶端创造出器械可以伸入的凹陷结构，再用螺丝取出器插入该凹陷结构，进而卡住帮助螺丝反旋取出（图 6-2-45，图 6-2-46）。

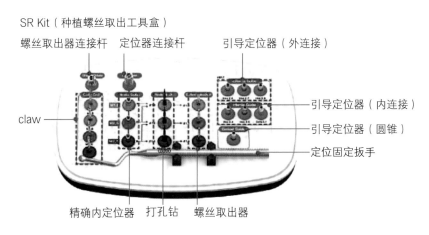

图 6-2-43　中央螺丝取出工具盒

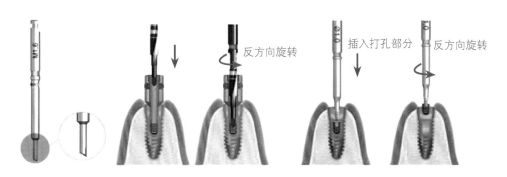

图 6-2-44　claw 工具

图 6-2-45　打孔钻工作示意图

图 6-2-46　螺丝取出器工作示意图

医师 D_6 首先采用原厂螺丝刀及合适直径的 claw 工具（图 6-2-47，图 6-2-48），反旋后均未取出螺丝。

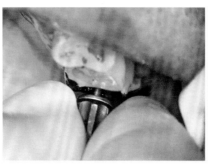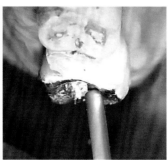

图 6-2-47　原厂螺丝刀尝试旋出螺丝

图 6-2-48　采用 claw 工具尝试取出螺丝

医师 D_6 进一步采用打孔钻尝试对剩余螺丝进行重新打孔，然后再采用螺丝取出器反旋取出（图 6-2-49，图 6-2-50）。在此操作后，虽然仍未成功取出螺丝，但可观察到螺丝头松动，然后医师采用超声器械振荡，继续促进了螺丝松动（图 6-2-51）。

为进一步扩大视野，医师 D_6 拆除了牙冠及基台，发现可以伸入器械夹持中央螺丝，螺丝可以旋松，但始终无法取出，因此判断变形发生在螺丝深处，最终决定取出种植体（图 6-2-52~图 6-2-54）。

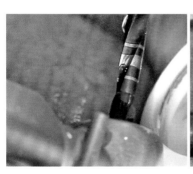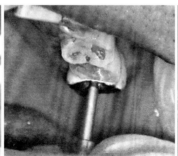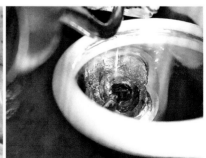

图 6-2-49　打孔钻进行螺丝打孔

图 6-2-50　采用螺丝取出器取出螺丝

图 6-2-51　超声器械振动促进螺丝松动

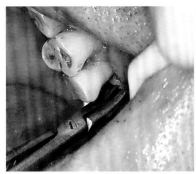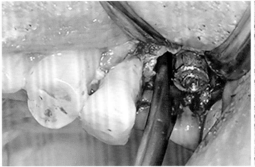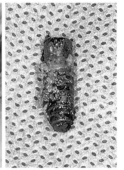

图 6-2-52　拆冠修复体后，器械可旋松螺丝，但仍无法取下
图 6-2-53　去除冠部骨阻力后用牙挺挺松种植体
图 6-2-54　取出种植体

待骨愈合 7 个月后，医师 D_6 计划在导板引导下为患者重新植入种植体，进行术前设计时可见 27 种植体近远中骨吸收至中份（图 6-2-55），拟术中同时进行处理。切开翻瓣后，清理暴露种植体表面。在牙科低速涡轮手机备洞时收集自体骨，导板引导下植入 26 种植体，并将自体骨置于处理后的 27 种植体表面（图 6-2-56，图 6-2-57）。

6 个月后患者 D_6 进行了最终戴牙，根尖片显示修复体与基台完全就位，且 27 种植体骨水平得到了一定程度恢复（图 6-2-58，图 6-2-59）。

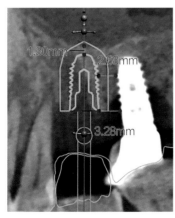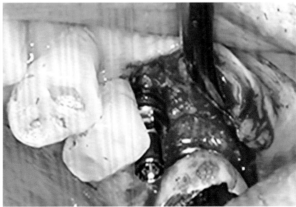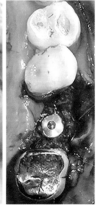

图 6-2-55　术前设计 26 种植体三维位置，CBCT 矢状位示 27 种植体周骨吸收至根长 1/2
图 6-2-56　术中于 26 位点植入 1 颗种植体后，同期处理 27 种植体表面，并植入自体骨
图 6-2-57　26 放置覆盖螺丝，拟行埋入式愈合

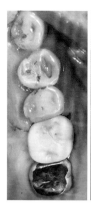
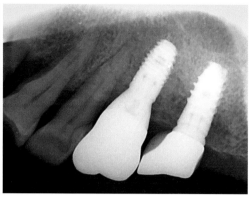

图 6-2-58　完成戴牙

图 6-2-59　完成戴牙根尖片示 26 基台及修复体完全就位,27 种植体周骨高度恢复

　　由于中央螺丝折断无法取出,病例 D$_6$ 最终取出了种植体。那么,如果发生中央螺丝折断,是否都必须取出断裂螺丝呢?有文献指出,当种植体冠根向可利用内连接≥1.4mm 或 3.5 个螺纹时,折断的中央螺丝可以不取出,测量可利用内连接长度后,直接在体外截断原厂新的中央螺丝进行后续的修复(图 6-2-60),该研究有长达 11 年的随访记录。当可利用空间充足时,保留断裂中央螺丝或许可以作为另一种选择,但该方法仅是个案报道,进行选择时需要谨慎考虑。

　　中央螺丝作为种植修复体系统中相对薄弱的部分,相关并发症虽然发生概率不高,但处理起来比较复杂。那么它的松动和变形与什么因素有关呢?

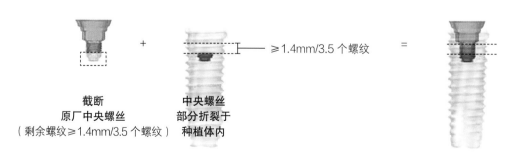

截断
原厂中央螺丝
（剩余螺纹≥1.4mm/3.5 个螺纹）

中央螺丝
部分折裂于
种植体内

≥1.4mm/3.5 个螺纹

图 6-2-60　中央螺丝折断后,保留断裂中央螺丝的治疗选择

（一）螺丝松动折断的应力分析

在将螺丝旋紧时，螺丝被拉伸产生回弹力，因此螺丝在种植体和基台之间产生夹持力，将两个部分固定在一起。这一力量叫作"预负荷"（图6-2-61）。因此在螺丝旋紧时，中央螺丝、种植体、基台三者被固定在一起，通过预负荷共同抵抗咬合力。但当螺丝变形或松动时，预负荷丧失，应力集中于中央螺丝上，因此容易发生螺丝的折断。

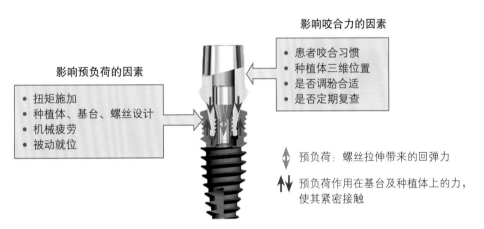

图 6-2-61　预负荷作用及影响因素

中央螺丝能否稳定工作，受预负荷和咬合力这一对力量制衡的影响，任何可能降低预负荷或增加不良咬合力的因素，都会增加中央螺丝松动、折断的可能性。

（二）影响预负荷的因素

1. 施加扭矩　种植体制造厂商会推荐合适的中央螺丝扭矩，在临床操作过程中，我们要严格按照厂家推荐值进行扭矩的准确施加。过大的扭矩可能会引起螺丝变形，而扭矩过小则无法达到需要的预负荷。

2. 种植体、基台、螺丝设计　预负荷的强度与螺丝本身的材料、直径和表面粗糙程度等有关。从种植体选择角度来说，带有莫氏锥度的内连接种植体可以巩固连接，更有利于维持预负荷。基台与螺丝的制作精密程度也是保证预负荷的重要因素。为避免中央螺丝松动和折断，笔者建议大家尽量使用原厂配件。

3. 机械疲劳及被动就位　反复旋松中央螺丝可能带来的应力疲劳也是影响因素之一。因此在义齿制作时一定要用专用的技工螺丝，避免使用临床螺丝进行反复拧紧和旋松。同时，如果修复体无法达到被动就位，靠中央螺丝强行拧紧，则中央螺丝与基台及种植体内部接触面有限，大大影响了预负荷的加载。

（三）影响咬合力的因素

种植义齿由于缺乏牙周韧带，比天然牙更容易发生咬合过载，咬合力是种植修复的关键因素。中央螺丝拧紧后达到预设的预负荷值，但是如果在行使功能过程中，遇到过大的咬合力，特别是不良的侧向力，也可能破坏预负荷，最终导致螺丝的松动和折断。

1. 患者咬合习惯　过大的咬合力可能与患者年龄、性别、咀嚼习惯和磨牙症等多种复杂因素有关。磨牙症患者发生机械并发症的概率约为健康患者的2.7倍。咬合力较大的磨牙区螺丝松动的发生率高于非磨牙区。对于存在磨牙症的患者，建议夜间配戴𬌗垫。

2. 种植体位置设计　有悬臂存在或使用角度基台时，更容易引起螺丝的松动。因此提示我们在种植体位置设计时，要避免三维位置不佳、形成修复体悬臂或冠根比过大，增加力臂。

3. 精细调𬌗　在戴牙调𬌗时，应降低不良的侧向咬合力，如果咬合力确实较大时，应制作磨牙𬌗垫进行保护，定期复查。

三、基台折断

在本章节前述内容中，介绍了牙冠松动不仅可能由中央螺丝的相关并发症引起，还可能与基台并发症或种植体松动有关。接下来，让我们一起分析下面这个患者牙冠松动的可能原因及解决办法。

患者 H_6，男，48 岁，36、37 缺失。医师 H_6 植入 2 颗种植体后进行了单冠修复（图 6-2-62）。在戴牙约 1 年后患者主诉牙冠松动 1 天，没有明显的疼痛不适。影像学检查示种植体周未见明显骨吸收。在进行口内检查时，尝试施加轻微冠向力，但牙冠未脱落。

该牙冠为粘接固位，较难打开螺丝通道，但医师 H₆ 发现，由于 37 远中没有天然牙，且松动后与 36 间有一定间隙，因此可以在有限范围内整体旋转 37 牙冠（图 6-2-63，图 6-2-64）。由此，医师 H₆ 基本排除了牙冠脱粘接或种植体周炎，大致判断是基台或中央螺丝出现问题引起的松动。

在修复体旋出后，医师发现中央螺丝完整但基台发生了断裂（图 6-2-65）。医师 H₆ 分析该病例中基台的折断可能与以下因素有关：牙冠本身冠根比较大（图 6-2-66）；基台缩窄较明显（图 6-2-67），导致强度不足。后期 36 也出现了基台折断，2 颗种植体的折断基台均未能完全取出，与患者沟通后，对 2 颗种植体进行取出并重新植入了种植体，最终完成了永久修复（图 6-2-68）。

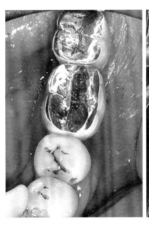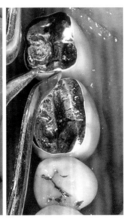

图 6-2-62　完成戴牙

图 6-2-63　最终修复后 1 年复查，口内检查可见 37 松动

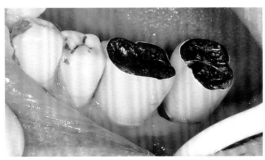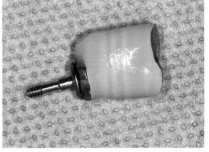

图 6-2-64　最终修复后 1 年复查，口内检查可见 37 整体可旋转

图 6-2-65　取下松动牙发现中央螺丝完整，仅基台折断

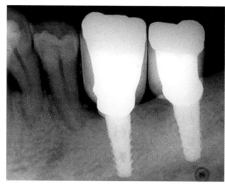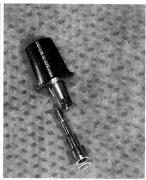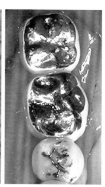

图 6-2-66　完成戴牙根尖片示 36、37 冠根比较大

图 6-2-67　绿色箭头示缩窄处为基台应力薄弱环节

图 6-2-68　重新戴牙

　　患者 I_6，男，49 岁，在 35 戴牙 2 年后以牙冠松动半年为主诉复诊，未诉明显疼痛，但自觉该牙存在食物嵌塞。根尖片辅助检查可见 35 牙颈部存在浅凹形骨吸收（图 6-2-69）。口内检查见 35 牙冠松动，接触点较松，可以在有限范围内旋转，且患者并未疼痛（图 6-2-70）。结合该牙冠已松动半年余，医师 I_6 判断可能是中央螺丝或基台出现了并发症。

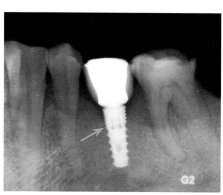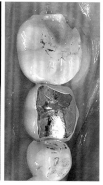

图 6-2-69　最终修复后 2 年复查根尖片示 35 种植体颈部骨吸收（绿色箭头示）

图 6-2-70　最终修复后 2 年复查𬌗面观示修复体松动

由于该牙冠未留螺丝孔，因此，医师 I₆ 在牙冠殆面磨出孔道，找到基台并去除封孔材料后，用螺丝刀顺利将牙冠取出（图 6-2-71）。取出后观察到牙冠基台折断，断裂部分仍留在种植体内部（图 6-2-72，图 6-2-73）。在翻瓣后观察到该种植体颈部骨吸收明显，发生螺纹暴露（图 6-2-74），且采用厂家提供的基台取出工具未能取出折断基台。因此采用环钻取出了旧种植体，重新植入了 1 颗新种植体（图 6-2-75，图 6-2-76）。

待新的种植体骨结合完成后，重新取模进行了最终修复（图 6-2-77，图 6-2-78），并在戴牙后仔细检查咬合，防止发生咬合干扰（图 6-2-79~图 6-2-82）。

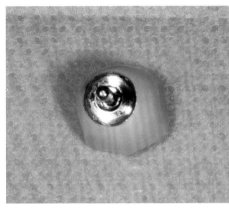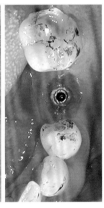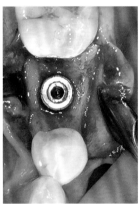

图 6-2-71　钻孔后旋下松动修复体

图 6-2-72　取下修复体后殆面观示种植体内连接处基台折断

图 6-2-73　翻瓣后殆面观示折断基台卡在种植体内部

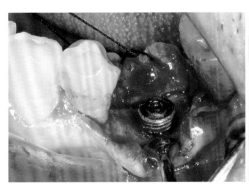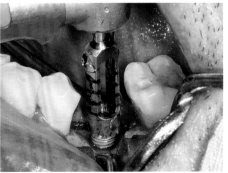

图 6-2-74　翻瓣后颊面观示种植体颈部螺纹暴露

图 6-2-75　环钻取出种植体

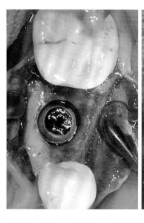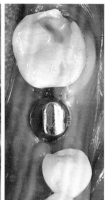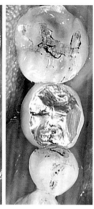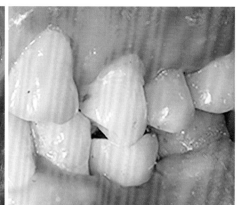

图 6-2-76　重新植入种植体

图 6-2-77　新基台口内就位𬌗面观

图 6-2-78　完成戴牙

图 6-2-79　咬合检查颊面观示牙尖交错𬌗时 35 轻接触

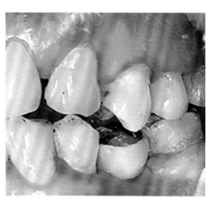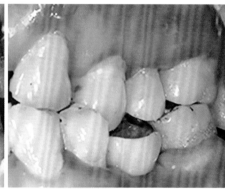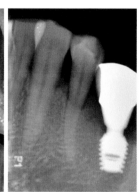

图 6-2-80　咬合检查颊面观示前伸𬌗时 35 无咬合干扰

图 6-2-81　咬合检查颊面观示侧方𬌗时 35 无咬合干扰

图 6-2-82　完成戴牙根尖片示 35 基台及修复体完全就位

　　患者余留牙均磨耗严重，医师 I_6 推测本次松动可能与咬合力过载有关，嘱患者勿咬硬物，定期复查调𬌗。

　　戴牙 4 年后患者复查，口内检查及根尖片辅助检查均示 35 未见明显异常（图 6-2-83，图 6-2-84）。

　　临床中基台折断还常常与中央螺丝变形或折断同时发生。

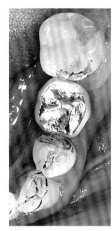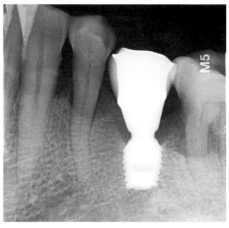

图 6-2-83　最终修复后 4 年复查殆面观示 35 未见明显异常

图6-2-84　最终修复后4年复查,根尖片示35种植体骨结合稳定,
未见明显异常

患者 J₆,男,54 岁,8 年前进行了 36 种植修复,期间未进行复查,近日
自觉牙冠松动遂来就诊。医师检查见牙冠无法直接冠向脱位,可轻轻晃动但不
伴有疼痛,综合影像学检查考虑为中央螺丝松动(图 6-2-85)。在取下螺丝通
道的封孔材料后,医师 J₆ 发现螺丝刀可以卡住螺丝口,但无法旋出也无法旋
紧,进而确定是中央螺丝发生了变形或折断(图 6-2-86)。

经过与患者 J₆ 沟通,告知其可能风险,患者同意尝试取出中央螺丝及基
台,若无法取出或内连接发生损坏,则同意取出种植体重新种植。

医师 J₆ 使用该种植系统专用的急救套装进行了螺丝取出操作(视频 13)。
为增加可视性,医师首先拆除了修复体。采用风险较小的螺丝刀和急救套装中
的基台螺丝取出器(cover and abutment screw remover)反旋,均无法旋出螺丝
(图 6-2-87,图 6-2-88)。进而换用了尖端为爪样的螺丝取出器(screw remover)
(图 6-2-89,图 6-2-90),顺利旋松了螺丝。精细血管钳取出基台及中央螺丝
(图 6-2-91)。对比该系统新基台与取下的基台,发现仍有断裂基台部分滞留在
种植体内部(图 6-2-92)。进一步换用套装中的基台六角结构取出器(abutment
hex remover)(图 6-2-93),就位后反旋并摇动,使断裂部分与种植体内壁分
离,最终顺利取出了全部断裂基台(图 6-2-94)。显微镜下观察内连接完整,
最终旋紧愈合基台(图 6-2-95)。

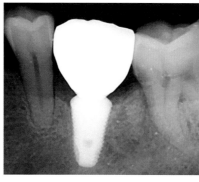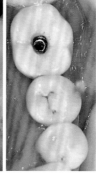

图 6-2-85　最终修复后 8 年复查根尖片示 36 种植体骨结合良好，未见明显异常

图 6-2-86　最终修复后 8 年复查𬌗面观示螺丝孔暴露，螺丝口未见明显异常

① 扫描二维码
② 用户登录
③ 激活增值服务
④ 观看视频

视频 13　患者 J$_6$ 折断基台及中央螺丝取出

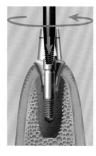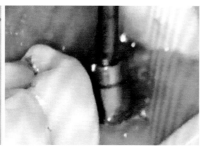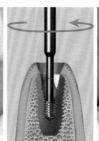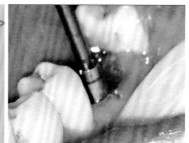

图 6-2-87　基台螺丝取出器工作示意图

图 6-2-88　尝试使用基台螺丝取出器旋松中央螺丝

图 6-2-89　螺丝取出器工作示意图

图 6-2-90　尝试使用螺丝取出器旋松中央螺丝

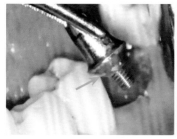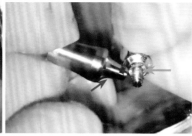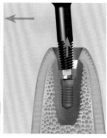

图 6-2-91　精细血管钳取出断裂基台及中央螺丝（绿色箭头示）

图 6-2-92　断裂基台及新基台对比（绿色箭头示断裂基台断面，红色箭头示新基台连接处），可知仍有部分断裂基台滞留于种植体内

图 6-2-93　基台六角结构取出器工作示意图

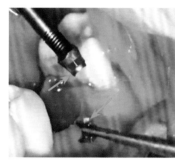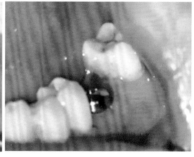

图 6-2-94　使用基台六角结构取出器顺利取出 2 片断裂基台碎片（绿色箭头示）

图 6-2-95　旋紧愈合基台，确认内连接完好

　　医师 J$_6$ 为患者重新取模，制作了新的修复体，并拍摄根尖片确认修复体就位良好（图 6-2-96，图 6-2-97）。回顾患者治疗流程，戴牙后 8 年未复诊，且为男性，磨牙区域咀嚼力较大，因此医师 J$_6$ 反复多次向患者强调了定期复查的重要性。

　　在处理牙冠松动这一类情况时，由于背后可能的原因较复杂，且已经松动的配件往往已经存在机械疲劳，因此提示医师一定要轻柔操作，切忌暴力操作造成不必要的医源性并发症。我们来看下面这一病例。

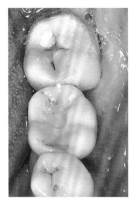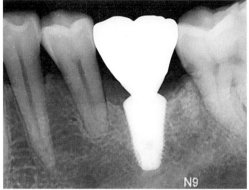

图 6-2-96　完成戴牙

图 6-2-97　完成戴牙根尖片示 36 基台及修复体完全就位

　　患者 K_6，男，43 岁，在 16 戴牙 5 年后发生修复体脱粘接（图 6-2-98）。根尖片辅助检查显示种植体周未见明显骨吸收，基台与种植体间未见明显缝隙（图 6-2-99）。基台不松动，粘接高度约 6mm（图 6-2-100），不伴有疼痛。考虑到可能仅为微渗漏导致粘接材料老化，因此医师 K_6 为患者进行了重新粘接（图 6-2-101）。

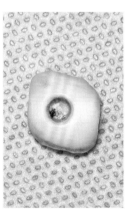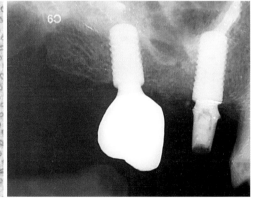

图 6-2-98　已脱落的修复体

图 6-2-99　最终修复后 5 年复查根尖片示 16 种植体周未见明显骨吸收，基台与种植体间未见明显缝隙

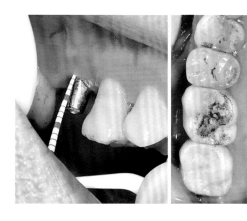

图 6-2-100　基台粘接高度检
查约为 6mm

图 6-2-101　完成重新戴牙

　　但仅仅过了 3 个月,患者 K_6 的该牙冠又出现了松动(图 6-2-102)。医师
夹持牙冠发现有明显晃动,且有明显界限,晃动中患者无疼痛。根尖片辅助检
查显示种植体周未见明显骨吸收(图 6-2-103)。参考牙冠松动的鉴别诊断,医
师基本排除种植体松动的可能性。由于患者 K_6 近期才因冠脱落进行了重新粘
接,所以医师 K_6 最初怀疑是上次粘接时存在就位偏差或阻力而导致粘接效果
较差,并未考虑可能与中央螺丝或者基台相关并发症有关。由于该牙冠未留螺
丝孔,医师采用 Bicon 基台移除钳轻微加力拔出了牙冠。牙冠拔除后可见基台
及封孔树脂完整(图 6-2-104)。

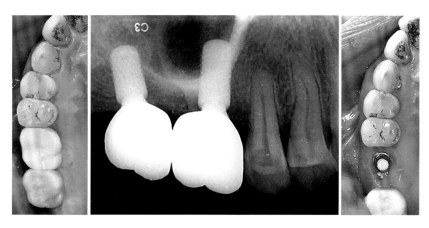

图 6-2-102　修复体再次松动复查𬌗面观示口内未见其他明显异常

图 6-2-103　修复体再次松动复查根尖片示 16 种植体周未见明显骨吸收

图 6-2-104　取出松动修复体后𬌗面观示基台及封孔树脂完整

但在去除封孔材料后，医师 K_6 发现可以用手用螺丝刀拧松螺丝（图 6-2-105），提示此时戴牙时加载的扭矩已经丧失。然而，尽管基台中央螺丝已经松动，医师仍无法将其顺利取下。口内基台晃动，也无法完全取出。医师基本判断中央螺丝或基台，甚至是种植体内连接部分发生了变形或折断。

这种情况可能由什么导致呢？ 分析可能是外力拔除牙冠这一操作引起了基台或螺丝的变形甚至折断，导致了基台及螺丝无法取出。

医师 K_6 准备好中央螺丝取出工具及种植体取出工具后，预约患者进行后续处理。但患者未能及时就诊，在后来就诊时诉基台也发生了折断（图 6-2-106），根尖片示未见明显骨吸收（图 6-2-107），于是医师为其进行了折断碎片的取出。

在翻瓣后可见折断的基台部分，未见中央螺丝（图 6-2-108）。使用种植体急救工具取出了折裂部分基台（图 6-2-109，图 6-2-110）。然后医师在显微镜下观察其内连接部分，并未看到明显磨损（图 6-2-111）。同时用原厂修复基台试戴，发现可以加紧扭矩至指导值，因此对该种植体进行了重新取模，制作了最终修复体（图 6-2-112~图 6-2-114），并拍摄根尖片确认基台及修复体完全就位（图 6-2-115）。

戴牙后 11 个月，患者 K_6 复查。口内修复体未见明显异常，无咬合干扰，根尖片辅助检查也未见明显骨吸收（图 6-2-116~图 6-2-120），获得了较为稳定的修复效果。

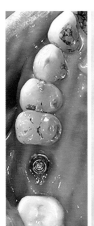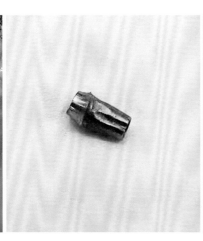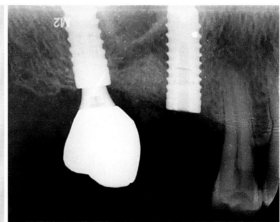

图 6-2-105　取出基台封孔材料后𬌗面观示螺丝口未见明显异常

图 6-2-106　脱位基台不完整，基台根方折裂

图 6-2-107　取出基台后根尖片示 16 种植体周未见明显骨吸收

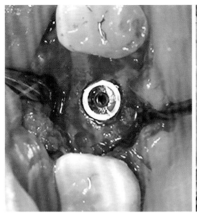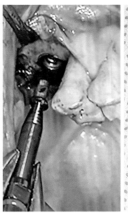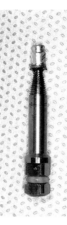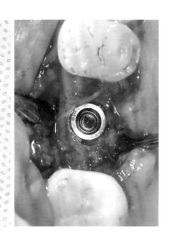

图 6-2-108 翻瓣后𬌗面观示基台折裂部分,中央螺丝缺失

图 6-2-109 用取出工具移除断裂基台

图 6-2-110 基台折断部分完整移除

图 6-2-111 观察种植体内连接未见明显磨损

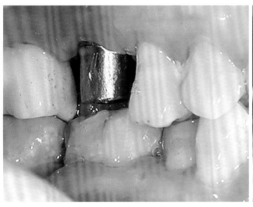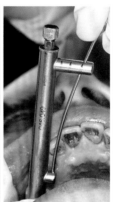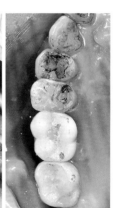

图 6-2-112 新基台口内就位

图 6-2-113 施加扭矩负荷

图 6-2-114 完成戴牙

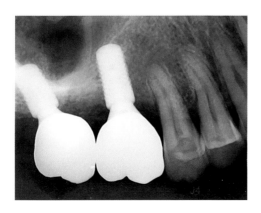

图 6-2-115 完成戴牙根尖片示基
台及修复体完全就位

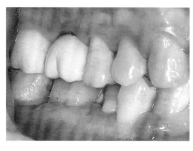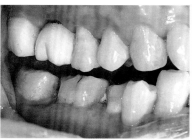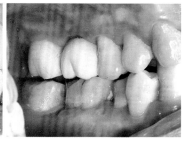

图 6-2-116 咬合检查颊面观示牙尖交错𬌗时 16 轻接触

图 6-2-117 咬合检查颊面观示前伸𬌗时 16 无咬合干扰

图 6-2-118 咬合检查颊面观示侧方𬌗时 16 无咬合干扰

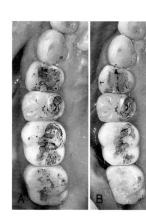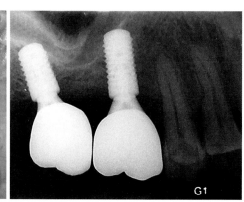

图 6-2-119 最终修复后 11 个月复查咬合检查

A. 与戴牙即刻比,牙尖交错𬌗稍加重;B. 前伸及侧方𬌗未见明显咬合干扰。

图 6-2-120 最终修复后 11 个月复查根尖片示 16 种植体周无明显骨吸收

综上所述,笔者建议在接诊牙冠松动患者时应注意以下要点:首先,患者主诉为牙冠松动时,应尽快联系患者就诊;其次,结合患者主诉、口内检查与影像学检查判断是牙冠、中央螺丝还是种植体松动,切勿贸然操作引起不必要的医源性并发症;在明确初步诊断后,再有准备地进行后续操作(图 6-2-121)。

(一)修复体脱粘接

若影像学检查无问题,可取下修复体重新粘接;如果基台固位力较差,则需要重新取模更换基台和修复体。

(二)中央螺丝或基台松动

1. 询问患者松动时间,若松动时间较长,则大概率内连接或螺纹有损伤。

2. 若𬌗面有螺丝开孔,则可以打开螺丝通道,取出中央螺丝,判断种植体无问题后,重新更换上部结构。

3. 若𬌗面无螺丝开孔,则可以磨除𬌗面牙冠,暴露螺丝孔道。

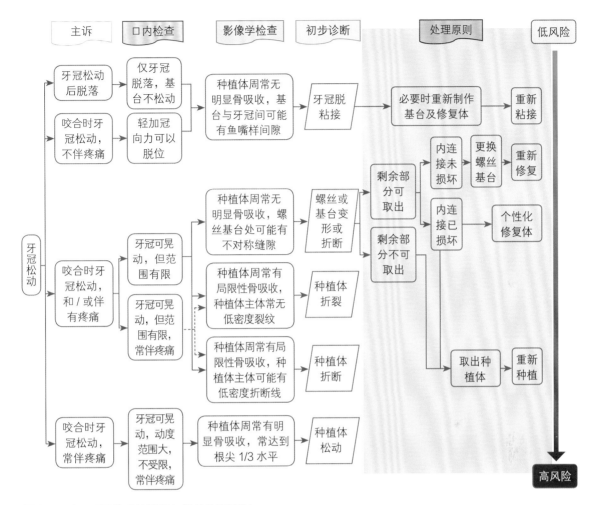

图 6-2-121　牙冠松动的诊断与部分处理流程

4. 如果中央螺丝无法取出，则可以破冠并磨除基台，在直视下操作；如果仍然无法取出中央螺丝或折断基台，或判断种植体内连接已经损坏，则考虑拔除种植体。

5. 若种植体是非螺纹固位的锥形锁柱连接，可以夹持牙冠，轻轻旋转用力，破坏种植体与基台之间的封闭，再殆向拔除基台。

（三）种植体折裂或松动

种植体折裂或松动应尽快预约手术拔除种植体。

本节中我们从牙冠松动这一临床常见现象切入，为大家梳理了各类机械与工艺并发症的鉴别诊断，并对牙冠脱粘接、螺丝或基台相关并发症的治疗和处理进行了讨论。在下一节中，我们还会继续讨论种植体机械并发症导致的牙冠松动。

第三节 | 种植体相关机械并发症

前面章节中我们依次介绍了修复体崩瓷、中央螺丝和基台松动及折裂的预防、诊断和处理方式，了解到机械及工艺并发症的风险和复杂程度与发生位置息息相关，那么种植体作为提供修复体支持和稳定的核心结构，当其发生机械并发症时，临床情况就会更加复杂。针对这一类情况，我们又该如何鉴别和处理呢？

一、种植体内连接损坏

种植体的内连接结构精密程度高，任何微小的变形或损伤都会影响种植体与基台及螺丝连接的稳定性，因此保证内连接完整至关重要。那么当种植体出现内连接损坏时，会有哪些临床表现呢？

患者 L_6，女，27 岁，完成 11 种植后 6 个月。医师 L_6 进行了非开窗式取模（图 6-3-1，图 6-3-2），并预约 1 周后戴牙。

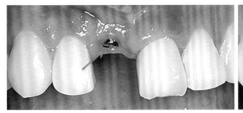 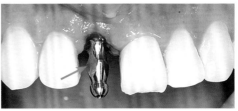

图 6-3-1　取模前唇面观示 11 种植体周软组织愈合良好，未见明显红肿（蓝色箭头示 11 愈合帽）

图 6-3-2　旋下愈合基台后，就位非开窗式转移体进行取模（蓝色箭头示 11 种植体转移体）

戴牙时，医师连接基台时发现穿龈较深，就位困难。医师首先在局麻下进行了近远中牙龈的松解，但去除软组织阻力后基台仍无法就位。医师推断种植体周存在骨阻力，所以进行了翻瓣、小球钻去骨，然后就位基台及树脂 key（图 6-3-3），但此时基台与修复体间存在间隙。

将基台在口内的方向与在模型中就位的方向对比，医师 L_6 考虑是模型出现了误差，可能是非开窗式转移体抗旋部分细小，导致取模误差。医师拟采用开窗式转移体重新取模，但操作时发现转移体无法完全就位。进一步在头戴式显微镜（简称"头镜"）下进行观察，发现种植体内连接损坏。

该种植体内连接结构是何时被损坏的呢？ 医师 L_6 回忆治疗流程，可能是在去除骨阻力时，未进行种植体内连接的保护，误伤了内连接结构。因此，笔者建议在去骨前应连接覆盖螺丝，并在头镜下操作，便于细致观察局部情况，防止发生内连接结构的医源性损伤。

那么，如果出现种植体内连接损坏，我们应该如何处理呢？根据文献，目前主要有三种治疗方案：①拔除种植体；②保留种植体，并利用内连接行桩核冠修复；③现有种植体埋入式愈合（图 6-3-4）。

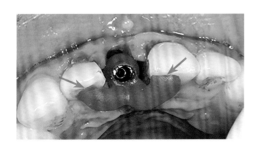

图 6-3-3　切开翻瓣后基台及树脂 key 就位（蓝色箭头示树脂 key 就位与邻牙牙尖密合）

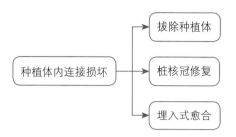

图 6-3-4　种植体内连接损坏后治疗方案

　　为获得长期稳定的治疗效果，在发生内连接损坏后，笔者一般建议拔除种植体，重新植入种植体进行修复。但如果种植体骨结合良好、无松动，患者保留意愿较强，在充分沟通可能的风险后，可以考虑桩核冠修复。只有当种植体骨结合佳、后续确定不在现有位点进行修复，且不影响后续修复体的就位和功能时，才可以选择埋入式愈合。

　　然而，桩核冠修复不可避免地存在以下问题：①使用第三方配件，种植体与桩核的匹配精密度不如原厂基台和种植体；②对内连接的预备会降低种植体的机械强度，长期楔应力会进一步增加种植体折裂的可能性；③桩的粘接位置深，粘接剂去除难度大，如有残留则会增加生物学并发症的发生概率。

　　具体到患者 L_6 的实际情况，考虑现有种植体虽骨结合佳，但直径小，进一步桩道预备后机械强度不可预期，且患者较年轻，目前循证医学中尚无种植体桩核冠的长期高级别证据报道。因此，医师向患者解释了各种方案的利弊，并告知拔除现有种植体时可以即刻再植，患者同意了医师建议，决定拔除种植体。

　　医师利用取出工具盒器械反旋种植体（图 6-3-5），检查取出的种植体螺纹完整、无明显损伤（图 6-3-6），并同期植入了直径更大的种植体（图 6-3-7）。后期进行了二次修复，戴牙后根尖片辅助检查示种植体骨结合佳，基台、修复体完全就位（图 6-3-8）。

　　通过上述病例可知，在明确种植体内连接损坏后，医师首先评估种植体骨结合情况，但最终方案选择还需要结合患者的自身情况，如年龄、保留意愿等因素综合决定。若患者较年轻，考虑到长期预后，在出现内连接损坏后，优先推荐拔除损坏种植体后重新种植。

　　我们再来看一个病例。

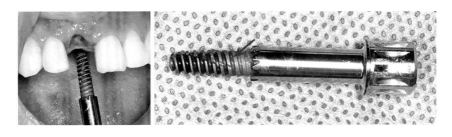

图 6-3-5　利用取出工具盒器械取出种植体（蓝色箭头示取出的 11 种植体）

图 6-3-6　取出的种植体螺纹完整、无损伤（红色箭头示 11 种植体表面未见明显裂纹）

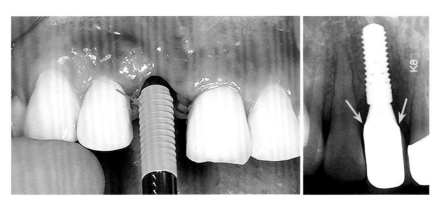

图 6-3-7　选择比原先直径大的种植体行即刻再植（蓝色箭头示再植的 11 种植体）

图 6-3-8　再植后完成戴牙根尖片示 11 基台与修复体完全就位（黄色箭头示基台与修复体之间密合无缝隙）

患者 M_6，女，72 岁，37 种植 5 年后因 36 缺失、37 修复体脱落前来就诊，此时患者无明显疼痛、不适。医师 M_6 进行口内检查后发现，37 黏膜覆盖于种植体表面（图 6-3-9）。与患者讨论后，决定进行 36 种植手术，36、37 同时进行二期手术。

医师进行了 36 种植体植入（图 6-3-10），埋入式愈合（图 6-3-11）。术后 CBCT 检查可见种植体位置与术前设计基本一致（图 6-3-12）。

5 个月后进行二期手术，医师在 36 种植体连接愈合基台后，欲连接 37 愈合基台时发现无法就位。检查内连接发现中央螺丝折断，断端遗留在种植体内部（图 6-3-13）。相关文献表明，中央螺丝折裂后遗留于内连接内的发生概率约 0.5%~8.0%。

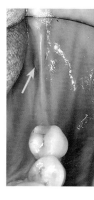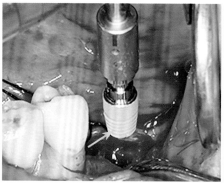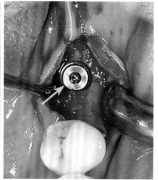

图 6-3-9 口内𬌗面观示黏膜覆盖 37 种植体表面、36 缺失（黄色箭头示 37 种植体）

图 6-3-10 36 位点植入种植体（黄色箭头示 36 种植体）

图 6-3-11 放置覆盖螺丝拟行埋入式愈合（黄色箭头示覆盖螺丝）

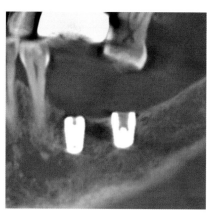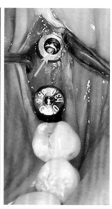

图 6-3-12 术后 CBCT 矢状位示 36、37 种植体近远中轴向基本一致

图 6-3-13 36 愈合基台已就位，37 内连接处有一段折裂的中央螺丝（黄色箭头示折裂的中央螺丝）

　　医师告知患者相关情况，说明 37 种植体无松动，有保留价值，但需要先取出螺丝断端，才能进行后续修复。取出过程中，即使是低风险手段也存在损伤内连接的风险，即折裂螺丝取出后，37 种植体可能无法再与原厂基台、中央螺丝配合使用，建议拔除种植体重新种植。如果不愿重新种植，也可考虑进行种植体桩核冠修复。

　　患者评估后，考虑自身年纪较大，保留现有种植体意愿强烈，不愿再次种植。医师根据取出决策树尝试取出断裂的中央螺丝，发现使用探针无法旋动中央螺丝。遂尝试使用中央螺丝取出钻，试图反旋螺丝断端，但效果不佳（图 6-3-14）。进一步更换裂钻，尝试破坏性地取出螺丝仍未成功（图 6-3-15），此时发现内连接损坏。结合患者意愿，最终进行 37 种植体桩核冠修复。

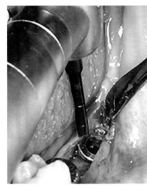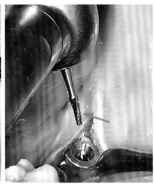

图 6-3-14　中央螺丝取出钻无法取出 37 种植体内断裂的中央螺丝（蓝色箭头示中央螺丝取出钻）

图 6-3-15　裂钻仍无法取出断裂的中央螺丝（蓝色箭头示裂钻）

医师 M₆ 对完成预备后的 37 种植体内连接进行取模，制作了匹配的金属桩核修复体，进行金属桩粘接后（图 6-3-16），完成了戴牙（图 6-3-17）。根尖片可见金属桩和 37 种植体内连接间存在粘接剂间隙（图 6-3-18）。

总之，任何邻近种植体内连接的操作，均会增加机械并发症的风险。因此，在进行类似操作时，要尽可能完善保护措施再操作。此外，笔者建议医师在遇到中央螺丝或基台松动、折裂时，即使顺利取出碎片也需要考虑种植体内连接损坏的可能性。如果出现内连接损坏，但种植体无松动，种植体直径合适，在桩道预备后仍可提供可接受的机械支持，且患者年龄较大，保留意愿强烈时，种植体桩核冠修复可以作为治疗方案之一。但是由于尚无长期高级别证据报道，且使用年限不确切，医师需要谨慎选择此方案。

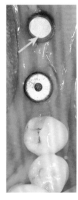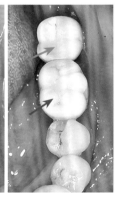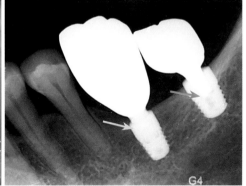

图 6-3-16　完成 37 铸造金属桩核粘接（黄色箭头示金属铸造桩核）

图 6-3-17　完成戴牙（红色箭头示 36 修复体，蓝色箭头示 37 修复体）

图 6-3-18　戴牙后根尖片（黄色箭头示 36 种植体内连接、基台、修复体间无明显缝隙，蓝色箭头示金属桩和 37 种植体内连接间存在粘接剂间隙）

二、种植体折裂及折断

在种植体内连接损坏的场景中，种植体的大体结构完整，通常依然保持着自身的机械强度及骨结合状态，因此可以尝试保留种植体，甚至重新修复。但是，当机械并发症发生在种植体的主体结构，包括不同方向的裂纹，甚至折断时，会对种植体的功能造成更加严重的影响，引起种植位点的软硬组织损伤。接下来，本部分将对种植体折裂的临床表现及处理方式进行详细讨论。

患者 N$_6$，男，30 岁，21 在完成戴牙后 4 年因修复体松动 3 周就诊，其间未进行复查和牙周基础治疗。医师 N$_6$ 在进行口内检查时发现，21 松动，探诊出血（图 6-3-19），牙尖交错𬌗前牙处于轻咬合（图 6-3-20），根尖片辅助检查可见骨吸收至种植体冠方 1/3 处（图 6-3-21）。

此时，如何判断 21 松动的病因呢？医师分析相关检查结果，通过根尖片仔细检查种植体、基台、修复体等结构的完整性。可以发现，种植体冠方 1/3 处、近远中的第二、第三螺纹间存在线形的低密度影像，与种植体的长轴方向垂直（图 6-3-22）。而基台及修复体未见明显的异常影像。根尖片显示骨吸收的范围与折断线位置吻合，怀疑种植体的主体结构存在损伤，但仍需要进一步确认。

为明确诊断，医师 N$_6$ 进行修复体拆除（图 6-3-23，图 6-3-24），手拧即可直接旋松中央螺丝，种植体冠方 1/3 随修复体一起脱落（图 6-3-25，图 6-3-26）。

因此，影像学检查在种植体折断的诊断中，具有重要的参考价值。

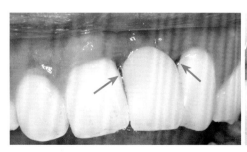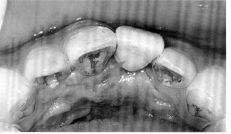

图 6-3-19　最终修复后 4 年复查唇面观示 21 牙龈红肿，探诊出血（蓝色箭头示探诊出血）

图 6-3-20　最终修复后 4 年复查咬合检查𬌗面观（蓝色箭头示 21 轻咬合）

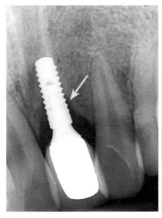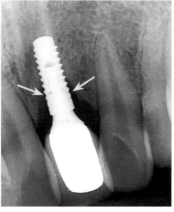

图 6-3-21　最终修复后 4 年复查根尖片示 21 种植体冠方 1/3 可见低密度影（黄色箭头示 21 种植体周骨吸收）

图 6-3-22　种植体折裂纹，与骨吸收位置匹配（黄色箭头示种植体裂纹）

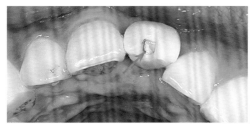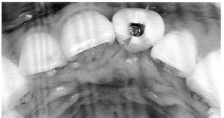

图 6-3-23　磨除 21 修复体切端部分，寻找螺丝通道（蓝色箭头示螺丝封孔材料）

图 6-3-24　磨除 21 修复体切端部分，寻找螺丝通道（蓝色箭头示中央螺丝）

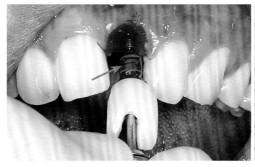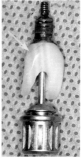

图 6-3-25　取下松动修复体，可见种植体冠方 1/3 结构随修复体一起脱位（蓝色箭头示冠方 1/3 种植体）

图 6-3-26　黄色箭头示折断的种植体和上部修复体

患者 O_6，男，60 岁，47 种植修复，修复时种植体周软硬组织健康（图 6-3-27，图 6-3-28）。

戴牙 3 年后，患者因自觉修复体松动 1 周前来就诊。此时口内检查可见修复体松动，但松动度有限，患者无明显疼痛不适。根尖片辅助检查示种植体冠方 1/3 处有清晰的折断线，种植体冠方近中见低密度影，这些表现符合种植体折断的特点——局限性骨吸收和种植体折断纹（图 6-3-29）。

那么，部分折断的种植体是否可以保留呢？有个案报道尝试保留折断的种植体，直接对其重新修复，但相关病例量少，远期追踪不足。如果患牙依然选择种植修复方案，拔除折断的种植体后重新种植，可以获得更加确切的远期效果，但这一过程伴随着治疗周期的延长及费用的增加。因此，医师需要和患者充分沟通，在患者知情同意后进行相应选择。在该病例中，患者选择重新进行种植修复。医师 O_6 翻瓣后暴露种植体（图 6-3-30），使用略大于种植体直径的环钻破坏种植体骨结合，最终取出剩余种植体（图 6-3-31）。

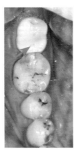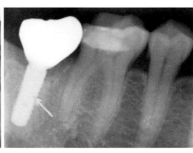

图 6-3-27　完成戴牙（蓝色箭头示 47 种植修复体）

图 6-3-28　完成戴牙根尖片示 47 种植体骨结合无明显异常（黄色箭头示 47 种植体）

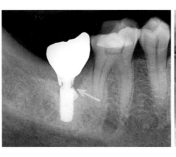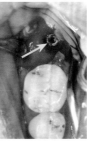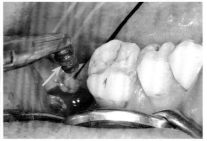

图 6-3-29　最终修复后 3 年复查根尖片示 47 种植体冠方可见折断纹（黄色箭头示折断纹）

图 6-3-30　移除裂纹冠方种植体后，可见裂纹根方种植体（黄色箭头示 47 部分种植体）

图 6-3-31　完整取出 47 根方种植体（黄色箭头示）

同时，在发生了种植体折断这一较为严重的机械并发症后，医师需要更加仔细地评估患牙的修复方案，分析原因，避免再次发生。在该病例中，医师对比戴牙后3年和戴牙时的𬌗面照，发现修复后3年46天然牙𬌗面磨耗面积、深度较修复后1年明显增加（图6-3-32）。询问后得知，患者平素有右侧（种植侧）偏侧咀嚼习惯。此外，患者的47种植体直径为3.3mm、长度为10mm，种植体的直径较小，可能也是本次折断的风险因素之一。

针对以上分析的两个原因，对于该患者的后续种植计划，医师选择直径4.8mm、长度10mm的种植体重新种植，并配戴𬌗垫，嘱定期复查随访（图6-3-33）。

戴牙后8个月复查时，可见47无松动，咬合检查未见明显异常（图6-3-34），根尖片可见种植体周骨水平维持良好（图6-3-35）。

在前述的种植体折断病例中，医师可以从影像学检查中观察到明确的或可以怀疑的折断位点。这是因为折断线通常与种植体长轴垂直，且断端有一定的移位，在高分辨率的影像学检查结果中得以显现。种植体折裂同样是发生在种植体主体的机械损伤，裂纹可能出现在内连接侧壁等强度较低的位置，也可能进一步向根方延伸。但是种植体折裂常常在影像学上非常隐蔽，临床诊断也更加复杂。

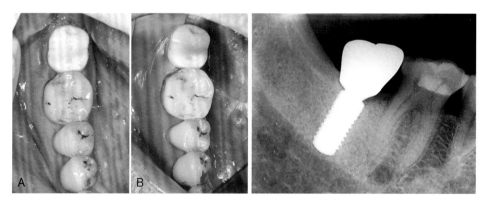

图6-3-32　戴牙后3年46天然牙𬌗面磨耗面积、深度较戴牙时明显增加
A.戴牙时𬌗面观;B.最终修复后3年复查𬌗面观。

图6-3-33　重新戴牙后根尖片示47基台及修复体完全就位

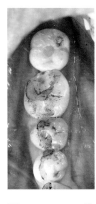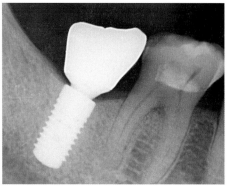

图 6-3-34 47 戴牙后 8 个月复查,前伸𬌗、侧方𬌗未见明显咬合干扰

图 6-3-35 47 戴牙后 8 个月复查,根尖片示种植体周骨水平维持良好

　　患者 P_6,男,34 岁,21 种植体戴牙后 6 年,其间反复出现唇侧瘘管(图 6-3-36),此次因瘘管伴修复体松动前来就诊。口内检查发现,医师夹持修复体晃动检查时,修复体晃动有明显的限度。进一步完善影像学检查,CBCT 可见唇侧冠方 3.75mm 无骨包绕,近远中、腭侧均可见低密度区域,唇侧根方骨壁不完整(图 6-3-37,图 6-3-38)。医师观察种植体及修复体,没有发现低密度影像提示结构损坏。结合影像学检查和口内检查结果,医师初步考虑症状由中央螺丝松动导致,同时 21 有种植体周炎的表现。

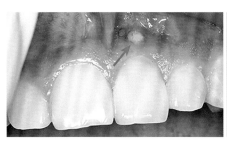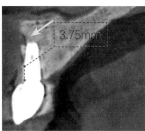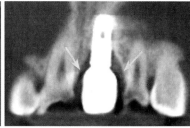

图 6-3-36 最终修复后 6 年复查唇面观示 21 唇侧根方可见瘘管(蓝色箭头示)

图 6-3-37 最终修复后 6 年复查 CBCT 矢状位示 21 种植体唇侧、腭侧、根方阴影(测量 21 种植体唇侧冠方暴露约 3.75mm,黄色箭头示根方骨缺损疑似与瘘管连通)

图 6-3-38 最终修复后 6 年复查 CBCT 冠状位示 21 种植体冠方近远中可见骨吸收至根长 1/2(黄色箭头示 21 种植体周骨吸收)

与患者沟通并获得知情同意后，医师制订了21种植体周炎的治疗计划，拆除原修复体（图6-3-39，图6-3-40），进行局部非手术治疗，促进炎症消退。

非手术性治疗后，21瘘管愈合消退（图6-3-41），牙龈袖口无红肿（图6-3-42）。

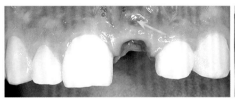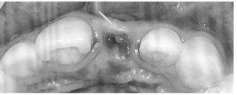

图 6-3-39　拆除修复体后唇面观示 21 根方瘘管（黄色箭头示瘘管位置）

图 6-3-40　拆除修复体后𬌗面观示 21 唇侧轮廓丰满度不佳，牙龈袖口红肿（黄色箭头示）

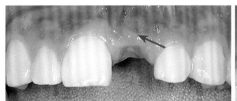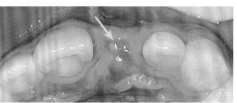

图 6-3-41　非手术性治疗后唇面观示 21 根方瘘管愈合（红色箭头示原瘘管位置）

图 6-3-42　非手术性治疗后𬌗面观示 21 牙龈袖口红肿消退（黄色箭头示）

医师计划进一步完善种植体周炎的手术治疗。但术中翻瓣后，医师在种植体的冠方唇侧观察到一类似裂纹的结构。为进一步验证，医师连接基台，对中央螺丝施加扭矩负荷，此时唇侧的裂纹稍有增宽，变得更加明显（图6-3-43）。

在该病例中，初步诊断并不准确，导致治疗方案出现了偏差，这提示了种植体折裂诊断的复杂性和重要性。那么，除了翻瓣直接观察，是否可以通过其他无创的方式完善种植体折裂的诊断呢？

患者 Q_6，男，51 岁，16 种植修复。最终修复时根尖片辅助检查示种植体周无明显骨吸收（图 6-3-44）。最终修复后 4 年，患者因修复体松动 1 个月余前来就诊，伴长期食物嵌塞、牙龈肿痛。口内检查发现 16 种植修复体松动，向颊侧施力摇晃时有轻微不适，检查无明显咬合干扰，颊侧龈缘有脓液溢出（图 6-3-45）。根尖片辅助检查示修复体与基台间无明显间隙，种植体周骨组织呈角形吸收（图 6-3-46）。

为了明确诊断，医师磨除螺丝通道树脂，反旋中央螺丝时，手指轻轻反旋即可取下，将基台与牙冠整体取下后，见袖口软组织红肿，但无法观察到种植体内连接结构的细节（图 6-3-47）。使用牙科显微镜观察，见内连接原本的六角结构已有一定磨损，且在内连接侧壁上见一裂纹形态（图 6-3-48，视频 14）。

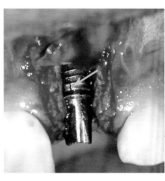
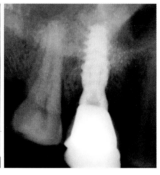

图 6-3-43　术中翻瓣，连接基台，对中央螺丝施加扭矩负荷后可见种植体冠方唇侧明显的裂纹结构（黄色箭头示）

图 6-3-44　完成戴牙根尖片示 16 种植体周无明显骨吸收

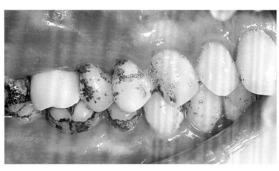
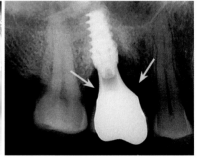

图 6-3-45　完成戴牙颊面观示 16 近远中龈乳头退缩，牙龈红肿

图 6-3-46　最终修复后 4 年复查根尖片示 16 修复体、基台、种植体间无明显间隙，16 种植体近远中可见骨组织呈角形吸收（黄色箭头示）

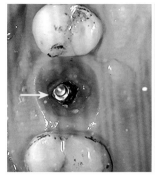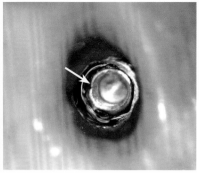

图 6-3-47　拆除 16 修复体后船面观示 16 穿龈袖口软组织红肿（黄色箭头示）

图 6-3-48　牙科显微镜下观察可见内连接六角结构有一定磨损，侧壁见裂纹样结构（黄色箭头示内连接裂纹）

① 扫描二维码
② 用户登录
③ 激活增值服务
④ 观看视频

视频 14　牙科显微镜探查种植体内连接可见裂纹

　　进一步旋入愈合基台，扭矩扳手施加扭矩负荷至 15N·cm 时，患者表示有较明显的疼痛，进一步提示种植体内连接的侧壁可能已经出现了损伤。

　　因此，虽然种植体折裂存在一定隐蔽性，但仍然可以通过无创、微创的方式进行排查。笔者对其诊断要点进行了一定总结：①由于种植体折裂常见于内连接侧壁这一较薄的结构，因此种植体折裂发生后，裂纹处的微渗漏及基台在内连接内的微动，常常引起种植体周骨吸收、软组织炎症等表现，这样的临床及影像学表现具有一定提示意义，但种植体折裂在影像学上存在一定的隐蔽性；②可以借助高倍率的头镜、牙科显微镜、内窥镜等设备检查种植体内连接，直接观察裂纹是否存在及其位置；③通过愈合基台向内连接施加扭矩负荷，也可以用于检验种植体折裂。由于种植体折裂周围骨结合破坏，因此施加扭矩负荷时，通常在到达种植体系统的中央螺丝指定扭矩之前，患者已有疼痛表现。

那么种植体折裂出现后，后续治疗计划应该如何制订呢？与种植体折断类似，裂纹同样会导致种植体重要结构损坏、强度显著降低，以及不同程度的骨结合丧失。因此，二者的处理方式也基本一致。保留原种植体的远期效果尚不确切，但种植体的取出属于有创操作，所以在制订治疗方案时，医师需要和患者充分沟通，并仔细分析机械并发症相关的不良因素，降低后续修复的风险。

对于病例 Q_6，患者选择取出原种植体，之后重新种植修复。医师使用环钻切割取出种植体（图 6-3-49），取出的种植体可见明显裂纹（图 6-3-50）。

医师也分析了原种植体折裂的相关风险因素，原种植体颈部有缩窄，16 种植体穿龈较深，在进一步骨吸收后，冠根比增加（图 6-3-51）。

种植体定点稍偏远中、轴向偏近中（图 6-3-52），为弥补外科误差，修复体近中可见明显悬臂（图 6-3-53），容易使应力集中，导致机械并发症。在其后的重新种植中，医师注意以修复指导外科，保证种植体植入位置良好、修复体形态适宜，从而尽可能预防种植体机械并发症。

通过上述分析得知，种植体折裂后常常需要取出旧的种植体，并进行再植。在临床中，可以使用原厂的取出工具盒，或通用的工具盒，或直接环钻配合牙挺取出。那么，具体应该如何选择呢？笔者总结了上述各类方法的工作原理及优缺点（表 6-3-1）。

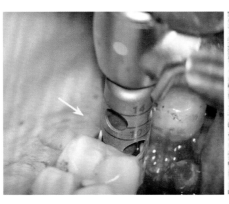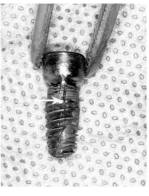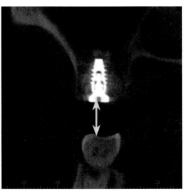

图 6-3-49　利用通用取出工具盒配合环钻取出种植体（黄色箭头示环钻）

图 6-3-50　种植体取出后可见明显裂纹（黄色箭头示）

图 6-3-51　种植术后即刻 CBCT 冠状位（黄色箭头示种植体肩台至对颌牙功能尖距离约 11mm）

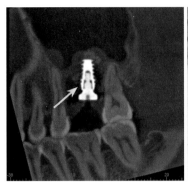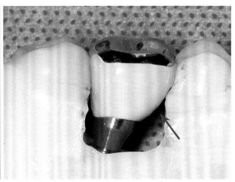

图 6-3-52　种植术后即刻 CBCT 矢状位示 16 种植体定位偏远中、轴向偏近中（黄色箭头示 16 种植体）

图 6-3-53　16 修复体模型检查（红色箭头示修复体近中悬臂）

表 6-3-1　常用种植体取出工具汇总表

方法	工作原理	优缺点
原厂或通用取出工具盒	根据内连接是否仍可利用分为两类 1. 内连接完整可利用　插入器械，逆时针旋出种植体 2. 内连接损坏　通过机械性预备，使取出螺钉与种植体机械嵌合，形成整体，反旋取出	1. 优点　首选，对种植位点骨组织损伤最小 2. 缺点　内连接损坏时不一定适用
环钻	选择比种植体直径略宽的环钻，切割包绕种植体的骨组织	1. 优点　操作时间较短 2. 缺点　包括：①损失种植位点骨量；②无法破坏种植体根方的骨结合，需要配合拔牙套装等其他方法；③需要准确判断种植体长轴，否则可能因器械直接切割种植体造成切割效率低、器械损伤
超声骨刀	高频超声振荡破坏包绕种植体的骨组织，在种植体周增隙	1. 优点　操作时间较短 2. 缺点　包括：①损失种植位点骨量；②有心脏起搏器的患者慎用
拔牙套装	通过杠杆力/脱位力施加于种植体	仅适用于骨结合小、松动的种植体，或者与前述方法配合使用

　　笔者建议在微创的前提下结合操作空间进行选择，即首选厂家对应的反旋工具或通用工具盒，必要时采用其他方式进行辅助，包括环钻、超声骨刀和拔牙套装等。

总结上述病例可知，种植体的折裂根本原因在于应力不均衡，这与种植体本身的选择、修复体的形态、患者自身咬合习惯及生物学并发症等诸多因素相关。

牙冠松动往往为种植体机械并发症患者的首要主诉，需要进一步与中央螺丝和基台松动、变形鉴别。承接本章第二节，我们讨论了修复体松动可能的各种原因、鉴别诊断方法，以及对应的处理办法，总结如下（图6-3-54）。

至此，本章对种植修复体的机械并发症进行了梳理。种植修复体相关的各种并发症常常不是单独发生，而是牵一发而动全身，机械与生物并发症伴随出现，互为因果，使得戴牙后并发症的处理更加复杂，临床医师应对其有充分的认知和重视。

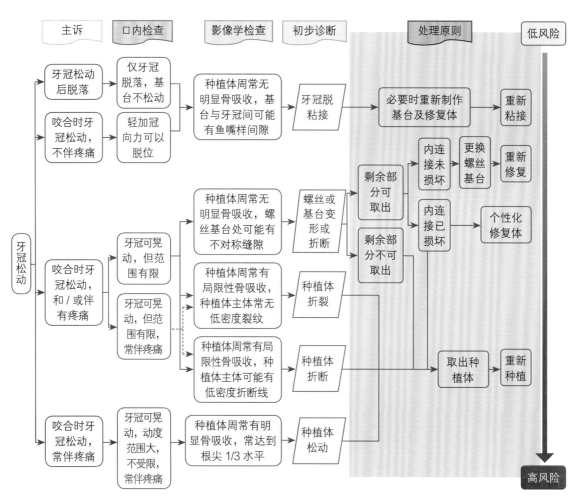

图 6-3-54　牙冠松动的诊断与处理流程

第六章　口腔种植戴牙后可能发生的机械及工艺并发症

近年来，口腔种植学在众多优秀学者的研究与实践下蓬勃发展，众多患者受益于种植修复。但随着病例数量的增加、种植体负载时间的延长，各种戴牙后并发症也愈发常见，困扰着许多临床医师。回顾本书对戴牙后并发症的讨论，可以发现相关的风险因素贯穿整个种植治疗流程，而预防才是最微创、最经济和最有效的并发症治疗策略。因此，每一个临床环节都需要医师进行充分计划、合理操作，只有环环相扣，才能获得种植义齿的长期稳定。

本书及精准种植系列书籍的前作始终秉持这一理念，以毫米级视角切入口腔种植完整流程。细节决定成败，规范规避风险。期待精准种植系列三部曲传达的"精准化、规范化"理念能为读者们的学习工作带来一定启发，为口腔种植领域的持续发展注入新的活力。

参考文献

第一章

［1］ ALONSO-PÉREZ R，BARTOLOMÉ J F，PRADÍES G. Original vs compatible stock abutment-implant connection：an in vitro analysis of the internal accuracy and mechanical fatigue behaviour. J Prosthodont Res，2022，66（3）：476-483.

［2］ ALONSO-PÉREZ R，BARTOLOMÉ J F，FRAILE C，et al. Original versus nonoriginal cast-to-gold abutment-implant connection：analysis of the internal fit and long-term fatigue performance. J Prosthet Dent，2021，126（1）：94.e1-94.e9.

［3］ KIM H J，KARASAN D，PARK K，et al. Abutment margin levels and residual cement occurrence in cement-retained implant restorations：an observational study. Clin Oral Implants Res，2023，34（1）：33-41.

［4］ SAILER I，KARASAN D，TODOROVIC A，et al. Prosthetic failures in dental implant therapy. Periodontol 2000，2022，88（1）：130-144.

［5］ CHANTHASAN S，MATTHEOS N，PISARNTURAKIT P P，et al. Influence of interproximal peri-implant tissue and prosthesis contours on food impaction, tissue health and patients' quality of life. Clin Oral Implants Res，2022，33（7）：768-781.

［6］ 刘洋. 调𬌗：临床实用技术图解. 南京：江苏凤凰科学技术出版社，2018.

［7］ 赵铱民. 口腔修复学. 8版. 北京：人民卫生出版社，2020.

［8］ 于海洋. 口腔修复科诊疗与操作常规. 北京：人民卫生出版社，2018.

［9］ 万乾炳. 全瓷修复技术. 2版. 北京：人民卫生出版社，2009.

［10］何三纲. 口腔解剖生理学. 8版. 北京：人民卫生出版社，2020.

［11］王美青. 𬌗学. 4版. 北京：人民卫生出版社，2020.

第二章

［1］ 刘峰. 前牙区种植过渡修复体的负荷时机和种植修复体穿龈形态设计. 中华口腔医学杂志，2020，55（6）：429-432.

［2］ SCHOENBAUM T R，SWIFT E J. Abutment emergence contours for single-unit implants. J Esthet Restor Dent，2015，27（1）：1-3.

［3］ KATAFUCHI M，WEINSTEIN B F，LEROUX B G，et al. Restoration contour is a risk indicator for peri-implantitis：a cross-sectional radiographic analysis. Journal of Clinical Periodontology，2018，45（2）：225-232.

［4］ DAVIES S J，GRAY R J，YOUNG M P. Good occlusal practice in the provision of implant borne prostheses. British Dental Journal，2002，192（2）：79-88.

［5］ 何三纲. 口腔解剖生理学. 8 版. 北京：人民卫生出版社，2020.

［6］ LEE H W，ALKUMRU H，GANSS B，et al. The effect of contamination of implant screws on reverse torque. International Journal of Oral & Maxillofacial Implants，2015，30（5）：1054-1060.

［7］ GEHRKE P，ABAZARI C，SCHLICHTER K，et al. Qualitative and semi-quantitative assessment of processing-related surface contamination of one-and two-piece CAD/CAM abutments before and after ultrasonic cleaning. Materials（Basel），2020，13（14）：3225.

第三章

［1］ CHANTHASAN S，MATTHEOS N，PISARNTURAKIT P P，et al. Influence of interproximal peri-implant tissue and prosthesis contours on food impaction, tissue health and patients' quality of life. Clin Oral Implants Res，2022，33（7）：768-781.

［2］ 王林红，樊立洁，谷志远. 种植义齿的咬合接触设计与临床应用. 中国口腔种植学杂志，2009，14（4）：143-146.

［3］ JAGATHPAL A J，VALLY Z I，SYKES L M，et al. Comparison of excess cement around implant crown margins by using 3 extraoral cementation techniques. J Prosthet Dent，2021，126（1）：95-101.

［4］ 夏婷，施斌. 减少粘接固位种植牙冠周围残留粘接剂方法的研究进展. 国际口腔医学杂志，2017，44（6）：721-725.

［5］ BHUSHAN P，ARAS M A，CHITRE V，et al. A novel universal cementation technique for implant-supported crowns with subgingival margins. J Prosthodont，2017，26（7）：628-632.

［6］ BULUT A C，ATSÜ S S. Occlusal thickness and cement-type effects on fracture resistance of implant-supported posterior monolithic zirconia crowns. Int J Oral Maxillofac Implants，2021，36（3）：485-491.

第四章

［1］ SU H，GONZALEZ-MARTIN O，WEISGOLD A，et al. Considerations of implant abutment and crown contour：critical contour and subcritical contour. Int J Periodontics Restorative Dent，2010，30（4）：335-343.

［2］ COOPER L F. Objective criteria：guiding and evaluating dental implant esthetics. J Esthet Restor Dent，2008，20（3）：195-205.

［3］ 卡普易斯，马丁.美学区种植治疗：单颗牙种植的最新治疗方法与材料.宿玉成，译.沈阳：辽宁科学技术出版社，2021.

［4］ GONZÁLEZ-MARTÍN O，LEE E，WEISGOLD A，et al. Contour management of implant restorations for optimal emergence profiles：guidelines for immediate and delayed provisional restorations. Int J Periodontics Restorative Dent，2020，40（1）：61-70.

［5］ 刘洋.调牙合：临床实用技术图解.南京：江苏凤凰科学技术出版社，2018.

第五章

［1］ 宫苹.口腔种植学.北京：人民卫生出版社，2020.

［2］ 宿玉成.口腔种植学.2版.北京：人民卫生出版社，2014.

［3］ 布拉格，海茨梅菲尔德.国际口腔种植学会（ITI）口腔种植临床指南：第8卷：口腔种植生物学和硬件并发症.宿玉成，译.沈阳：辽宁科学技术出版社，2017.

［4］ RUTAR A，LANG N P，BUSER D，et al. Retrospective assessment of clinical and microbiological factors affecting periimplant tissue conditions. Clin Oral Implants Res，2001，12（3）：189-195.

［5］ FUDALEJ P，KOKICH V G，LEROUX B. Determining the cessation of vertical growth of the craniofacial structures to facilitate placement of single-tooth implants. Am J Orthod Dentofacial Orthop，2007，131（4 Suppl）：S59-S67.

［6］ POLYMERI A，LI Q，LAINE M L，et al. Occlusal migration of teeth adjacent to implant prostheses in adults: a long-term study. Int J Oral Maxillofac Implants, 2020, 35（2）: 342-349.

［7］ PAPAGEORGIOU S N, ELIADES T, HÄMMERLE C H F. Frequency of infraposition and missing contact points in implant-supported restorations within natural dentitions over time: a systematic review with meta-analysis. Clin Oral Implants Res, 2018, 29（Suppl 18）: 309-325.

［8］ AARTS B E, CONVENS J, BRONKHORST E M, et al. Cessation of facial growth in subjects with short, average, and long facial types-implications for the timing of implant placement. J Craniomaxillofac Surg, 2015, 43（10）: 2106-2111.

［9］ POELMANS S, CLIJMANS M, FIEUWS S, et al. Cephalometric appraisal of post-treatment tooth eruption: a 20 year follow-up study. Eur J Orthod, 2016, 38（1）: 71-78.

［10］ PONTORIERO R, TONELLI M P, CARNEVALE G, et al. Experimentally induced peri-implant mucositis. A clinical study in humans. Clin Oral Implants Res, 1994, 5（4）: 254-259.

［11］ ZUCCHELLI G, TAVELLI L, STEFANINI M, et al. Classification of facial peri-implant soft tissue dehiscence/deficiencies at single implant sites in the esthetic zone. J periodontology, 2019, 90（10）: 1116-1124.

第六章

［1］ BIDRA A S, DAUBERT D M, GARCIA L T, et al. A systematic review of recall regimen and maintenance regimen of patients with dental restorations. Part 2: implant-borne restorations. J Prosthodont, 2016, 25（Suppl 1）: S16-S31.

［2］ RABEL K, SPIES B C, PIERALLI S, et al. The clinical performance of all-ceramic implant-supported single crowns: a systematic review and meta-analysis. Clin Oral Implants Res, 2018, 29（Suppl 18）: 196-223.

［3］ PJETURSSON B E, ASGEIRSSON A G, ZWAHLEN M, et al. Improvements in implant dentistry over the last decade: comparison of survival and complication rates in older and newer publications. Int J Oral Maxillofac Implants, 2014, 29（Suppl）: 308-324.

［4］ HÄMMERLE C H，WAGNER D，BRÄGGER U，et al. Threshold of tactile sensitivity perceived with dental endosseous implants and natural teeth. Clin Oral Implants Res，1995，6（2）：83-90.

［5］ KONDO T，KOMINE F，HONDA J，et al. Effect of veneering materials on fracture loads of implant-supported zirconia molar fixed dental prostheses. J Prosthodont Res，2019，63（2）：140-144.

［6］ MUNDT T，HEINEMANN F，SCHANKATH C，et al. Retrospective and clinical evaluation of retrievable, tooth-implant supported zirconia-ceramic restorations. Acta Odontol Scand，2013，71（5）：1326-1334.

［7］ MILLEN C，BRÄGGER U，WITTNEBEN J G. Influence of prosthesis type and retention mechanism on complications with fixed implant-supported prostheses：a systematic review applying multivariate analyses. Int J Oral Maxillofac Implants，2015，30（1）：110-124.

［8］ SALVI G E，BRÄGGER U. Mechanical and technical risks in implant therapy. Int J Oral Maxillofac Implants，2009，24（Suppl）：69-85.

［9］ 宿玉成. 口腔种植学词典. 北京：人民卫生出版社，2020.

［10］ IKBAL L K，EMEL K，GULFESAN C. Scanning electron microscopic analysis of the screw threads of loosened and fractured abutments：a case report. J Clin Diagn Res，2018，12（3）：ZD04-ZD06.

［11］ MIZUMOTO R M，JAMJOOM F Z，YILMAZ B. A risk-based decision making tree for managing fractured abutment and prosthetic screws：a systematic review. J Prosthet Dent，2018，119（4）：552-559.

［12］ PIPKO D J，KUKUNAS S，ISMAIL Y H. Retrofitting a cast dowel-core on salvaged dental implants. J Prosthodont，2004，13（1）：52-54.

［13］ IGARASHI K，AFRASHTEHFAR K I. Clinical assessment of fractured implant abutment screws：The Bernese silicone replica technique. J Prosthet Dent，2018，119（5）：717-719.

［14］ YI Y，HEO S J，KOAK J Y，et al. Alternative approach to salvaging an implant with a fractured screw fragment：a clinical report. J Prosthet Dent，2021，125（1）：18-21.

［15］ YEO I S，LEE J H，KANG T J，et al. The effect of abutment screw length on screw loosening in dental implants with external abutment connections after thermocycling. Int J Oral Maxillofac Implants, 2014, 29（1）: 59-62.

［16］LEE J H, CHA H S. Screw loosening and changes in removal torque relative to abutment screw length in a dental implant with external abutment connection after oblique cyclic loading. J Adv Prosthodont, 2018, 10（6）: 415-421.

［17］SIAMOS G, WINKLER S, BOBERICK K G. Relationship between implant preload and screw loosening on implant-supported prostheses. J Oral Implantol, 2002, 28（2）: 67-73.

［18］CHRCANOVIC B R, KISCH J, ALBREKTSSON T, et al. Bruxism and dental implant treatment complications: a retrospective comparative study of 98 bruxer patients and a matched group. Clin Oral Implants Res, 2017, 28（7）: e1-e9.

［19］HUANG Y, WANG J. Mechanism of and factors associated with the loosening of the implant abutment screw: a review. J Esthet Restor Dent, 2019, 31（4）: 338-345.

［20］PIPKO D J, KUKUNAS S, ISMAIL Y H. Retrofitting a cast dowel-core on salvaged dental implants. J Prosthodont, 2004, 13（1）: 52-54.

［21］HARSHAKUMAR K, BHATIA S, RAVICHANDRAN R, et al. Salvaging an implant with abutment screw fracture by a custom titanium post and core supported prosthesis-a novel technique. Int J Scientific Study, 2014, 2（1）: 36-39.

［22］BALSHI T J. An analysis and management of fractured implants: a clinical report. Int J Oral Maxillofac Implants, 1996, 11（5）: 660-666.

［23］SRIMANEEPONG V, YONEYAMA T, KOBAYASHI E, et al. Comparative study on torsional strength, ductility and fracture characteristics of laser-welded alpha+beta Ti-6Al-7Nb alloy, CP Titanium and Co-Cr alloy dental castings. Dent Mater, 2008, 24（6）: 839-845.

［24］CHOU H Y, MÜFTÜ S, BOZKAYA D. Combined effects of implant insertion depth and alveolar bone quality on periimplant bone strain induced by a wide-diameter, short implant and a narrow-diameter, long implant. J Prosthet Dent, 2010, 104（5）: 293-300.

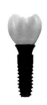

图书在版编目（CIP）数据

口腔种植的精准戴牙技巧和并发症防治：如何避免
戴牙的毫米级误差 / 满毅，向琳主编 . —北京：人民
卫生出版社，2023.12（2024.9 重印）

ISBN 978–7–117–35738–8

Ⅰ. ①口… Ⅱ. ①满… ②向… Ⅲ. ①种植牙 – 口腔
外科学 Ⅳ. ①R782.12

中国国家版本馆 CIP 数据核字（2024）第 006530 号

| 人卫智网 | www.ipmph.com | 医学教育、学术、考试、健康，购书智慧智能综合服务平台 |
| 人卫官网 | www.pmph.com | 人卫官方资讯发布平台 |

口腔种植的精准戴牙技巧和并发症防治
——如何避免戴牙的毫米级误差

Kouqiang Zhongzhi de Jingzhun Daiya Jiqiao he Bingfazheng
Fangzhi——Ruhe Bimian Daiya de Haomiji Wucha

主　　编： 满　毅　向　琳
出版发行： 人民卫生出版社（中继线 010-59780011）
地　　址： 北京市朝阳区潘家园南里 19 号
邮　　编： 100021
E - mail： pmph @ pmph.com
购书热线： 010-59787592　010-59787584　010-65264830
印　　刷： 北京盛通印刷股份有限公司
经　　销： 新华书店
开　　本： 787 × 1092　1/16　　印张：24
字　　数： 472 千字
版　　次： 2023 年 12 月第 1 版
印　　次： 2024 年 9 月第 2 次印刷
标准书号： ISBN 978-7-117-35738-8
定　　价： 328.00 元

打击盗版举报电话： 010-59787491　**E-mail：WQ @ pmph.com**
质量问题联系电话： 010-59787234　**E-mail：zhiliang @ pmph.com**
数字融合服务电话： 4001118166　　**E-mail：zengzhi @ pmph.com**

52检